中等职业教育数字化创新教材

供护理、助产专业使用

五官科护理

（第二版）

主　　编　　郭金兰

副 主 编　　王建平　朱淮灵　梁丽萍

编　　者　　（按姓氏汉语拼音排序）

郭金兰（长治卫生学校）

梁丽萍（毕节医学高等专科学校）

梁晓芳（阳泉市卫生学校）

刘长辉（德州市人民医院）

鲁传敦（芜湖地区卫生学校）

王建平（汕头市卫生学校）

吴作志（苏州卫生职业技术学院附属眼视光医院）

许必芳（四川护理职业学院）

张治艳（长治卫生学校）

朱淮灵（安徽省淮南卫生学校）

编写秘书　　张治艳

科 学 出 版 社

北 京

内 容 简 介

《五官科护理》主要介绍眼科、耳鼻咽喉科、口腔科疾病的概要、护理评估、护理问题、护理措施和相关疾病的健康指导。在五官科疾病护理内容中，突出常见病和多发病，注意疾病与护理紧密结合以及医学模式与护理模式的转变。本教材内容精炼，重点突出、编排新颖、图文并茂，更符合中职学生的知识水平和心理、生理特点。为了便于学生通过执业护士资格考试，实现"零距离"就业，除突出重点外，在每章设有引言、案例、链接和数字化资源点，章后设有小结、自测题，书末还设置了以操作流程为主线的实训指导、教学大纲等。

本教材可作为中职护理、助产专业的教材，同时也可供各级护理人员参考。

图书在版编目 (CIP) 数据

五官科护理 / 郭金兰主编 . —2 版 . —北京：科学出版社，2016.12

中等职业教育数字化创新教材

ISBN 978-7-03-050893-5

Ⅰ.五⋯ Ⅱ.郭⋯ Ⅲ.五官科学－护理学－中等专业学校－教材 Ⅳ.R473.76

中国版本图书馆 CIP 数据核字（2016）第 287173 号

责任编辑：丁海燕 / 责任校对：张怡君
责任印制：徐晓晨 / 封面设计：张佩战

科学出版社 出版

北京东黄城根北街 16 号
邮政编码：100717
http://www.sciencep.com

北京中石油彩色印刷有限责任公司 印刷
科学出版社发行 各地新华书店经销

*

2012 年 6 月第 一 版 开本：787×1092 1/16
2016 年 12 月第 二 版 印张：16 1/2
2021 年 3 月第十三次印刷 字数：391 000

定价：39.00 元
（如有印装质量问题，我社负责调换）

中等职业教育数字化课程建设项目
教材出版说明

为贯彻《国家中长期教育改革和发展规划纲要（2010—2020）》、《教育信息化十年发展规划（2011—2020）》等文件精神，落实教育部最新《中等职业学校专业教学标准（试行）》要求；为调动广大教师参与数字化课程建设，提高其数字化内容创作和运用能力，结合最新数字化技术促进职业教育发展，科学出版社于2015年9月正式启动了中等职业教育护理、助产专业数字化课程建设项目。

科学出版社前身是1930年成立于上海的龙门联合书局，1954年，龙门联合书局与中国科学院编译局合并组建成立科学出版社，现隶属中国科学院，员工达1200余名，其中硕士研究生及以上学历者627人（截至2016年7月1日），是我国最大的综合性科技出版机构。依托中国科学院的强大技术支持，我社于2015年推出最新研发成果："爱医课"互动教学平台（见封底）。该平台可将教学中的重点内容以视频、语音及三维模型等方式呈现，学生用手机扫描常规书页即可免费浏览书中配套3D模型、动画、视频、护考模拟试题等教学资源。

本项目分数字化教材建设与资源建设两部分。数字化课程建设项目与"爱医课"互动教学平台进行的首次有益结合而成的教材，是我国中等职业层次首套数字化创新教材。2015年10月开展了建设团队的全国遴选工作，共收到全国62所院校575位老师的申请资料，于2016年1月在湖北武汉召开了项目启动会及教材编写会。

（一）数字化教材的编写指导思想

本次编写充分体现了职业教育特色，紧紧围绕"以就业为导向，以能力为本位，以发展技能为核心"的职业教育培养理念，遵循"理论联系实际"的原则，强调"必需、够用"的编写标准，以数字化课程建设为方向，以创新教材为呈现形式。

（二）本套数字化教材的特点

1. 按照专业教学标准安排课程结构　本套数字化教材严格按照专业教学标准的要求设计科目、安排课程。全套教材分公共基础课、专业技能课、专业选修课及综合实训四类，共计39种，体系完整。

2. 紧扣最新护考大纲调整内容　本套系列教材参考了"国家护士执业资格考试大纲"的相关标准，围绕考试内容调整学习范围，突出考点与难点，方便学生的在校日常学习与护考接轨，适应护理职业岗位需求。

3. 呈现形式新颖　"数字化"是未来教育的发展方向，本项目39种教材均将传统纸质教材与"爱医课"教学平台无缝对接，形式新颖。它能充分吸引职业院校学生的学习兴趣，提高课堂教学效果。使学生用"碎片化时间"学习，寓教于乐，乐中识记、乐中理解、乐中运用，为翻转课堂提供了有效的实现手段。

（三）本项目出版教材目录

本项目经中国科学院、科学出版社领导的大力支持，获年度重大项目立项。39种教材具体情况如下：

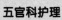
中等职业教育数字化课程配套创新教材目录

序号	教材名	主编	书号	定价（元）
1	《语文》	孙 琳 王 斌	978-7-03-048363-8	39.80
2	《数学》	赵 明	978-7-03-048206-8	29.80
3	《公共英语基础教程（上册）》（双色）	秦博文	978-7-03-048366-9	29.80
4	《公共英语基础教程（下册）》（双色）	秦博文	978-7-03-048367-6	29.80
5	《体育与健康》	张洪建	978-7-03-048361-4	35.00
6	《计算机应用基础》（全彩）	施宏伟	978-7-03-048208-2	49.80
7	《计算机应用基础实训指导》	施宏伟	978-7-03-048365-2	27.80
8	《职业生涯规划》	范永丽 汪 冰	978-7-03-048362-1	19.80
9	《职业道德与法律》	许练光	978-7-03-050751-8	29.80
10	《人际沟通》（第四版，全彩）	钟 海 莫丽平	978-7-03-049938-7	29.80
11	《医护礼仪与形体训练》（全彩）	王 颖	978-7-03-048207-5	29.80
12	《医用化学基础》（双色）	李湘苏 姚光军	978-7-03-048553-3	24.80
13	《生理学基础》（双色）	陈桃荣 宁 华	978-7-03-048552-6	29.80
14	《生物化学基础》（双色）	赵勋麟 王 懿 莫小卫	978-7-03-050956-7	32.00
15	《医学遗传学基础》（第四版，双色）	赵 斌 王 宇	978-7-03-048364-5	28.00
16	《病原生物与免疫学基础》（第四版，全彩）	刘建红 王 玲	978-7-03-050887-4	49.80
17	《解剖学基础》（第二版，全彩）	刘东方 黄嫦斌	978-7-03-050971-0	59.80
18	《病理学基础》（第四版，全彩）	贺平泽	978-7-03-050028-1	49.80
19	《药物学基础》（第四版）	赵彩珍 郭淑芳	978-7-03-050993-2	35.00
20	《正常人体学基础》（第四版，全彩）	王之一 覃庆河	978-7-03-050908-6	79.80
21	《营养与膳食》（第三版，双色）	魏玉秋 戚 林	978-7-03-050886-7	28.00
22	《健康评估》（第四版，全彩）	罗卫群 崔 燕	978-7-03-050825-6	49.80
23	《内科护理》（第二版）	崔效忠	978-7-03-050885-0	49.80
24	《外科护理》（第二版）	闵晓松 阴 俊	978-7-03-050894-2	49.80
25	《妇产科护理》（第二版）	周 清 刘丽萍	978-7-03-048798-8	38.00
26	《儿科护理》（第二版）	段慧琴 田 洁	978-7-03-050959-8	35.00
27	《护理学基础》（第四版，全彩）	付能荣 吴姣鱼	978-7-03-050973-4	79.80
28	《护理技术综合实训》（第三版）	马树平 唐淑珍	978-7-03-050890-4	39.80
29	《社区护理》（第四版）	王永军 刘 蔚	978-7-03-050972-7	39.00
30	《老年护理》（第二版）	史俊萍	978-7-03-050892-8	34.00
31	《五官科护理》（第二版）	郭金兰	978-7-03-050893-5	39.00
32	《心理与精神护理》（双色）	张小燕	978-7-03-048720-9	36.00
33	《中医护理基础》（第四版，双色）	马秋平	978-7-03-050891-1	31.80
34	《急救护理技术》（第三版）	贾丽萍 王海平	978-7-03-048716-2	29.80
35	《中医学基础》（第四版，双色）	伍利民 郝志红	978-7-03-050884-3	29.80
36	《母婴保健》（助产，第二版）	王瑞珍	978-7-03-050783-9	32.00
37	《产科学及护理》（助产，第二版）	李 俭 颜丽青	978-7-03-050909-3	49.80
38	《妇科护理》（助产，第二版）	张庆桂	978-7-03-050895-9	39.80
39	《遗传与优生》（助产，第二版，双色）	潘凯元 张晓玲	978-7-03-050814-0	32.00

注：以上教材均配套教学 PPT 课件，在"爱医课"平台上提供免费试题、微视频等多种资源，欢迎扫描封底二维码下载

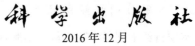

科 学 出 版 社

2016 年 12 月

前　言

为适应卫生职业学校专业教学和五官科护理事业发展的需要，充分体现以教师为主导、以学生为主体的理念，推行"课岗融合、教、学、做一体"的人才培养模式，构建以职业岗位能力为核心的课程建设体系，实现学生素质的全面发展，与职业教育考试、国家护士执业资格考试接轨，保持教学与临床"零距离接触"，本教材在编写过程中强调理论知识以"必需、够用"为度，护理知识以"必知、应用"为主旨；遵循专业目标，强调基本理论、基本知识、基本技能；坚持教材的思想性、科学性、先进性、启发性和实用性，注重培养学生的技术应用能力和实际操作能力。

本教材第1、2、3、4章为眼科护理内容，第5、6、7章为耳鼻咽喉科护理内容，第8、9、10章为口腔科护理内容。由于五官科的特殊性，首先介绍了五官的解剖生理、五官各科护理管理、常用诊疗技术、常见护理问题，而后着重介绍了五官科常见病、多发病的病因、发病机制、护理评估、护理问题、护理措施及健康教育等。

本教材为充分体现服务于学习与教学的原则，每章均设有课后小结、自测题，书末还设置了实训指导、教学大纲等，以利于学生更好地掌握本书知识点和五官科基本技能，使学生在就职理念上、行为上真正实现"零距离"就业。

本教材在编写过程中由于编者在能力和认识上的局限性，难免会有不足之处，恳请广大师生不吝赐教。

郭金兰

2016 年 5 月

目　录

第一篇　眼科护理

第二篇　耳鼻咽喉科护理

第一篇 眼科护理

第1章 眼的应用解剖生理

考点：眼的组成

眼睛是心灵的窗户，是人们认识客观世界的重要信息渠道，正是有了眼睛才有了丰富多彩的世界。我们所感受到的外界信息约90%由眼获得。那么，你知道眼睛是怎样实现这一神奇功能的吗？带着你的好奇心，跟随我的脚步一起去寻求答案吧。

眼睛是视觉器官，由眼球、视路和眼附属器三部分组成。眼球接受外界光线并成像于视网膜，然后经视路传达至大脑枕叶皮质的视觉中枢产生视觉。眼附属器对眼球起保护及支配运动的作用。

第1节 眼球的应用解剖生理

眼球近似于球形，正常成人眼球的前后径平均为24mm，垂直径平均为23mm，水平径平均为23.5mm。

眼球位于眼眶的前部，借眶筋膜、韧带与眶壁相连，前面有眼睑保护，后面有眶骨壁保护，周围则有眶脂肪垫衬，可以减少眼球的震动。眼球向前方平视时，一般突出于外侧眶缘12～14mm，两眼间相差通常不超过2mm。

眼球由眼球壁和眼内容物组成（图1-1）。

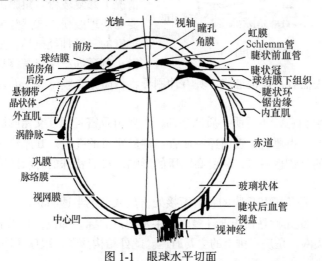

图1-1 眼球水平切面

一、眼球壁

眼球壁分三层。从外向内依次为纤维膜、葡萄膜、视网膜。

（一）外层

外层为纤维膜，由致密的纤维组织构成，前 1/6 为透明的角膜，后 5/6 为瓷白色的巩膜，两者移行处称之为角巩膜缘。主要起维持眼球形状、保护眼内组织的作用。

1. 角膜 位于眼球前正中央，略向前凸，呈横椭圆形，横径为 11.5～12mm，垂直径为 10.5～11mm。一般横径小于 10mm 为小角膜，大于 12mm 为大角膜。角膜厚度中央部约 0.5mm，周边部约 1mm，是眼的屈光系统的重要组成部分。

组织学上角膜由外向内分为 5 层：

（1）上皮细胞层：由 5～6 层复层扁平上皮细胞组成，无角化，再生能力强，损伤后可快速修复且不留瘢痕。

（2）前弹力层：为一层均质无细胞成分的透明膜，损伤后不能再生。

（3）基质层：约占角膜厚度的 90％，由多层排列规则的胶原纤维组成。损伤后无再生能力，形成瘢痕，留下薄翳。

（4）后弹力层：为坚韧且富有弹性的透明均质膜，对化学物质和细菌毒素的抵抗力较强，损伤后可再生。

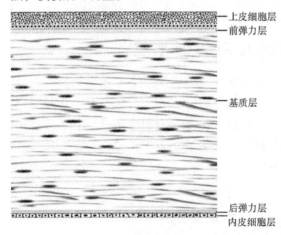

图 1-2　角膜横切面

（5）内皮细胞层：由单层六角形扁平上皮细胞构成，具有角膜 - 房水屏障功能，损伤后不能再生，主要靠邻近的内皮细胞扩张和移行来修复（图 1-2）。

角膜特点：①透明，光线可以通过，是重要的屈光介质之一，其屈光力占眼球总屈光力的 3/4。②无血管，其营养主要来自角膜缘血管网和房水，代谢所需的氧主要来自空气。角膜代谢缓慢，故在病理情况下修复较慢。角膜出现新生血管是重要的病理改变。③感觉灵敏，上皮层含有丰富的三叉神经末梢，主要感受痛觉，对微小刺激即产生显著疼痛、畏光、流泪等保护性反应。④表面有一层泪液膜，具有冲刷异物，防止角膜干燥，并保持其光滑、潮湿及光学特性的作用。

2. 巩膜 为乳白色，不透明，质地坚韧，主要由致密且相互交错的胶原纤维组成。前接角膜，前表面有结膜覆盖，表面还有血管和神经穿过的孔道。其厚薄不均，后部视神经纤维穿出眼球处的筛状板最薄，易受高眼压的影响而形成特殊的杯状凹陷，临床称为"青光眼杯"。

3. 角巩膜缘 是角膜和巩膜的移行衔接处，呈灰白色半透明状，既有角膜组织，又有巩膜组织，宽 1～2mm，是临床上许多内眼手术切口的标志部位，其深部是环绕前房角的 Schlemm 管和小梁网，是房水排出的主要通道。此处结构薄弱，眼球钝挫伤时易破裂。

（二）中层

中层为葡萄膜，因其含有丰富的血管和色素，故又称血管膜、色素膜，包括三部分，由前到后依次是虹膜、睫状体和脉络膜，有营养和遮光的作用。

1. 虹膜 为一圆形盘状薄膜，颜色可因种族不同而异，我国人多呈棕褐色。虹膜中央有一圆孔即瞳孔，直径为 2.5～4mm。虹膜表面有辐射状凹凸不平的皱褶和隐沟，称虹膜纹理。虹膜组织内有两种平滑肌：瞳孔括约肌和瞳孔开大肌。环绕瞳孔周围的是瞳孔括约肌，由副交感神经支配，司缩瞳作用；向虹膜周边呈放射状排列的是瞳孔开大肌，由交感神经支配，司散瞳作用。这两种肌肉可随光线的强弱而调节瞳孔的大小，进而调节进入眼内的光线，称为瞳孔对光反射。

由于虹膜位于晶状体的前面，当晶状体脱位或摘除术后，虹膜失去依托，眼球转动时可发生虹膜震颤。虹膜周边部与睫状体连接处称虹膜根部，是其最薄处，眼球钝挫伤时易发生断离。虹膜组织内感觉神经纤维及血管丰富，炎症时可有渗出物并导致疼痛。

2. 睫状体 是位于虹膜根部与脉络膜之间的环状组织，切面呈底向前的三角形。睫状体前 1/3 较肥厚，称睫状冠，富含血管，内表面有多个纵行放射状突起，称睫状突，其上皮细胞可分泌房水；后 2/3 薄而平坦，称睫状环。睫状体有丰富的肌纤维，称睫状肌，受副交感神经支配，该肌肉收缩或舒张时可以松弛或拉紧悬韧带，调节晶状体的厚度而改变眼的屈光能力。视近时，睫状肌收缩，悬韧带松弛，晶状体靠其自身弹性变厚，屈光能力增强，从而看清近物，这种作用称为调节。睫状体内富含血管和三叉神经末梢，因此炎症时可产生渗出物并引起剧烈疼痛。

3. 脉络膜 前接睫状体，后止于视盘周围，介于视网膜与巩膜之间。含有丰富的血管和色素，主要起营养视网膜外层和遮光的作用。

（三）内层

内层为视网膜，为一层透明薄膜，是眼的感光部分。前起于锯齿缘，后止于视盘周围，分为两层，外层为色素上皮层，内层为神经感觉层，两层之间有潜在间隙，临床上视网膜脱离即发生在此处。

视网膜后极正对视轴处有一中央无血管的凹陷区，因富含叶黄素而称之为黄斑。其中央有一小凹，称为黄斑中心凹，是视觉最敏锐的部位。距黄斑鼻侧约 3mm 处，有一直径约 1.5mm 边界清楚的淡红色的圆盘状区域，称视盘，又称视神经乳头，是视网膜上视神经纤维汇集并穿出眼球的部位。视盘中央有一呈漏斗状的小凹陷区，称视杯，又称视盘生理凹陷。青光眼患者可见视杯扩大。视盘无视锥细胞和视杆细胞，故无视觉，在视野中形成生理盲点。

视网膜神经感觉层主要由三级神经元构成。第一级神经元为感光细胞，分视锥细胞和视杆细胞。前者主要分布在黄斑区，感受强光（明视觉）和色觉；后者分布在黄斑以外的视网膜周边部，感受弱光（暗视觉），如视杆细胞受损则产生夜盲。第二级神经元为双极细胞，联络第一级神经元和第三级神经元。第三级神经元为神经节细胞。节细胞轴突在视盘处汇集，穿脉络膜和巩膜后形成视神经。

考点：眼球壁各层的解剖结构及功能

二、眼内容物

眼内容物包括房水、晶状体和玻璃体，均为透明组织，与角膜共同组成眼的屈光系统。

（一）房水

房水为透明液体，充满前房与后房，含量为 0.25 ～ 0.3ml，主要成分为水，尚含有少量氯化物、蛋白质、维生素 C 及无机盐等，具有维持正常眼压，屈光和营养角膜、晶状体、玻璃体的功能。

房水不断地循环更新，其循环途径为：睫状突上皮细胞产生房水后进入后房，经瞳孔到前房，通过前房角，经小梁网和 Schlemm 管，进入睫状前静脉，最终归入血液循环（图 1-3）。当房水循环途径障碍时，可导致眼压升高而引发青光眼。

考点：房水循环途径

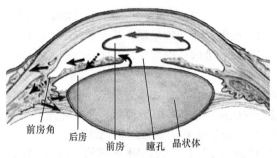

前房角　后房　前房　瞳孔　晶状体

图 1-3　房水循环示意图

（二）晶状体

晶状体形如双凸透镜，富有弹性。其位于虹膜、瞳孔之后，玻璃体之前，通过悬韧带与睫状体联系固定，故与睫状肌共同完成调节作用。晶状体由晶状体囊和晶状体纤维组成。一生中晶状体纤维不断生成，并将旧的纤维挤向中心，逐渐硬化形成晶状体核，核外较新的纤维称为皮质。随着年龄增长，晶状体核逐渐浓缩、增大，弹性逐渐减弱，调节功能下降，出现老视。晶状体无血管，靠房水供给营养，当晶状体囊受损或房水代谢发生变化时，可致晶状体混浊而形成白内障。此外，晶状体有屈光功能，是重要的屈光介质之一；可滤去部分紫外线，保护视网膜。

（三）玻璃体

考点：眼的屈光系统的组成

玻璃体为透明的胶质体，主要成分是水，充满于整个玻璃体腔内，占眼球内容积的4/5。玻璃体无血管和神经，其营养靠脉络膜和房水供给；无再生能力，随年龄增加，玻璃体内可呈凝缩和液化状态，表现为眼前可见黑影飘动，临床称之为飞蚊症。玻璃体有屈光、维持眼球形状以及支撑视网膜的作用。若玻璃体液化或脱失，则可导致视网膜脱离。

📚 链接

眼的屈光系统

人们常常把眼睛比作高级照相机，眼球壁相当于照相机外壳，眼的屈光系统可以比作镜头，瞳孔就像自动光圈，晶状体的调节作用好比调整照相距离，而视网膜则是最好的彩色底片。眼的屈光系统包括角膜、房水、晶状体和玻璃体。角膜与房水的屈光指数相近，两者可以看成一个单球面折射的屈光体（角膜屈光系统）。晶状体位于屈光指数相同的房水与玻璃体之间，是另一具有厚凸透镜折射作用的屈光体（晶体屈光系统）。因此可把眼的屈光系统看成包含两个屈光体，两者屈光力的组合就是整个眼的屈光力。

第 2 节　视　　路

视路是视觉传导的神经通路，起自于视网膜光感受器，经视神经、视交叉、视束、外侧膝状体、视放射，终止于大脑皮质枕叶的视中枢（图 1-4）。

视网膜神经纤维汇集于视盘，通过巩膜筛板穿出眼球后形成视神经，向后经视神经管进入颅内。来自视网膜鼻侧的纤维在蝶鞍处脑垂体上方交叉到对侧，与颞侧未交叉的纤维合成视束，视束绕过大脑脚止于外侧膝状体更换神经元，通过内囊至颞叶形成视放射，终止于大脑皮质枕叶的视中枢。

视路各部的神经纤维排列极有规律，因此，当视路不同部位受损时，则出现特

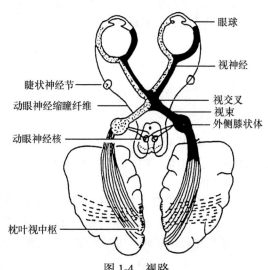

眼球
视神经
睫状神经节
动眼神经缩瞳纤维
视交叉
视束
外侧膝状体
动眼神经核
枕叶视中枢

图 1-4　视路

定的视野改变，这种变化对眼底病及颅内占位性病变的定位诊断具有非常重要的意义。

视神经由视神经鞘膜包裹，此鞘膜是三层脑膜的延续。鞘膜间隙与相应的脑膜间隙连通，有脑脊液填充。所以，当颅内压升高时，常发生视盘水肿。

第3节　眼附属器的应用解剖生理

眼附属器包括眼睑、结膜、泪器、眼外肌和眼眶。

一、眼　　睑

眼睑覆盖于眼球表面，分上睑和下睑。上、下睑缘之间的裂隙称睑裂，其内外连接处分别称内眦和外眦。内眦处有一小的肉样隆起称为泪阜。眼睑游离缘称睑缘，睑缘分为前唇和后唇。前唇钝圆，长有排列整齐的睫毛，皮脂腺及变态汗腺均开口于毛囊。后唇呈直角，与眼球表面紧密接触。两唇间有一条灰色线，称为灰线，是皮肤与结膜的交界处。灰线与后唇之间有一排细孔，是睑板腺的开口。上下睑缘的内侧端各有一乳头状突起，其上有一小孔称泪点（图1-5）。

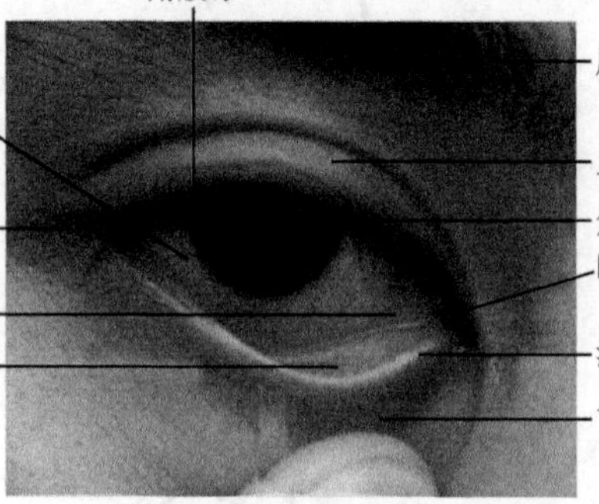

眼睑组织从外向内分5层：

1. 皮肤层　是人体最薄的皮肤之一，易形成皱褶，有利于眼睑的开闭活动。

2. 皮下组织层　为疏松结缔组织和少量脂肪。局部炎症或肾病时易出现水肿，外伤时则易淤血。

3. 肌层　包括眼轮匝肌、提上睑肌和Müller肌。眼轮匝肌由面神经支配，司眼睑闭合。当面神经麻痹时，会发生睑裂闭合不全和溢泪。提上睑肌由动眼神经支配，司提起上睑、开启睑裂作用。动眼神经麻痹时会出现上睑下垂。Müller肌受交感神经支配，收缩时使睑裂增大。

4. 睑板　由致密结缔组织构成，为眼睑支架。睑板内有垂直于睑缘排列的睑板腺，是高度发达的皮脂腺，开口于睑缘，分泌类脂质，有润滑眼球表面和防止泪液外溢的作用。

5. 睑结膜　为眼睑的内表面，紧贴睑板，透明光滑。

眼睑的主要功能是保护眼球避免损伤。眼睑的瞬目运动则可使泪液润滑眼球表面，保持角膜光泽，清除结膜囊内灰尘和细菌。

图中标注：角膜缘、眉、上睑、角膜、内眦、泪点、下睑、睑结膜、半月襞、外眦、球结膜

图1-5　眼睑外观

二、结　　膜

结膜是一层半透明黏膜组织，光滑且富有弹性，覆盖于眼睑内面和眼球巩膜前表面。按其解剖部位不同分为睑结膜、球结膜和穹隆结膜。

（一）睑结膜

睑结膜与睑板黏附牢固不能被推动，因其透明，所以可见深面的睑板腺管和血管。上睑结膜距睑缘后唇约2mm处有一与睑缘平行的浅沟，称上睑下沟，较易存留异物。

（二）球结膜

球结膜覆盖于眼球前部巩膜表面，止于角巩膜缘，是结膜的最薄和最透明部分，可被推动。透过球结膜可以清楚地看见瓷白色的巩膜及毛细血管，所以巩膜黄染或结膜下出血

时易被发现。近穹隆部的球结膜下是注射药物的常用部位。

（三）穹隆结膜

穹隆结膜是睑结膜和球结膜两者的移行部分。此部结膜组织疏松，多皱褶，便于眼球活动。上述三部分结膜形成一个以睑裂为开口的囊状间隙，称结膜囊（图1-6）。

结膜组织内分布有杯状细胞和副泪腺，分泌黏液和泪液以湿润眼球表面，从而减少了接触面摩擦，以保护眼球。

三、泪　器

泪器包括泪腺和泪道两部分（图1-7）。

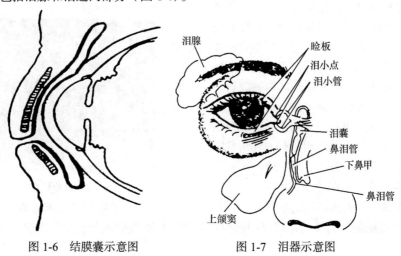

图1-6　结膜囊示意图　　　　图1-7　泪器示意图

（一）泪腺

泪腺位于眼眶外上方的泪腺窝内，正常时不能触及。副泪腺位于穹隆结膜下，两者共同分泌泪液润湿结膜囊。泪液为弱碱性透明液体，含有溶菌酶、免疫球蛋白及无机盐等。泪液除具有润滑眼球表面的作用外，还具有清洁、杀菌、营养的作用。此外，当有害物质进入眼内时，便反射性分泌大量泪液，冲洗和稀释有害物质。

（二）泪道

泪道是泪液的排出通道。其组成是：

1. 泪小点　是泪道的起始部，位于上下睑缘内眦部的乳头状突起上，紧贴于眼球表面。

2. 泪小管　为连接泪小点与泪囊的小管。泪小管先与睑缘垂直走行 1～2mm 然后转为水平，到达泪囊前，上、下泪小管多先汇合成泪总管进入泪囊部，亦有分别直接进入泪囊的。

3. 泪囊　位于泪骨的泪囊窝内。其上方为盲端，下方与鼻泪管相连接。

4. 鼻泪管　位于骨性鼻泪管内。上接泪囊，向下开口于鼻腔下鼻道。鼻泪管下端的开口处有一半月形的瓣膜，有阀门作用。

泪液排入结膜囊后，经瞬目运动分布于眼球的前表面，通过泪点和泪小管的虹吸作用进入泪囊、鼻泪管排入鼻腔，经黏膜吸收。如泪液排出受阻，可引起泪溢；若泪液分泌不足，则导致眼干燥症。

电脑族、手机族为什么易患眼干燥症?

正常情况下，人们每4～5秒眨眼一次，1分钟约15次。而长时间上网、玩游戏、玩手机时，1分钟眨眼仅3～5次，眨眼次数明显减少，导致眼球水分蒸发过快，容易造成眼睛缺氧，泪液分泌也会减少，在此期间，人的注意力高度集中，可引起血管神经调节紊乱，也可导致眼睛泪液分泌不足；从而造成眼干燥症。所以，电脑族、手机族应注意科学用眼。

四、眼 外 肌

眼外肌是司眼球运动的肌肉。每侧眼有4条直肌和2条斜肌。4条直肌为内直肌、外直肌、上直肌和下直肌，收缩时主要对眼球起内收、外展、上转、下转的作用；2条斜肌是上斜肌和下斜肌，收缩时主要起内旋和外旋的作用（图1-8）。

眼外肌除外直肌为展神经支配，上斜肌为滑车神经支配外，其余皆受动眼神经支配。各条肌肉相互配合协调运动，保证两眼能同时注视同一个目标，从而实现双眼单视功能。眼外肌发生病变可导致斜视、复视或弱视。

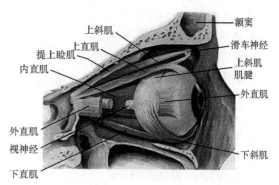

图1-8 眼外肌模式图

五、眼 眶

眼眶为四边锥形的骨窝，其开口向前，尖朝向后略偏内侧。由7块骨构成，成人眼眶深为4～5cm。眼眶有上壁、下壁、内侧壁、外侧壁4个壁，外侧壁较厚，其前缘稍偏后，眼球暴露较多，有利于开阔外侧视野，但也增加了外伤机会。其他三壁骨质较薄，较易受外力作用而发生骨折，且与额窦、筛窦、上颌窦毗邻。由于眼眶与鼻窦关系密切，鼻窦的炎症和肿瘤常累及到眶内。此外，眼眶壁上有视神经孔、眶上裂、眶下裂，神经、血管经过这些孔或裂与颅腔相通，因此，眶内或颅内的炎症可相互波及。

眼眶内容纳了眼球、眼外肌、泪腺、血管、神经和筋膜等，其间有脂肪填充，对眼球起软垫保护作用。在眶深部，距眶尖前约1cm处，相当于视神经与外直肌之间，有一睫状神经节，内眼手术时行球后麻醉，即阻断该神经节功能。

考点：眼附属器的组成

小结

眼是人体的视觉器官，包括眼球、视路和眼附属器。本章重点掌握眼球的构成及功能，熟悉眼附属器的组成及作用，了解视路的组成。要求学生能熟练说出眼球壁各层及眼内容物的解剖结构和生理功能、眼附属器的组成及作用、眼的屈光系统的构成、视路的组成及视野缺损的临床意义。

（梁晓芳）

自 测 题

单选题

1. 角膜损伤后可以再生的是
 A. 上皮细胞层与基质层
 B. 上皮细胞层与后弹力层
 C. 上皮细胞层与内皮细胞层
 D. 前弹力层与后弹力层
 E. 内皮细胞层与基质层

2. 视力最敏锐的部位是
 A. 视网膜　　　　　　B. 视盘
 C. 黄斑　　　　　　　D. 脉络膜
 E. 视杯

3. 使眼球形成天然"暗箱"且不透明的是
 A. 角膜和视网膜　　　B. 巩膜和视网膜
 C. 角膜和脉络膜　　　D. 巩膜和脉络膜
 E. 角膜和巩膜

4. 下列对晶状体的描述哪项正确
 A. 位于角膜和巩膜之间　B. 为胶状物质
 C. 无调节能力　　　　　D. 富含血管、神经
 E. 具有弹性

5. 眼的屈光系统不包括
 A. 角膜　　　　　　　B. 瞳孔
 C. 房水　　　　　　　D. 晶状体
 E. 玻璃体

6. 不属于泪道组成部分的是
 A. 泪点　　　　　　　B. 鼻泪管

 C. 泪小管　　　　　　D. 泪囊
 E. 泪阜

7. 由滑车神经支配的眼外肌是
 A. 上斜肌　　　　　　B. 下直肌
 C. 内直肌　　　　　　D. 外直肌
 E. 下斜肌

8. 睫状体的功能有
 A. 屈光和分泌房水
 B. 调节角膜的屈光度和分泌房水
 C. 调节瞳孔及分泌房水
 D. 调节玻璃体的屈光度和分泌房水
 E. 调节晶状体的屈光度和分泌房水

9. 房水循环途径以下哪项正确
 A. 睫状体产生—前房—后房—血液循环
 B. 睫状体产生—后房—瞳孔—前房—血液循环
 C. 睫状体产生—瞳孔—后房—血液循环
 D. 睫状体产生—后房—前房角—血液循环
 E. 睫状体产生—前房—前房角—血液循环

10. 眼附属器包括
 A. 眼睑、结膜、泪器、眼外肌、眼眶
 B. 眼睑、角膜、泪器、眼外肌、眼眶
 C. 眼睑、晶状体、角膜、眼外肌、眼眶
 D. 眼睑、视网膜、角膜、泪器、眼眶
 E. 眼外肌、结膜、瞳孔、眼眶、泪器

第2章 眼科患者的护理概述

知道吗？眼部结构精细，即使轻微损伤，也可能由于种种原因，没有及时治疗护理或者护理不当而导致患者视功能减退，甚至丧失。没有了光明，整日生活在黑暗中是多么的无助与悲伤啊，不仅会影响个人的生活质量，更会给家庭、给社会造成难以估量的损失。因此，眼科患者的护理是非常重要的。

第1节 眼科患者的护理内容

眼科护理工作的主要对象是眼科患者，而眼科患者的护理评估是有计划地、系统地搜集资料，以了解患者的健康状况，从而确定护理问题并制订护理计划。但是，以人的健康为中心的现代护理观要求我们，护理的着眼点不仅仅在于患者患的"疾病"，而应当强调患者的"整体"，从人的身心、社会、文化、经济等出发去考虑患者的健康和护理问题，才能做出全面、正确的评估。

一、健 康 史

（一）患病经过

仔细了解患者发病到就诊的全过程，包括诱因、时间、起始情况、全身及局部主要症状、体征，包括部位、性质、程度、症状出现和缓解的规律等。

（二）检查及治疗经过

认真询问患者以往检查的结果、用药情况和疗效，目前治疗情况，包括正在使用药物的种类、剂量和用法，以及特殊的治疗饮食等。应注意许多药物可引起药物性眼病，如长期滴用皮质类固醇眼液可导致眼压升高，引起皮质类固醇性青光眼，亦可诱发局部的真菌感染，如真菌性角膜炎；毛果芸香碱眼药水长期应用，可引起变态反应性结膜炎，部分患者服用洋地黄类药后可引起视物模糊及变色等。

（三）生活习惯

1. 个人史 年龄、职业、出生地及生活地等情况。询问其有无去过疫源地，有无传染病接触史，有时了解患者的工作环境对诊断某些疾病非常重要，如接触紫外线可导致电光性眼炎。

2. 生活方式 日常生活的规律性，包括学习、工作、情绪、活动、休息、睡眠、进食、排便等。如青光眼素质的人群常因过度激动、用力排便等导致眼压升高而诱发。

3. 饮食习惯 平时饮食的种类、数量，有无特殊嗜好，尤其是糖尿病眼病患者。

二、身心状况

（一）身体状况

1. 全身状况　包括血压、心率、呼吸、营养、皮肤、体位等。

2. 眼部评估　系统地按照先右眼后左眼、先健眼后患眼、从外向内、从前到后的顺序进行，以免遗漏或记录时混淆。

（二）心理状况

患者因视功能障碍而影响了学习、工作及生活，严重者甚至失去生活自理能力，因此，极易表现出焦虑、失眠、悲观、情绪低落、孤独等心理失衡症状。

三、辅助检查

结膜分泌物、角膜溃疡刮片检验有无脓细胞；细菌培养检验有无细菌生长、细菌的种类及药敏试验结果；此外，还可进行X线、CT、B超、心电图、血液实验室检查、生命体征检查等。

四、治疗要点与反应

针对疾病致病因素及不同阶段病变的特点而采用相应的治疗措施。如急性流行性结膜炎阶段要做好消毒隔离、抗炎、结膜囊冲洗。角膜软化症在补充维生素A的同时要注意保护角膜，防止感染和穿孔。急性闭角型青光眼急性发作期应当立即缩瞳、降低眼压后，行手术治疗。

第2节　眼科患者常见的护理问题

一、基 本 特 征

（一）症状体征突出

由于眼的结构精细、功能特殊，眼部发生病变时的症状、体征都很突出，如视功能障碍、眼红、眼痛、畏光、流泪、角膜水肿等。

（二）心理变化明显

眼是人体十分重要的感觉器官，患眼病时，患者的症状、体征特别显著，因此极易产生紧张、焦虑和恐惧心理。如突然发生视力障碍可使患者产生焦虑、恐惧心理。

（三）全身相关病症

有些眼病是一些全身性疾病的眼局部表现或并发症，如高血压动脉硬化可引起眼底出血；糖尿病可引起糖尿病性白内障、糖尿病性视网膜病变；维生素A缺乏可引起角膜软化症；重症肌无力可引起上睑下垂等。还有不少眼病可引起全身性反应，如急性闭角型青光眼引起恶心、呕吐等消化道反应；眶蜂窝织炎可引起头痛、高热等全身症状。

二、护 理 问 题

1. 视觉障碍　与屈光介质浑浊、视网膜病变、屈光不正、弱视及包盖双眼等有关。

2. 舒适改变：异物感、眼痛、眼痒、溢泪 与眼部急慢性炎症、眼压升高等有关。

3. 有感染的危险 与不良卫生习惯、机体抵抗力下降、局部创口预防感染措施不当有关。

4. 自理缺陷 与视力障碍有关。

5. 焦虑 与视力障碍、担心预后不良等有关。

6. 知识缺乏：缺乏眼病防治、护理的相关知识。

7. 组织完整性受损 与眼外伤、手术等有关。

8. 潜在并发症：创口裂开、出血、交感性眼炎等。

第 3 节　眼科常用护理检查

视功能检查包括视力、视野、色觉、暗适应、立体视觉、视觉电生理检查等。检查时，要求检查者态度要和蔼，动作要轻巧，以取得被检者的理解和配合，从而获得准确的结果，作为眼病诊断的依据。

链接

如何成为合格的眼科护士？

眼科患者是一个特殊群体，极易产生焦虑、自卑、消极情绪，因此，要想成为一名合格的眼科护士，除了具备高尚的职业道德、扎实的专业知识和整体护理观、敏锐的观察力外，还应有健康稳定的情绪和良好的沟通技巧，以亲切和蔼的语音、语调，耐心地解答患者的疑问，以乐观、和善、友爱的态度影响患者，以积极向上的言行感染患者，让患者感受到关心和爱心，逐渐消除患者的消极心理因素，使患者保持心情舒畅、乐观向上的最佳心理状态，以利于疾病的康复。

一、眼部检查

眼部检查应在良好照明下系统地按先右眼后左眼、从外向内、由前向后的顺序进行。检查传染性眼病时，应先检查健眼，后检查患眼，以免交叉感染。检查儿童时，可先嘱家长将小儿手足及头部固定后，再进行检查。

（一）眼附属器检查

1. 眼睑 观察有无眼睑位置异常、睫毛是否整齐、有无倒睫，睫毛根部有无鳞屑、脓痂和溃疡；两侧睑裂是否对称，闭合功能是否正常；眼睑皮肤有无红肿、淤血、瘢痕或肿物。

2. 泪器 观察泪腺部位有无红肿、压痛；泪点有无外翻或闭塞；泪囊区有无红肿或瘘管，挤压泪囊部有无分泌物自泪点溢出；必要时可行荧光素钠实验、泪道冲洗等以检查泪道是否通畅。

3. 结膜 检查上睑结膜和穹隆部结膜时，需将上睑翻转：嘱受检者双眼放松，向下注视，检查者用一手示指和拇指轻提近睑缘皮肤向前，使眼睑离开眼球，示指下压，拇指向上滑动，即可顺利翻转上睑；将上睑固定于眶上缘，另一手向上推压眼球，上穹隆即可暴露（图 2-1）。检查下睑

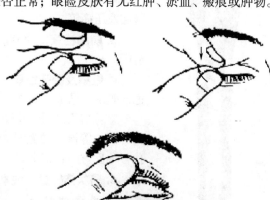

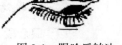

图 2-1　眼睑反转法

五官科护理

及下穹隆结膜时，只需用拇指或示指将下睑向下牵拉，同时嘱受检者向上注视，即可完全暴露。

检查睑结膜及穹隆部结膜时应注意有无充血、乳头、滤泡、瘢痕、结石、异物、睑球粘连等；检查球结膜时，观察有无充血、出血、水肿、异物、色素沉着及新生物等，应特别注意区分结膜充血与睫状充血（表2-1）。

表2-1 结膜充血与睫状充血的鉴别

	结膜充血	睫状充血
血管来源	浅层结膜后动静脉血管	深层睫状前动静脉血管
颜色	鲜红色	暗红色
部位	越近穹隆处充血越明显	越近角膜缘充血越明显
血管形态	血管呈网状、树枝状，轮廓清楚	血管呈放射状，轮廓不清
移动性	推动球结膜时，血管可随之移动	推动球结膜时，血管不随之移动
充血原因	结膜炎	角膜炎、虹膜睫状体炎、青光眼

考点：结膜充血与睫状充血的鉴别

4. 眼球位置及运动检查 正常眼球突出度为12～14mm。观察两眼位置是否相同；眼球大小有无异常，有无突出或内陷；眼球的运动是否正常等。

5. 眼眶检查 观察双侧眼眶是否对称；眶缘触诊有无缺损、压痛；眶内有无肿块。

（二）眼前段检查

眼前段检查常采用两种方法：一种是利用聚光手电筒配合放大镜进行检查（斜照法）；另一种是采用裂隙灯显微镜进行检查。

1. 角膜 观察角膜大小（正常角膜直径为11.5～12mm，＜10mm为小角膜，＞12mm为大角膜）、形状、弯曲度、透明度等。

注意角膜有无异物、浸润、水肿、溃疡、瘢痕、血管翳等病变。

角膜知觉是否正常，角膜后有无沉着物（KP）。

（1）荧光素钠染色检查法：将消毒的1%荧光素钠溶液滴于结膜囊内，1～2分钟后观察，正常角膜不着色，如角膜上皮有缺损或溃疡，病变区则被染呈黄绿色。

（2）角膜知觉检查：用消毒的纤细棉丝以尖端从被检眼外侧轻轻触及角膜表面，立即引起瞬目反射者为知觉正常，否则为异常。

2. 巩膜检查 观察巩膜有无充血、出血、黄染、色素沉着结节、隆起及压痛等。

3. 前房检查 观察前房的深浅度，有无积血、积脓及房水是否清晰。

4. 虹膜及瞳孔检查 观察虹膜颜色、纹理，注意有无新生血管、色素脱落、结节、萎缩、粘连及震颤。

观察瞳孔大小，正常瞳孔直径为2.5～4mm。注意双侧瞳孔是否等大、等圆，位置是否居中，运动有无异常；有无前后粘连，瞳孔各种反射是否正常。

5. 晶状体检查 观察晶状体有无混浊及混浊程度、有无脱位。

（三）眼后段检查

眼后段常在暗室里用检眼镜进行检查。检眼镜分为直接检眼镜（图2-2）和间接检眼镜两种。直接检眼镜用法为：检查右眼时，检

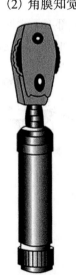

图2-2 直接检眼镜

查者站在被检者检者右侧，右手持检眼镜，用右眼检查，检查左眼时则相反。

1. 玻璃体检查 检查前应先进行散瞳，散瞳后，将检眼镜镜盘转至＋8～＋10D，在距被检眼 10～20cm 处，观察玻璃体内有无出血及黑影飘动。

2. 眼底检查 嘱被检者固视前方，将检眼镜转盘拨至 0 处后移至被检眼前约 2cm 处进行检查，如果是屈光不正者，则转动镜盘至看清眼底为止。正常眼底呈橘红色。

（1）观察视盘：在视网膜中央偏鼻侧，可见一淡红色略呈椭圆形的视盘，其中央色泽稍淡为生理凹陷。观察视盘有无水肿、萎缩等。

（2）观察黄斑区：在视盘颞侧约 2 个视盘直径（PD）处有一颜色稍暗的无血管区，即为黄斑，其中央有一针尖样的反光点，称为黄斑中心凹反射。

（3）观察血管：视网膜中央动脉较细呈鲜红色，静脉较粗呈暗红色，动静脉相伴行且比例正常为 2：3。

（4）观察视网膜、脉络膜：有无出血、渗出、水肿、脱离等。

二、视功能检查

 链接

视　功　能

由于光线的特性，人的眼睛对光线的刺激可以产生特别复杂的反应，表现为多种功能。人眼不仅可以辨别物体的形状（视力）、明暗（明适应、暗适应）及颜色（色觉），而且在视觉分析器（眼球、视路、视中枢）与运动分析器（眼肌活动等）的协调作用下，产生更多、更高级的视觉功能（如立体视觉），同时各种功能在时间上与空间上相互影响，互为补充，使视觉更精美、完善。

（一）视力

视力即视敏度，是指眼辨别最小物象的能力，反映视网膜黄斑中心凹处的功能，也称中心视力，分为远视力及近视力。

1. 远视力检查 距离注视目标 5m 或 5m 以外的视力称为远视力。

（1）检查条件：常用国际标准视力表或对数远视力表（采用 5 分记录法）检查远视力（图 2-3）。远视力表悬挂处光线要充足，必要时使用人工照明，悬挂高度以视力表上 1.0 行与被检眼等高为宜。检查距离为 5m，若置反光镜，视力表距镜面距离为 2.5m。

（2）检查方法：检查时两眼分别进行，一般先右眼后左眼，先健眼后患眼，戴镜矫正者，先查裸眼视力，再查矫正视力，自上而下，逐行辨认。在 3 秒内能全部辨认出的最小视标的那一行，其旁边的数值即为该眼的远视力。检查时遮盖眼要充分，但勿压迫眼球。受检者要保持正直姿势，勿前倾或歪头看视标。

（3）记录方法：以辨认最小视标行的小数记录。如能看清 0.6 行视标，则记为 0.6，其余依次类推。戴镜者应记录裸眼视力及戴镜的屈光度和矫正视力。正常标准视力为 1.0。若在 5m 远处看不清 0.1 行，则令被检者前移至认出为止，依如下公式记录：视力＝0.1×检查距离（m）/5（m）。如 4m 处看清 0.1 行视标，则视力＝0.1×4/5＝0.08。

（4）眼前指数、眼前手动和光感。

眼前指数：对在 1m 处仍不能辨认视力表上 0.1 行者，应检查其眼前分辨指数的能力，记录其最远距离，如为 40cm，则记为"指数 /40cm"。

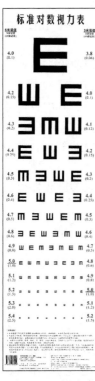

考点：远视力的检查法及记录法

图 2-3　远视力表

眼前手动：如在眼前也不能分辨指数，应检查其眼前分辨手动的能力，将手掌放在被检者眼前摆动，记录下最远距离，如"手动 /20cm"。

光感：若被检者在眼前不能分辨出手动，可在暗室检查其光感。用烛光或手电光，测试其能否感知光亮，并记录其最远的光感距离，如在 3m 处能感知光亮，则记录为"光感 /3m"。不能感知光者，记录为"无光感"。对有光感者，还要检查光定位，在被检者眼前 1m 处 9 个方位移动点状光源，测定被检眼对光源的分辨力。

2. 近视力检查　距离注视目标 30cm 的视力称为近视力。通常指阅读视力。

（1）检查条件：常采用标准近视力表检查。检查距离为 30cm。照明充足，避免反光。

（2）检查方法：与远视力检查基本相同，但可以调整距离以获得最佳视力。

（3）记录方法：应同时记录视力和距离，标准近视力为 1.0/30cm；若近视力不良，则以最佳视力和距离记录，如"1.0/15cm"、"1.0/35cm"等。戴镜者应检查和记录矫正近视力。

（二）视野

视野是当眼向前方固视时所见的空间范围，反映视网膜周边部的功能，又称周边视力。其分为中心视野和周边视野。距注视点 30°以内范围的视野称为中心视野；距注视点 30°以外范围的视野称为周边视野。

1. 周边视野检查　常用对比法和弧形视野计检查。

（1）对比法：是以检查者与被检者的视野范围作对比，可大致判断被检者的视野是否正常，要求检查者应为正常视野。检查者与被检者相距 0.5m，对视而坐。检查右眼时，检查者以左眼与被检者右眼彼此注视，并各遮盖另眼，检查左眼时则相反。检查者将手指或视标置于二人等距离处，从周边向中心逐渐移动，如被检者能在各方向与检查者同时看到视标，其视野大致正常。

（2）弧形视野计：为半径 33cm 的半环弧形板，用以动态检查周边视野（图 2-4）。被检者颏部固定于颏架上，被检眼要注视目标的注视点，另一眼遮盖。检查者持视标沿弧弓内侧面由周边向中心缓缓移动，直到被检眼能看到视标为止，将此处弧弓所标刻度标记在图上，再转动弧弓 30°，依次检查 12 个径线，将图上各标记点连结起来，即为被检眼的周边视野。采用白色视标所得的正常视野范围约为：上方 55°，鼻侧 60°，下方 70°，颞侧 90°。

2. 中心视野检查　用平面视野计检查。平面视野计是用一黑色绒布制成的无反光布屏，布屏大小为 1m 或 2m，中心为注视点，屏两侧水平径线 15º～20º处，用黑线各缝一纵椭圆形表示生理盲点，是视盘在视野屏上的投影。

检查时被检者与平面视野计相距 1m，遮盖一眼，被检眼固视屏中心的注视点，用白色

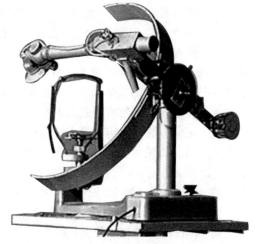

图 2-4　弧形视野计

视标动态检查中心视野，可发现视野缺损和暗点。生理盲点为绝对暗点，呈纵椭圆形，垂直径 7.5°，横径 5.5°，位于注视点外 15.5°，水平线下 1.5° 处。

考点：正常视野范围及生理盲点的位置

（三）色觉

色觉是人眼的辨色能力，反映视锥细胞的功能。色觉异常分为先天性和后天性。先天性色觉异常是一种性连锁隐性遗传性疾病，较常见，且男性多见。后天性色觉异常则常继发于视网膜病变、视神经病变、视中枢病变及全身疾病等。色觉障碍较轻者为色弱，较重者为色盲。临床上以红绿色觉障碍多见。

色觉检查法：在室内良好的自然光线下，被检者双眼同时看色盲检查图，距离约 0.5m，让其在 5 秒钟内读出图中数字或图形，然后按所附说明书判断其色觉为正常、色盲或色弱。

（四）其他视觉功能

1. 暗适应　当人从明处进入暗处时，起初一无所见，然后逐渐能看清暗处的物体，这种随着光敏感度逐渐增进，最终达到最佳状态的过程称为暗适应，反映了视杆细胞内视紫红质复原的过程。暗适应常在暗室中采用对比法进行检查：被检者与暗适应正常的检查者同时进入暗室，比较两人辨认周围物体的时间，如被检者的时间明显延长，则表示其暗适应能力差。视网膜色素变性、维生素 A 缺乏症等可导致暗适应时间延长，甚至夜盲。

2. 立体视觉　又称深度觉，是感知物体立体形状及不同物体间相互远近关系的能力。立体视觉一般以双眼单视为基础，大脑视中枢将双眼视网膜上所成的像融合成一个，其主观感觉具有三维性，形成立体视觉，是双眼视觉的最高层次。立体视觉常用同视机或立体视觉检查图片检查。

3. 视觉电生理　包括眼电图（EOG）、视网膜电图（ERG）及视觉诱发电位（VEP），是应用视觉电生理仪测定视网膜受光照射或图形刺激时所发生的生物电活动，以了解视觉功能和相关疾病，是一种无创伤性的客观检查法。

三、其他检查

（一）裂隙灯显微镜检查

裂隙灯显微镜是眼科最常用的检查仪器之一（图 2-5）。由供照明的光源投射系统和共观察的放大系统组成。检查需在暗室内进行，通过调节焦点和光源宽窄，将透明的眼组织切成一个光学切面，经显微镜放大后，可详细观察眼球前段组织的细微变化。如果附加前置镜、前房角镜和三面镜，可检查前房角、玻璃体和眼底。

（二）眼压测量

眼内压，简称眼压，是眼球内容物作用于眼球壁的压力。正常眼压范围是 10 ～ 21mmHg。眼压测量对青光眼的诊断及治疗具有重要意义，包括指测法及眼压计测量法（图 2-6）。

1. 指测法　嘱被检者双眼向下注视，检查者将两手示指尖放在上睑皮肤面，两指交替轻压眼球，通过感觉眼球硬度来判断眼压的高低。若指尖的感觉如同触压

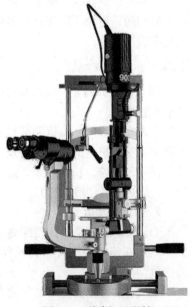

图 2-5　裂隙灯显微镜

前额、鼻尖及嘴唇部，则粗略判定为眼压增高、正常、降低。记录方法为：眼压正常记为Tn；眼压轻度增高记为T+1、中度增高记为T+2、重度增高记为T+3；眼压轻度、中度和重度降低则分别记为T-1、T-2、T-3。

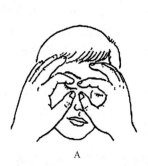
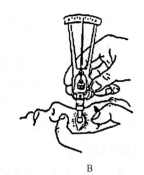

图 2-6　眼压测量法
A. 指测法；B.Schiotz 眼压计测量法

2. 眼压计测量法

（1）压陷式眼压计测量：所测数值受眼球壁硬度的影响。常用 Schiotz 眼压计测量。嘱被检者低枕仰卧，滴 0.5% 丁卡因溶液 2 ～ 3 次进行表面麻醉。在等待麻醉期间，应检查眼压计，先在试板上测试指针是否指零，再用 75% 酒精棉球擦拭底板待干。测量时嘱被检者双眼直视眼前一目标或自己手指，使两眼角膜保持水平正中位置。检查者右手持眼压计，左手拇指及示指分开上下眼睑，并固定在眶缘上，切不可压迫眼球。将眼压计底板垂直放在角膜中央，迅速观察指针刻度，如读数小于 3，应更换更重的砝码再行测量。测量完毕，于结膜囊内滴抗生素眼药水，并嘱被检者闭目休息片刻。记录方法：如砝码质量为 5.5g，刻度读数为 4，则记录为 5.5/4=20.55mmHg。

（2）压平眼压计测量：目前国际上通用的是 Goldmann 压平眼压计，安装在裂隙灯显微镜上，坐位测量。基本不受眼球壁硬度和角膜弯曲度的影响，测量较准确。

（3）非接触眼压计测量：是一种不接触眼球的测量方法。不用麻醉和消毒，其优点是检查时间短，避免了眼压计接触角膜引起的交叉感染，可用于对表面麻醉剂过敏者，其缺点是准确性稍差。

（三）眼屈光检查

屈光检查即验光，用以检查眼的屈光状态，作为配镜或治疗的依据，包括主觉验光法及他觉验光法。

1. 主觉验光法　是依靠被检者主观感觉判断，来决定屈光性质和程度。常用插片法，不散瞳，根据患者的裸眼视力及主诉，通过试镜达到最佳视力。此方法简单易行，但易受调节作用的影响，精确度差。规范的主觉验光应在中和验光仪上进行，可减少调节因素的影响，以达到最佳矫正视力。

2. 他觉验光法

（1）检影法：是一种较准确的客观测量屈光不正的方法。首先用散瞳剂充分麻痹睫状肌，然后在暗室内用检影镜观察受检眼瞳孔区的影动，寻找中和点，从而确定屈光不正的度数。

（2）电脑验光法：用电脑验光仪进行验光，方便快速，但不准确，需结合主觉验光进行调整，方可配镜。

（四）眼底荧光血管造影

眼底荧光血管造影是将造影剂从肘静脉快速注入体内，5～8 秒后，利用眼底照相机连续拍摄眼底血管及其灌注的过程，通过动态观察视网膜和脉络膜血管情况，可查明一般检眼镜不能发现的微循环病变，以协助临床医师诊断和治疗眼病。

（五）眼部超声波检查

眼部超声波检查包括 A 型超声、B 型超声、超声活体显微镜和彩色多普勒成像。用于眼球生物测量，了解眼内及眶内病变性质，协助临床医师对眼部疾病的诊断和治疗。

小结

眼结构精细，功能特殊，因此眼科检查与其他临床学科有很大差别。眼部检查时应仔细，动作应轻巧，按照从前向后、从外向内顺序依次进行。本章重点掌握视功能检查，熟悉眼部检查，了解眼科其他检查。掌握正确进行视力、视野、色觉、眼压、眼附属器及眼球前段的检查顺序，学会正确翻眼睑。

（梁晓芳）

 自 测 题

单选题

1. 远视力检查时，以下哪项错误
   A. 先测右眼再测左眼
   B. 视力表挂在光线充足的地方
   C. 用对数视力表应采用 5 分记录法
   D. 视力表中的 0.1 行与眼平行
   E. 自上而下依次辨认视标

2. 色觉反映以下哪种细胞的功能
   A. 神经节细胞　　　　B. 视杆细胞
   C. 双极细胞　　　　　D. 视锥细胞
   E. 以上都不对

3. 正常标准视力为
   A. 0.8　　　　　　　B. 4.0
   C. 1.2　　　　　　　D. 1.0
   E. 1.5

4. 下列眼科护理检查顺序中，哪项不妥
   A. 先健眼后患眼

   B. 先视功能检查后眼部检查
   C. 先右眼后左眼
   D. 先一般检查后特殊检查
   E. 先内后外

5. 自然光照下瞳孔直径为
   A. 1～2mm　　　　　B. 2～3mm
   C. 3～3.5mm　　　　D. 2.5～4mm
   E. 4～4.5mm

6. 距离视力表 3m 处才看清最大视标，其远视力为
   A. 0.1　　　　　　　B. 0.06
   C. 0.04　　　　　　　D. 0.05
   E. 0.03

7. 眼底检查主要采用
   A. 望诊　　　　　　　B. 检影镜
   C. 检眼镜　　　　　　D. 裂隙灯显微镜
   E. 放大镜

第3章 眼科护理管理及眼科手术患者的常规护理

请注意！大多数眼科患者的视功能都有所障碍，其中可能包括视力不好、行动不便的老年患者，他们有时不易接受或明白医生们的检查目的，那么作为护士，我们应该怎样协助医生和帮助患者完成各项检查，从而避免发生意外呢？

第1节 眼科门诊护理管理

一、门诊管理

眼科门诊护理管理的主要任务是做好开诊前准备，组织患者有秩序地就诊，协助医生做好各项检查，并进行护理指导及健康教育等。

1. 环境 搞好诊室卫生工作，做到整洁、明亮、通风，并于每天开诊前备好洗手消毒液及擦手毛巾。

2. 物品 准备好诊疗所需物品，如放大镜、聚光手电筒、近视力表、消毒玻璃棒、抗生素滴眼液及眼药膏、无菌荧光素钠溶液、表面麻醉滴眼液、缩瞳及散瞳滴眼液、消毒干棉球及棉签、75% 酒精棉球等；准备好文具、处方笺、病历纸、住院证及各种检查、治疗、化验单等医护工作者办公用品。启动电脑并联网。

3. 工作内容

（1）就诊秩序：主动接诊并初步问诊，按病情特点和挂号先后顺序及时进行分诊；急症患者则随到随诊，如眼化学伤患者应立即到治疗室进行急救冲洗处理；老弱残幼患者可安排优先就诊。

（2）协助检查：做好患者的远近视力检查，严格按照医嘱给患者点散瞳眼药水、视野检查、眼压测量等。对生活自理缺陷者应给予耐心、细致的护理照顾，帮助患者进入相应的诊疗位置，配合医生进行检查。

（3）健康指导：通过举办讲座、板报、电视、网络等多种途径，宣传常见眼病的防治知识。

（4）护理指导：根据患者疾病具体情况，运用相关的护理知识，给予生活、用药和预防等方面护理指导。必要时应登记预约复诊时间。

二、暗室管理

暗室是眼科检查常用的特殊环境，眼部许多检查需在暗室中进行，室内有许多精密检查仪器，所以加强暗室的护理管理十分重要。

1. 环境　暗室内地面应无反光，不打滑，墙壁应呈墨绿色或深灰色，窗户应安装遮光效果好的窗帘，确保室内呈黑暗状态。

2. 物品　暗室内合理安放裂隙灯显微镜、检眼镜、验光仪、镜片箱、灯光视力表等精密仪器，以便于检查操作。

3. 工作内容

（1）制订仪器的使用规程：医护工作人员应严格按照精密仪器的使用、保养规程进行操作，以免损坏仪器。

（2）护理指导：对暗室环境陌生的患者，应给予积极的、细致的护理指导和帮助，协助医生和帮助患者顺利完成各项检查，避免发生意外。

（3）安全检查：每天下班前，应将检查仪器恢复原位，关闭仪器开关并切断电源，关好门窗、水源开关、照明开关等，做好各项安全检查，消除安全隐患。

三、治疗室管理

眼科治疗室是患者诊疗、检查、换药治疗、观察病情变化的场所，医患及患患之间感染传播机会较大，所以，应加强对治疗室的管理，避免交叉感染。

1. 环境　搞好治疗室卫生，做到整洁、明亮、通风，并于每天在换药治疗工作之前做好室内消毒工作。

2. 物品　准备好治疗室所需的各种诊疗物品、用具，如灯光、聚光手电筒、消毒玻璃棒、无菌荧光素钠溶液、抗生素滴眼液及眼药膏、缩瞳及散瞳滴眼液、表面麻醉滴眼液、消毒干棉球、棉签及纱布、眼罩、75%酒精棉球等。

3. 工作内容

（1）协助患者：严格按照医嘱给患者滴散瞳剂、缩瞳剂、抗生素滴眼液等。对生活自理缺陷者应给予耐心、细致的护理照顾，帮助患者进入相应的诊疗位置，配合医生进行各种治疗。

（2）健康指导：通过板报、电视、网络等多种途径，宣传常见眼病的防治知识。

（3）护理指导：根据患者疾病具体情况，运用相关的护理知识，给予生活、用药和预防等方面护理指导。

四、激光室管理

激光机的安全使用应引起每位医护人员的高度重视。一方面激光机属于贵重的精密仪器，若使用不当会缩短其使用寿命；另一方面激光能量密度很高，对人体的眼睛和皮肤易造成意外伤害。

1. 激光室的基本要求

（1）激光室应贴出警告标志，无关人员不得随意出入，而且应关好门窗，安装特殊材质的玻璃或遮光窗帘，以防激光透出造成意外伤害。

（2）激光室墙壁不宜使用反光强的材料，工作区内避免放置具有镜面反射的物品。激光操作应尽量在暗室内进行，一方面可以减少激光的反射，另一方面也可以保持患者瞳孔散大，便于治疗。

2. 激光机的安全使用

（1）激光机应专人负责，防止非工作人员操作。保证激光机的输出系统正确连接、各种附属设备都正常工作后，再开始使用激光。

(2) 激光机由很多精密的光学元件构成，使用时应防潮、防尘。不要在激光机上放置饮料或其他液体等。

(3) 如使用光纤输出，应注意光纤不被折断或重压。手术台上要注意无菌操作。激光机使用的间隔中，应将激光机的输出置于"备用"位置。

3. 工作人员的安全防护

(1) 防护用具：使用激光治疗时，工作人员应戴专门针对所使用激光波长的有周边防护的防护眼罩，或在手术显微镜、裂隙灯、间接检眼镜的光路中插入遮挡激光的滤过镜片。对超过安全阈值的激光，工作人员要穿上白色工作服，戴上手套，不能让激光直射皮肤并防止反射。

(2) 加强安全教育：激光对工作人员造成意外伤害最常发生在眼睛和皮肤。对眼睛可导致永久性角膜混浊、白内障、视网膜损伤而使得视力严重下降甚至失明；对皮肤可造成皮肤的红斑、水疱、丘疹、炭化和汽化。所以工作人员应加强安全教育，增强自我保护意识。

4. 防火　激光室必须放置灭火装置。激光治疗过程中，不要将激光正对含酒精的液体、干燥的棉花、敷料等易燃物品照射。

第2节　眼科门诊及住院患者手术前后护理

一、外眼术前常规护理

外眼手术一般在门诊手术室进行，在预约手术日时，护士应对患者进行初步护理评估及相应的护理指导。

1. 一般资料　姓名、性别、年龄、体重、职业等。

2. 临床资料　疾病诊治、手术名称、肝功能、药物过敏史、既往史如高血压、糖尿病、贫血等。

3. 观察患者　身体状况、心理状况等。

4. 心理护理　术前患者主要的护理诊断是焦虑和恐惧，这可能与其缺乏相关的医学知识、对手术效果信心不足、对医护人员信任度不够或过去手术的负面影响等有关。护士应积极主动与患者沟通，了解其心理问题，热情解答并传授相关知识。

5. 术前宣教　①首先要自我介绍；②告知手术时间并记录在手术预约单上；③抗生素滴眼液滴眼：告知患者术前3天需滴抗生素滴眼液，并示范滴眼液的滴用方法及注意事项；④术晨清洗面部，不化妆，不涂抹口红，不佩戴首饰品等；⑤介绍手术的目的、方式、过程、术后可能出现的问题及配合方法，同时介绍手术室的环境；⑥手术日护理：再次检查患者有无感冒、咳嗽、鼻部及眼部炎症等；进行常规术前洗眼；并嘱患者术前排空大小便。

二、外眼术后常规护理

(1) 观察患者有无局部出血、红肿或其他不适，嘱患者遵医嘱用药和门诊随访。

(2) 睑板腺囊肿术后无缝线的患者，应覆盖双层眼垫，并嘱其用手掌稍按压手术部位15分钟。

(3) 泪囊摘除术后应单眼加压包扎止血，并观察10～30分钟。

(4) 胬肉切除术，一般术后5天拆除缝线，嘱患者继续用药，定期复查，观察是否有复发。

(5) 新生物切除术后，一般常规要送病理检查。如为恶性肿瘤，切勿直接告知患者或让其自取报告，以免加重患者的思想负担或引起其他问题。

三、内眼术前常规护理

内眼手术包括角膜、巩膜、虹膜、晶状体、玻璃体及视网膜等多种组织的手术。内眼手术可以造成眼内与眼外相通，增加了术后感染的机会，因此，护理上必须严格执行无菌操作，同时防止术后碰撞和震动眼球，以免发生切口裂开、虹膜、玻璃体脱出、前房积血等意外。

（1）心理护理：介绍手术的目的、方式、过程、术后可能出现的问题及注意事项，以取得患者的信任和对手术的配合，耐心、细致地解答患者提出的问题。

（2）协助医生观察和掌握患者全身情况，尤其是高血压、心脏病及糖尿病患者，应根据实际情况采取必要的治疗和护理措施。

（3）发现患者有感冒、发热、腹泻、高血压、精神异常、月经来潮、颜面疖疮及全身感染等情况时，要及时告知医生，以便进行必要的治疗或考虑延期手术。

（4）术前训练指导：训练患者能按要求向各个方向转动眼球，以便于术中或术后观察和治疗。指导患者如何抑制咳嗽和打喷嚏，以免术中及术后因突然震动引起前房积血或切口裂开。

（5）协助患者搞好个人卫生，如洗头、洗澡、换干净内衣裤及住院服等，长发应扎成辫子。

（6）术前 3 天，常规使用抗生素滴眼液滴眼，以清洁结膜囊；手术前一天晚上可遵医嘱给予镇静安眠药。

（7）全麻患者禁食、禁饮要求：成人术前禁食 12 小时、禁饮 4～6 小时；小儿术前禁食（奶）4～8 小时、禁饮 2～3 小时。

（8）术日晨测患者生命体征并记录，如有异常应及时告知医生进行处理；协助患者摘取义齿、手表和贵重衣物交家属保管。

（9）结膜囊和泪道冲洗：选用温度适宜的洗眼溶液进行冲洗，并酌情剪去手术部位的眼睫毛，遮盖无菌眼垫。

（10）遵医嘱执行术前用药，并嘱患者进手术室前排空大小便。

四、内眼术后常规护理

患者术后能否顺利恢复与护理有极大的关系，护士应将术后注意事项及时、全面地告之患者，如不慎碰撞可能引起创口裂开、虹膜脱出、前房积血等并发症。

（1）遵医嘱协助患者取合适体位：如全麻未清醒者应取去枕平卧位，头偏向一侧，以防窒息；眼科手术可按具体要求，取特殊体位。

（2）嘱患者安静休养：术眼加盖保护眼罩，不可用力挤压眼球，避免咳嗽、打喷嚏、大声说话及做剧烈运动，以免影响创口愈合。

（3）观察病情：注意观察和询问患者眼部及全身情况，术后感染常发生于 48 小时内，如能及早发现并及时处理常可挽救；如患者出现术眼剧痛并伴有头痛、恶心、呕吐等情况，应及时告知医生并协助其进行相应的处理。

（4）对症处理：如因麻醉药反应或术中牵拉眼外肌而引起的呕吐，可肌内注射止吐和镇静药；如有疼痛，可酌情给予镇静、止痛剂。

（5）饮食：多食水果和蔬菜，以保持大便通畅；增加营养（如蛋白质和维生素），以利于创口愈合。术后 3 天无大便者，宜使用缓泻剂通便，以免患者过度用腹压而出现创口裂开、前房积血等并发症。

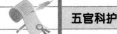
（6）嘱患者勿过度弯腰低头取物，以避免眶压增加。

小结

　　本章所讲内容包括眼科门诊护理管理、眼科门诊及住院患者手术前后护理。眼科门诊护理管理包括门诊管理、暗室管理、治疗室管理及激光室管理；眼科门诊及住院患者手术前后护理包括外眼术前常规护理、外眼术后常规护理、内眼术前常规护理及内眼术后常规护理。护理过程中应注意动作规范、准确、轻柔，尽量减轻患者痛苦，体现对患者关爱的同时，培养认真细致的工作作风。

（梁晓芳）

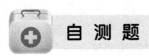

单选题

眼科门诊护理管理内容包括

　　A. 门诊管理、暗室管理、治疗室管理、激光室管理

　　B. 门诊管理、暗室管理、手术室管理、激光室管理

　　C. 门诊管理、暗室管理、治疗室管理、患者管理

　　D. 门诊管理、暗室管理、治疗室管理、术前术后管理

　　E. 门诊管理、卫生管理、治疗室管理、激光室管理

第4章　眼科患者的护理

眼睛是人们认识客观世界的重要信息渠道，人们正是有了眼睛才有了丰富多彩的世界。WHO 将"眼睛明亮，反应敏锐，眼睑不发炎"列为十大健康标准内容之一。然而视力损害和盲症的现象非常普遍，目前全世界视力损伤患者约有1.8亿，主要原因为白内障、青光眼、角膜病、屈光不正、弱视、先天性遗传性眼病、眼外伤、眼底病等，给人们的工作、学习和生活带来极大的不便。视力残疾还会给他们的身心健康发展带来巨大影响。全球80%的盲人是可以避免或预防的。因此，正确认识、评估、护理眼科疾病可使大多数的视力损害得以避免或治愈。

第1节　眼睑及泪器疾病患者的护理

一、睑腺炎

 案例4-1

患者，女，20岁，左眼下睑红肿、疼痛3天。检查见左眼下睑皮肤红肿，近内眦部睑缘处触及一硬结，压痛明显，皮肤表面可见一脓点，左眼其他检查未见异常。

问题：

1. 评估该患者患了什么疾病？
2. 应采取什么护理措施？

（一）概述

睑腺炎又称麦粒肿，是细菌侵入眼睑腺体而引起的一种急性化脓性炎症。睑腺炎可以分为外睑腺炎和内睑腺炎两种，眼睑睫毛毛囊或附属皮脂腺、汗腺的感染称外睑腺炎；睑板腺的感染称内睑腺炎。

1. 病因　多数致病菌为葡萄球菌，特别是金黄色葡萄球菌。

2. 临床表现　患处有红、肿、热、痛等急性炎症表现。

（1）外睑腺炎：炎症主要在睫毛根部附近的睑缘处，初起时眼睑红肿范围较弥散，但可找到明显的压痛点或硬结，如病变靠近外眦部时，可引起反应性球结膜水肿，可有同侧淋巴结肿大和压痛，数日后局部皮肤出现黄色脓点，硬结软化，可自行溃破，随后炎症明显减轻、消退。

（2）内睑腺炎：由于受睑板组织限制，一般范围较小，患处有硬结、疼痛和压痛，睑结膜面局限充血、肿胀，数日后其中心形成黄色脓点，可自行穿破睑结膜而痊愈。

（3）若患者抵抗力低下，或致病菌毒力强，则炎症反应剧烈，可发展为眼睑脓肿。

3. 治疗　早期局部热敷，应用抗生素眼药水，口服抗生素类药物，以促进炎症消散。脓肿形成时切开排脓。

（二）护理评估

1. 健康史　儿童、老年人或患有糖尿病等慢性消耗性疾病体弱、抵抗力差者易患此病。

2. 身心状况　患侧眼睑局部有红、肿、热、痛等急性炎症表现，有硬结，数日后硬结软化出现黄色脓点，破溃后排出脓液，症状消退。睑腺炎起病较急，有明显疼痛不适，且影响外观，易引起患者焦虑心理。

3. 治疗要点与反应　早期热敷，应用抗生素，脓肿形成后切开排脓。由于睑腺炎影响外观，患者可能在脓肿未破溃之前自行挤压或针挑，易引起并发症。护士应评估患者对疾病的认知度，及时给予治疗指导。

（三）护理问题

1. 急性疼痛　与急性炎症有关。

2. 潜在并发症：眼睑蜂窝织炎、海绵窦血栓性静脉炎等。

3. 知识缺乏：缺乏睑腺炎的治疗护理的相关知识。

（四）护理措施

1. 疼痛护理　仔细观察患者对疼痛的反应，耐心听取患者对疼痛的主诉，详细解释疼痛的原因，给予必要的支持与安慰。

2. 指导热敷　早期局部热敷可以促进血液循环，有助于炎症吸收。热敷每日 3 ～ 4 次，每次 10 ～ 15 分钟。热敷时注意温度，以防烫伤。

3. 用药护理　根据医嘱应用抗生素眼药水，指导正确地滴用眼药水或涂用眼药膏的方法，重症者全身应用抗生素。

4. 手术护理　当脓肿尚未形成时不宜切开，更不能挤压排脓，由于眼睑和面部的静脉无瓣膜，挤压有可能会使炎症扩散，引起眼睑蜂窝织炎，甚至海绵窦血栓性静脉炎或败血症。当脓肿形成后，如未溃破或虽已破溃但排脓不畅者应切开排脓。外睑腺炎在睑皮肤面平行于睑缘切开，以尽量减少瘢痕（图 4-1）。

考点：内、外睑腺炎的手术护理要点　内睑腺炎在睑结膜面垂直于睑缘切开，以避免过多损伤睑板腺腺管和血管（图 4-2）。

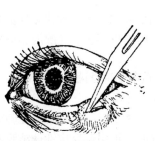
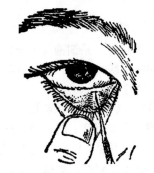

图 4-1　外睑腺炎切开排脓　　　图 4-2　内睑腺炎切开排脓

（五）健康指导

（1）加强锻炼，提高机体抵抗力。

（2）养成良好的卫生习惯，不用脏手或不洁手帕揉眼，不用劣质化妆品。

（3）有慢性结膜炎、睑缘炎、屈光不正者，及时治疗或矫正。

（4）告诉患者切忌挤压或针挑排脓，以免炎症扩散引起并发症。

二、睑板腺囊肿

（一）概述

睑板腺囊肿又称霰粒肿，是睑板腺特发性、慢性、无菌性炎症。

1. 病因　由于睑板腺排出口阻塞，腺体的分泌物潴留在睑板内，对周围组织产生慢性刺激而引起。

2. 临床表现　多见于青少年或中年人。一般无明显症状，较小的囊肿经仔细触摸才能发现，较大的囊肿可使眼睑皮肤隆起，引起眼睑沉重不适感。病程进展缓慢，表现为眼睑皮下圆形硬结，单个或多个，大小不等，无压痛，与皮肤无粘连，其表面皮肤正常，相应的睑结膜面呈局限性充血，有时自睑结膜面穿破，排出胶样内容物。如继发细菌感染，临床表现可与内睑腺炎相似。

3. 治疗　小而无症状者，无须治疗，热敷可促进其吸收。对不能消退的或较大的睑板腺囊肿，可行手术切除。

（二）护理评估

1. 健康史　由于睑板腺口阻塞，腺体分泌物潴留在睑板内，对周围组织产生慢性刺激引起。

2. 身心状况　多无自觉症状，较小的囊肿经仔细触摸才能发现，较大的囊肿可使眼睑皮肤隆起，在眼睑皮下形成圆形硬结。睑结膜面可呈紫红色的微隆起。慢性病程，易引起患者焦虑心理，特别是反复发作者，会导致情绪低落，使其对治疗缺乏信心。

3. 治疗要点与反应　小而无症状者无需处理，有时可自行消散。较大的囊肿行热敷效果差，如不能吸收应手术切除。对于复发性或者老年人的睑板腺囊肿，应将切除物进行病理检查，以除外睑板腺癌。

（三）护理问题

1. 舒适度改变　与患眼眼睑肿块有关。

2. 有感染的危险　与未及时就诊有关。

3. 知识缺乏：缺乏睑板腺囊肿的治疗护理的相关知识。

（四）护理措施

（1）对小而无症状的睑板腺囊肿，无须治疗，注意观察囊肿的变化。

（2）指导热敷：见睑腺炎护理。

（3）手术护理：协助医生做好睑板腺囊肿刮除术。按外眼手术常规准备，在睑结膜面垂直于睑缘方向切开囊壁，用小刮匙刮净囊肿内容物及囊壁，如囊壁不易刮除，可用剪刀剪除，结膜囊内涂抗生素眼膏，无菌敷料包扎患眼。术后用手掌根部压迫眼部 10 ～ 15 分钟，观察局部无出血。嘱患者次日来诊，眼部换药。

（五）健康指导

（1）睑板腺分泌旺盛者，注意眼部清洁卫生，不用脏手或不洁手帕揉眼。

（2）有慢性结膜炎、睑缘炎、屈光不正者，及时治疗或矫正。

（3）术后按时换药和门诊随访。

三、睑内翻与倒睫

（一）概述

睑内翻指眼睑特别是睑缘向眼球方向卷曲的位置异常。倒睫是睫毛倒向眼球，触及眼球的不正常状况。睑内翻和倒睫常同时存在。睑内翻分为三类：先天性睑内翻、痉挛性睑内翻、瘢痕性睑内翻。

1. 病因

（1）先天性睑内翻：多见于婴幼儿，大多由于内眦赘皮、睑缘部轮匝肌过度发育或睑板发育不全所引起。如果婴幼儿较胖，鼻梁发育欠饱满，可引起下睑内翻。

（2）痉挛性睑内翻：急性痉挛性睑内翻是由于炎症刺激导致睑缘部眼轮匝肌痉挛，引起睑内翻，随症状消退而消失，慢性痉挛性睑内翻常见于老年人，是由于下睑缩肌无力，眶膈和下睑皮肤松弛失去牵制眼睑轮匝肌的收缩作用，以及老年人眶脂肪减少，眼睑后面缺少足够的支撑所致。

（3）瘢痕性睑内翻：由睑结膜及睑板瘢痕性收缩所致。最主要是由沙眼引起。此外结膜烧伤、结膜天疱疮等疾病之后也可发生。

2. 临床表现 患眼有异物感、刺痛、畏光、流泪、眼睑痉挛等症状。睑缘部向眼球方向卷曲，睫毛倒向眼球，摩擦角膜，角膜上皮可脱落，荧光素弥漫性着染，如继发感染，可发展为角膜溃疡。如长期不愈，角膜可发生新生血管和混浊，并失去透明性，导致视力障碍。

3. 治疗 先天性睑内翻随年龄增长可自行消失，如5～6岁，依然严重者可考虑手术治疗。痉挛性睑内翻可行肉毒杆菌毒素局部注射，如无效可手术治疗。瘢痕性睑内翻必须手术治疗。

（二）护理评估

1. 健康史 了解患者的既往史，如内眦赘皮、鼻梁发育情况、沙眼、结膜烧伤、眼睑皮肤松弛等情况。

2. 身心状况 可有持续性异物感、刺痛、畏光、流泪、眼睑痉挛的症状。睫毛向内翻转，摩擦眼球引起结膜充血，角膜混浊，甚至形成角膜溃疡，可有不同程度视力障碍。可影响患者的生活、工作，易产生焦虑心理。

3. 治疗要点与反应 进行睑内翻矫正术，解除倒睫对眼球的伤害。

（三）护理问题

1. 疼痛与异物感 与睫毛刺激角膜有关。

2. 潜在并发症： 角膜炎、角膜瘢痕形成。

3. 知识缺乏： 缺乏睑内翻与倒睫的治疗护理的相关知识。

（四）护理措施

1. 疼痛护理 向患者解释疼痛原因、治疗方法、疗效，缓解其焦虑情绪。

2. 对症护理 及时去除异物感、疼痛原因，如仅有1～2根倒睫，可用镊子拔除，或采用睫毛电解法。也可用胶布法或缝线法在眼睑皮肤面牵引，使睑缘向外复位。

3. 用药护理 遵医嘱给予抗生素眼药水，预防角膜炎发生。

4. 手术护理　如倒睫数目较多，应予手术矫正，方法与睑内翻矫正术相同。手术按外眼手术常规护理，术后观察伤口有无渗血、红肿及睑内翻矫正情况。

（五）健康指导

（1）先天性睑内翻随年龄增长可自行消失，不必急于手术，但应滴抗生素眼药水预防感染。如 5 ～ 6 岁，睫毛仍然内翻，严重刺激角膜，流泪增多时，可考虑手术治疗。

（2）其他类型睑内翻应尽早治疗，减少角膜炎、视力下降等并发症的发生。

链接

神奇的睫毛

人们都想拥有又长又翘的睫毛，因为它点缀了眼睛的美丽。但睫毛的功能并不仅仅是增加人体美。上下睑缘睫毛似排排卫士，故称为"眼的哨兵"，睫毛的触觉很敏感，当异物触及睫毛时，引起闭眼反射，防止灰尘、异物、汗水等进入眼内。另外，眼睑在强光下会不由自主地眯眼，长长的睫毛就好像给眼睛挂上了"竹帘"，可以削弱强烈光线，防止紫外线对眼睛的损害。所以睫毛和眼睑一起对角膜、眼球进行保护作用。但如果睫毛倒向眼球，则对眼球造成损害。

四、睑 外 翻

（一）概述

睑外翻指睑缘向外翻转离开眼球，睑结膜常有暴露，常合并眼睑闭合不全。睑外翻可分为三类：瘢痕性睑外翻、老年性睑外翻、麻痹性睑外翻。

1. 病因

（1）瘢痕性睑外翻：眼睑皮肤面瘢痕性收缩所致。

（2）老年性睑外翻：仅限于下睑。发生原因为老年人眼轮匝肌功能减弱，眼睑皮肤及外眦韧带也较松弛，使睑缘不能紧贴眼球，并因下睑本身重量使之下坠而引起下睑外翻。

（3）麻痹性睑外翻：也仅限于下睑。由于面神经麻痹，眼轮匝肌收缩功能丧失，又因下睑因本身重量使之下坠而发生睑外翻。

2. 临床表现　轻者仅睑缘离开眼球，重者则睑缘外翻，泪小点外翻，发生泪溢。部分或全部睑结膜暴露在外，使睑结膜失去泪液的湿润，结膜充血、肥厚、干燥、粗糙，严重睑外翻常有眼睑闭合不全，使角膜失去保护，角膜上皮干燥脱落，导致暴露性角膜炎或溃疡。

3. 治疗　消除病因，无效时需手术治疗。

（二）护理评估

1. 健康史　了解患者的既往史，如眼睑外伤、面神经麻痹、眼睑皮肤松弛等情况。

2. 身心状况　可有眼痛、畏光、流泪等症状。暴露在外的睑结膜充血、肥厚、干燥、角化，严重者可导致眼睑闭合不全及角膜上皮脱落、溃疡，视力下降。而且睑外翻可以影响患者容貌，易产生焦虑不安、自卑心理。

3. 治疗要点与反应　睑外翻患者可使颜面仪容受影响,并引起并发症,应及早手术矫正。

（三）护理问题

1. 舒适度改变　与溢泪、眼痛、眼干涩有关。

2. 潜在并发症： 角结膜干燥症、暴露性角膜炎。

3. 知识缺乏： 缺乏睑外翻治疗护理的相关知识。

（四）护理措施

1. 心理护理 对患者进行心理疏导，缓解其焦虑、自卑情绪，使其正确对待疾病，配合治疗。

2. 对症护理 指导合并眼睑闭合不全的患者保护角膜的方法，如配戴治疗性软性角膜接触镜，减少泪液蒸发，保持眼球湿润；或结膜囊内涂大量抗生素眼膏，并盖眼垫；也可配合医生行暂时性睑缘缝合。

3. 一般护理 指导患者正确擦拭眼泪的方法，即用手帕由下睑往上擦，以防止加重睑外翻。

4. 用药护理 遵医嘱滴抗生素眼药水防治角膜炎。

5. 手术护理 需要手术的患者，按外眼手术常规护理。

（五）健康指导

（1）重视安全教育，避免眼外伤。

（2）防治面神经麻痹。

（3）告知患者睑外翻和眼睑闭合不全的潜在危害，注意保护角膜，防止并发症的发生。

五、慢性泪囊炎

案例 4-2

患者，女，65 岁，农民，左眼流泪、分泌物增多 2 年。检查：左眼下睑内眦部皮肤潮红，挤压泪囊区，有脓性分泌物自下泪点溢出，左眼结膜充血明显，角膜透明，左眼其他检查未见异常。

问题：

1. 主要的护理诊断是什么？

2. 护理要点有哪些？

3. 潜在并发症是什么？如何预防？

（一）概述

慢性泪囊炎因鼻泪管狭窄或阻塞，致使泪液潴留于泪囊内，伴发细菌感染所致。多见于中老年女性。

1. 病因 其发病与沙眼、泪道外伤、鼻炎、鼻中隔偏曲、下鼻甲肥大等有关。常见的致病菌为肺炎双球菌、链球菌、葡萄球菌等。

2. 临床表现 患者主要表现为溢泪，检查可见结膜充血，内眦皮肤潮红、糜烂，或有湿疹，挤压泪囊区有黏液或脓性分泌物溢出，该区可有局部肿胀，轻度压痛或不明显。冲洗泪道不通畅，并有黏液或脓性分泌物反流。

3. 治疗原则 治疗要点为消除病因，局部滴抗生素眼药水、泪道冲洗、泪道探通，上述治疗无效时可行手术治疗。

（二）护理评估

1. 健康史 了解患者的既往史，如有无沙眼、泪道外伤、慢性鼻炎、鼻息肉等情况。

2. 身心状况 溢泪为主要症状。结膜充血，内眦皮肤潮红、糜烂，或有湿疹。指压泪囊部或泪道冲洗有黏液脓性分泌物自泪小点溢出。脓液和皮肤糜烂会给患者带来不适感，并且影响容貌，易产生焦虑不安心理。

3. 治疗要点与反应 慢性泪囊炎对眼球有潜在威胁，如角膜上皮有损伤时，可引起角膜炎；施行内眼手术或有眼球穿通伤时会引起眼球内感染，应给予抗生素、泪道冲洗或手术治疗。

（三）护理问题

1. 舒适度改变 与溢泪及脓性分泌物的刺激有关。

2. 潜在并发症：角膜炎、眼内炎。

3. 知识缺乏：缺乏慢性泪囊炎治疗护理的相关知识。

（四）护理措施

1. 心理护理 向患者解释溢泪原因、治疗方法、疗效，缓解其焦虑情绪，配合治疗。

2. 用药护理 遵医嘱应用抗生素眼药水，每次滴药前挤压泪囊区，排净泪囊内的分泌物，再滴抗生素眼药水。

3. 对症护理 进行泪道冲洗，清除泪囊内的分泌物，并注入药液，治疗炎症，以求恢复泪道功能。泪道探通应在脓液消失后进行，以防炎症扩散。

4. 手术护理 按外眼手术常规护理，注意术后换药，观察伤口有无渗血、红肿等情况。

> 考点：慢性泪囊炎的临床特征及滴眼药水时注意事项

（五）健康指导

（1）及早治疗沙眼、慢性鼻炎等疾病。

（2）告知患者慢性泪囊炎的潜在危害，指导其积极治疗，防止并发症的发生。

📚 链接

流泪与溢泪

流泪、溢泪都表现为泪液外流于面部。泪道功能正常，由于眼部刺激或情绪激动使泪液分泌过多而来不及由泪道排出，称为流泪，如人在极度悲伤时常会"泪如泉涌"，心情激动时"热泪盈眶"，被烟熏、切洋葱时"流泪满面"。泪液分泌正常而泪道排出受阻，泪液自睑缘溢出者称为溢泪，如泪道炎症、外伤等。

📖 小结

眼睑及泪器疾病是常见疾病，主要包括睑腺炎、睑板腺囊肿、睫毛及眼睑位置异常、慢性泪囊炎。睑腺炎是眼睑腺体的急性化脓性炎症，表现为局部红、肿、热、痛，并可形成脓肿，护理时早期给予热敷，禁止挤压，脓肿形成时切开排脓，注意切口方向。睑板腺囊肿为慢性无菌性炎症，眼睑皮下无痛性硬结，小的热敷可促进其吸收，大的需手术切除。睫毛及眼睑位置异常、慢性泪囊炎对眼球存在潜在危害，应进行对因治疗、局部使用抗生素眼药水，必要时手术治疗。临床护理中注意手术前后护理，指导患者正确滴眼药水和涂眼药膏。

第2节 结膜疾病患者的护理

结膜是一层薄而透明的黏膜组织，覆盖于眼睑后面和眼球前部巩膜表面，位置暴露，直接与外界接触，容易受到外界各种因素侵袭。因此，结膜的疾病相当多见，有些严重的结膜炎还可以致盲。

一、沙　眼

（一）概述

　　沙眼是一种由沙眼衣原体感染引起的慢性传染性结膜角膜炎，因在结膜表面形成许多细小沙粒状的乳头和滤泡，故名沙眼。沙眼曾经是我国主要致盲性眼病之一，目前我国发达地区典型沙眼已很难见到。

　　1. 病因　由沙眼衣原体感染所致。本病为接触传染，即患眼的分泌物通过手、水、毛巾或脸盆等媒介直接接触健眼而传播。

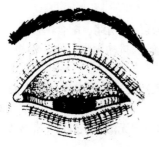

图 4-3　沙眼示意图

　　2. 临床表现　初发感染多发生于儿童、青少年时期，常双眼受累。急性期患者有异物感、眼痒、流泪、黏性分泌物等症状。检查见睑结膜大量滤泡形成，睑结膜充血，乳头增生，结膜呈绒布样外观（图 4-3）。慢性期结膜肥厚、血管纹理模糊不清，形成睑结膜瘢痕、角膜血管翳及角膜小凹。晚期发生睑内翻与倒睫、上睑下垂、睑球粘连、角膜混浊、实质性结膜干燥症、慢性泪囊炎等并发症，可严重影响视力，甚至失明。

　　1979 年中华医学会眼科学分会制定的沙眼临床分期为：①进行活动期（Ⅰ期）：主要表现为睑结膜乳头增生和滤泡同时存在，上穹隆结膜组织模糊不清，发生角膜血管翳。②退行期（Ⅱ期）：自结膜瘢痕开始出现到大部分结膜瘢痕化，仅存在少许活动性病变。③完全结瘢期（Ⅲ期）：活动性病变完全消失，代之以瘢痕，无传染性。

　　3. 治疗　沙眼的治疗原则上以局部滴药治疗为主，急性或严重沙眼患者需全身应用抗生素治疗。有睑内翻、倒睫等并发症时可采取手术治疗。

（二）护理评估

　　1. 健康史　了解患者的用眼卫生习惯及生活、工作环境，是否与他人共用洗漱用具，是否去过公共浴池洗澡或游泳池游泳等情况。

　　2. 身心状况　患者有眼痒、异物感等症状，结膜充血，乳头增生，滤泡形成，睑结膜瘢痕，角膜血管翳，重者出现睑内翻及倒睫、角膜混浊、实质性结膜角膜干燥症、慢性泪囊炎等。沙眼病程长，容易复发，患者对治疗易丧失信心；还有在沙眼早期症状轻，对治疗不重视，或缺乏坚持治疗的毅力。

　　3. 辅助检查　早期结膜刮片检查包涵体或沙眼衣原体抗原的免疫检查有助于明确诊断。

　　4. 治疗要点与反应　抗生素眼药局部治疗，防止并发症和后遗症。如果并发症已发生，及早行对症和手术治疗，以减轻对眼球的危害。应向患者说明活动期沙眼是可以治愈的，但应坚持长期用药。

（三）护理问题

　　1. 舒适度改变　与异物感、烧灼感、畏光、流泪有关。

　　2. 潜在并发症：睑内翻及倒睫、角膜混浊、实质性结膜角膜干燥症、慢性泪囊炎等。

　　3. 知识缺乏：缺乏沙眼防治相关知识。

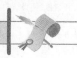

（四）护理措施

1. 一般护理　注意个人和环境卫生，特别注意清洁脸部，可减少患沙眼的机会。

2. 用药护理　遵医嘱眼局部滴用利福平、氯霉素眼药水，每日 4 次；夜间涂用红霉素、四环素类眼膏，疗程 10 ～ 12 周。急性或严重沙眼患者需全身应用抗生素治疗，成人口服四环素或多西环素，孕妇、哺乳期妇女及 7 岁以下儿童忌用四环素，可服用红霉素或螺旋霉素。向患者宣传坚持用药的重要性，一般用药 6 ～ 12 周，重症需用药半年以上。

3. 手术护理　沙眼并发症需手术治疗时，参照外眼手术护理常规和角膜移植术护理常规。

（五）健康指导

（1）养成良好的卫生习惯，勤洗手、洗脸，不与他人共用毛巾、脸盆，不用手、衣袖、不洁毛巾等擦眼。

（2）加强公共场所卫生管理，搞好环境卫生。

（3）向患者宣传沙眼的危害性，早发现，早诊断，早治疗，坚持治疗，减少并发症的发生。

（4）医护人员诊治患者后要严格消毒双手以防交叉感染。加强传染源管理，用过的生活及医疗用品要严格消毒，废弃物集中焚之。

二、急性细菌性结膜炎

　案例 4-3

患者，男，25 岁，双眼红、异物感，分泌物增多 2 天，早晨起床时，双眼被"眼屎"粘住。两天前曾到过游泳池游泳。检查：双眼视力 1.0，结膜充血明显，结膜囊有较多黏液脓性分泌物，角膜透明，双眼其他检查未见异常。

问题：

1. 该患者为何病？

2. 护理要点有哪些？

3. 试制订健康教育计划。

（一）概述

急性细菌性结膜炎又称急性卡他性结膜炎，俗称"红眼病"，是细菌在结膜组织中繁殖并引起的急性炎症反应。多发生在春秋季，多数为散发性病例，也可在学校、幼儿园、家庭等集体生活环境中迅速传播，导致流行。

1. 病因　由细菌感染引起，儿童最常见致病菌为嗜血流感杆菌、金黄色葡萄球菌及肺炎球菌。成人常见致病菌为金黄色葡萄球菌、肺炎球菌、草绿色链球菌及 Koch-Weeks 杆菌。一般通过接触感染，传播途径与沙眼相似。

2. 临床表现　炎症潜伏期一般为 1 ～ 3 天。急性起病，症状重，多为双眼发病，可略有先后。患者自觉异物感、灼热感、流泪，分泌物多，夜晚睡觉后大量分泌物可将上下睑毛粘在一起，醒时导致睁眼困难。视力一般不受影响，若分泌物附着在角膜表面，可致一过性视物模糊；检查时见结膜明显充血，结膜囊常有大量脓性和黏液脓性分泌物，重症患

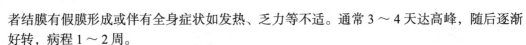

者结膜有假膜形成或伴有全身症状如发热、乏力等不适。通常 3～4 天达高峰，随后逐渐好转，病程 1～2 周。

3. 治疗 清除分泌物，保持结膜囊清洁；选择有效抗生素眼药水和眼膏控制炎症。

（二）护理评估

1. 健康史 了解患者的用眼卫生习惯及生活、工作环境，是否与他人共用洗漱用具，是否去过公共浴池洗澡或游泳池游泳，是否有传染性眼病接触史，或近期去过"红眼病"流行区域等情况。

2. 身心状况 患者自诉眼部异物感、灼热感、流泪，分泌物多，检查时见结膜充血明显，有大量黏脓性分泌物。眼部病变常影响患者外观，如果患者被实行隔离，易产生焦虑、孤独、自卑心理。

3. 辅助检查 结膜分泌物涂片和结膜刮片可见多型核白细胞增多，必要时进行细菌培养及药物敏感试验，以明确致病菌和选择敏感抗生素。

4. 治疗要点与反应 由于本病有传染性，易造成流行，一经确诊，及时给予相应隔离和有效抗生素治疗。若为单眼，健眼也应适当预防性用药。

（三）护理问题

1. 舒适度改变 与异物感、灼热感和分泌物增多有关。

2. 潜在并发症：角膜炎、角膜溃疡。

3. 有传播感染的危险 与本病的传染性有关。

4. 知识缺乏：缺乏防治急性结膜炎的相关知识。

（四）护理措施

1. 对症护理 清除分泌物，保持结膜囊清洁，分泌物少时可用棉签拭去，分泌物多时用生理盐水或 3% 硼酸溶液冲洗结膜囊。注意冲洗时患者头歪向患侧，防止患眼冲洗液流入健眼。

2. 用药护理 遵医嘱用药，以眼局部用药为主：一般首选广谱、强效抗生素，如氟喹诺酮类或氨基苷类抗生素。急性期采用频繁点药的方法：每 1～2 小时 1 次，连续滴用 24～48 小时之后根据病情减少次数。对儿童的急性细菌性结膜炎、或伴有免疫功能障碍患者需要根据炎症程度给予口服抗生素治疗。

3. 一般护理 禁止热敷和包扎患眼，热敷可使结膜囊内温度升高，包扎患眼会使分泌物排出不畅，不利于结膜囊清洁，均有利于细菌生长繁殖，加剧炎症。

4. 做好消毒隔离工作 目的是防止分泌物扩散和交叉感染。患者应实行接触性隔离；医护人员接触患者后要严格洗手、消毒；患者的用具、物品专人专用；接触过患眼的仪器、用具等要及时消毒；用过的敷料要及时装入医疗垃圾袋，专门处理。

（五）健康指导

（1）加强卫生宣传教育，讲解传染性眼病的防治知识。加强浴池、宾馆、游泳池、理发店等公共场所卫生管理。

（2）养成良好的卫生习惯，不用手、衣袖、不洁毛巾等擦眼，提倡一人一巾一盆，毛巾勤洗、勤晾晒。

（3）流行期间不进入浴池、游泳池等公共场所。

三、病毒性结膜炎

（一）概述

病毒性结膜炎是一种急性传染性眼病，多发于夏秋季，传染力强，在世界各地均引起过多次大流行。临床上以流行性出血性结膜炎和流行性角结膜炎较为常见。

1. 病因　流行性出血性结膜炎病原体为 70 型肠道病毒和 A24 型柯萨奇病毒；流行性角结膜炎病原体为 8 型、19 型、29 型腺病毒。通过接触途径传播。

2. 临床表现

（1）流行性出血性结膜炎：起病急，一般会在感染后数小时至 24 小时内发病，双眼同时或先后起病。眼部出现眼红、眼痛、异物感、畏光、流泪、分泌物增多等症状，分泌物多为水样。检查可见眼睑充血水肿，结膜重度充血，常伴有结膜下点状或片状出血，睑结膜多有滤泡形成，中重度患者可出现角膜上皮点状病变。多数患者有耳前淋巴结或颌下淋巴结的肿大、触痛，少数患者可有全身发热、乏力、咽痛及肌肉酸痛等症状。

（2）流行性角结膜炎：急性发病，潜伏期为 5～12 天，临床表现同流行性出血性结膜炎类似，但极少有结膜下出血，常见有角膜上皮及上皮下的点状混浊和浸润。

3. 治疗　以局部治疗为主，使用抗病毒眼药水。

（二）护理评估

1. 健康史　了解患者的用眼卫生习惯及生活、工作环境，是否与他人共用洗漱用具，是否去过公共浴池洗澡或游泳池游泳，是否有传染性眼病接触史，或近期去过传染性眼病流行区域等情况。

2. 身心状况　患眼有异物感、眼痛、畏光、流泪、分泌物增多等症状。检查可见眼睑水肿，结膜充血，分泌物呈水样，多有球结膜下点状或片状出血。角膜染色可见点状上皮脱落。患者可有焦虑情绪。

3. 辅助检查　结膜分泌物涂片可见单核细胞增多，培养可分离到病毒。

4. 治疗要点与反应　由于本病有传染性，易造成流行，一经确诊，及时给予相应隔离和抗病毒、对症治疗。

（三）护理问题

1. 舒适度改变　与异物感、畏光、流泪、分泌物增多有关。

2. 急性疼痛　与病毒侵犯角膜有关。

3. 有传播感染的危险　与本病的传染性有关。

4. 知识缺乏：缺乏病毒性结膜炎的防治知识。

（四）护理措施

1. 对症护理　眼部分泌物多者，用生理盐水冲洗结膜囊；充血和眼痛明显者可行眼部冷敷。

2. 用药护理　遵医嘱应用利巴韦林、碘苷滴眼液、阿昔洛韦等眼药水，每 1～2 小时 1 次，配合应用抗生素以控制继发细菌感染。有角膜上皮病变的患者给予人工泪液及促进上皮细胞修复药物。

考点： 传染性眼病的消毒隔离措施

3. 做好消毒隔离工作　参照急性细菌性结膜炎。

（五）健康指导

参照急性细菌性结膜炎。

四、变态反应性结膜炎

（一）概述

变态反应性结膜炎是结膜组织对外界过敏原的一种免疫反应，又称免疫性结膜炎。临床上以春季结膜炎和泡性角膜结膜炎常见。春季结膜炎可有明显的季节性，春季发作，秋冬季缓解。泡性角结膜炎是角膜、结膜或角膜缘上出现一种以疱疹结节为主要特征的角膜结膜病变。

1. 病因　春季结膜炎发病与免疫反应有关，可能是春季空气中的游离花粉、灰尘或动物羽毛刺激引起的过敏反应，但常难确定过敏原。泡性角膜结膜炎目前认为是由于结核杆菌或其他细菌毒素引起的迟发性变态反应。

2. 临床表现

（1）春季结膜炎：常累及双眼，多见于青年男性，有自限性。患者双眼奇痒，角膜受累时可伴畏光、流泪、异物感，检查见结膜充血，乳头增生，典型乳头呈铺路石样，角膜缘周围的球结膜呈黄褐色胶状隆起的结节，分泌物呈黏丝状，一般无视力下降。

（2）泡性角膜结膜炎：常为单眼发病，好发于营养不良、体质差的儿童和青少年。发生于球结膜者仅有轻度异物感，如侵及角膜则出现眼痛、畏光、流泪和眼睑痉挛等症状。检查见球结膜单个或多个结节形成，红色或灰红色，局部充血。在角膜上或角膜缘者，表现为粟粒样结节，边界清楚，易形成浅溃疡，可向角膜中央扩展，伴有新生血管伸入，愈合后遗留薄翳。

3. 治疗

（1）春季结膜炎尽量避免接触致敏原，眼部滴用抗组胺药物和肥大细胞稳定剂，对于重度患者，可滴用糖皮质激素滴眼液，但须密切观察角膜及眼压情况。

（2）泡性角结膜炎治疗为祛除病因，加强营养，增强体质。局部可用糖皮质激素眼药水。

（二）护理评估

1. 健康史　评估患者有无家族史、结核病史，是否对花粉及粉尘过敏等。

2. 身心状况　春季结膜炎多在春夏季发病，双眼奇痒，可伴畏光、流泪、大量黏丝状分泌物。上睑结膜见铺路石样硬而扁平的肥大乳头。泡性角膜结膜炎一般症状不明显，如侵及角膜则出现角膜刺激征。在角膜缘及附近球结膜可见单个或多个结节，周围充血，病程长，可反复发作，易引起患者的焦虑情绪。

3. 辅助检查　结膜刮片可见嗜酸性细胞增多。

4. 治疗要点与反应　积极寻找病因，给予抗过敏治疗。

（三）护理问题

1. 舒适度改变：奇痒、异物感　与过敏反应有关。

2. 潜在并发症：角膜炎、青光眼。

3. 知识缺乏：缺乏变态反应性结膜炎防治的相关知识。

（四）护理措施

（1）避免接触各种致敏原。

（2）用药护理：遵医嘱用药。春季结膜炎可局部应用抗组胺药物和肥大细胞稳定剂如色甘酸钠滴眼液、富马酸依美斯汀滴眼液和奥洛他定滴眼液，对于重度患者，可滴用糖皮质激素滴眼液，泡性角结膜炎病滴用糖皮质激素滴眼液。长期用药应注意有无糖皮质激素性青光眼和白内障的发生。合并角膜炎时应联合抗生素使用。

（五）健康指导

（1）减少与致敏原的接触，保持空气流通，外出戴墨镜，减少光线刺激及与花粉的接触；不宜食用虾、蟹、牛奶、蛋等易过敏食物。

（2）积极锻炼，加强营养，改善体质。

五、翼状胬肉

（一）概述

翼状胬肉是睑裂部球结膜增生肥厚呈三角形向角膜侵入，形似翼状，多见于户外工作者，如农民、渔民等。

1. 病因　病因不明，可能与球结膜长期受风沙、日光和冷热等刺激有关。

2. 临床表现　患者多为成年人，可单眼或双眼发病，多无自觉症状或仅有轻度不适，活动期或较肥厚的翼状胬肉患者可有眼部异物感，当侵及瞳孔区时可引起视力下降。翼状胬肉多发生于鼻侧球结膜，少数可在颞侧，典型的翼状胬肉呈三角形，头部指向角膜（图4-4）。

根据病情的发展，可分为进行性和静止性两类。进行性者体部肥厚充血，头部隆起，尖端浸润，生长快；而静止性体部较薄，无充血，头部平坦，生长慢，长到一定程度不再继续增大。

3. 治疗　胬肉小而静止时一般不需治疗，胬肉进行性发展侵及瞳孔区可以手术治疗。

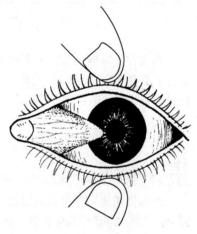

图 4-4　翼状胬肉

（二）护理评估

1. 健康史　评估患者的工作性质、工作环境，对眼的安全防护情况。

2. 身心状况　多在内眦睑裂部球结膜增生肥厚，呈翼状，尖端指向角膜并可伸入角膜。较大胬肉影响容貌和视力，且容易复发，患者可出现焦虑心理。

3. 治疗要点与反应　因外貌上的需要，或侵入瞳孔区可手术治疗。

（三）护理问题

1. 视力障碍　与胬肉侵袭瞳孔区有关。

2. 自我形象紊乱　与胬肉影响容貌外观有关。

3. 知识缺乏：缺乏翼状胬肉防治的相关知识。

（四）护理措施

（1）胬肉小而静止时一般不需治疗，应做好病情解释工作，指导患者减少风沙、阳光等刺激，并嘱其定期复查。

（2）胬肉进行性发展侵及瞳孔区可以手术治疗，但有一定的复发率。参照外眼手术护理常规护理。嘱术后定期复查，观察有无复发，为防止复发可术后以 β 射线照射或局部短期滴用丝裂霉素 C。

（五）健康指导

户外活动、工作时戴防护眼镜，减少风沙、阳光刺激。

小结

本节介绍了常见结膜疾病的临床表现和护理措施。沙眼由沙眼衣原体感染引起，上睑结膜充血、滤泡形成、乳头增生及角膜血管翳，晚期可出现一系列并发症，应坚持用药，减少并发症的发生。细菌性或病毒性结膜炎有显著的结膜充血，前者分泌物呈黏脓性，后者分泌物呈水样性，两者均为接触传染，可造成流行，临床护理注意用药护理、禁止包眼和热敷，做好消毒隔离措施。泡性角膜结膜炎和春季结膜炎主要与变态反应有关，以抗过敏治疗为主。翼状胬肉表现为睑裂处球结膜增生肥厚，并可侵入角膜，以手术治疗为主。

第 3 节　角膜疾病患者的护理

角膜位于眼球前部，和巩膜共同构成眼球外壁，角膜也是一种重要的屈光介质。角膜疾病主要有炎症、外伤、先天异常、变性、营养不良、肿瘤等，其中以感染性角膜炎最为常见。角膜病是我国的主要致盲眼病之一，做好角膜病的防治对防盲治盲工作有十分重要的意义。

一、细菌性角膜炎

（一）概述

细菌性角膜炎是由细菌感染引起的角膜上皮缺损及缺损区下角膜基质坏死的化脓性角膜炎，又称为细菌性角膜溃疡。起病急，发展快，如未及时控制感染，可致角膜溃疡、穿孔，甚至眼内炎而失明。

1. 病因　常见的致病菌为金黄色葡萄球菌、肺炎双球菌、铜绿假单孢菌等，角膜外伤史、慢性泪囊炎是常见的重要致病因素，倒睫、配戴角膜接触镜、眼部长期使用糖皮质激素、糖尿病、体质虚弱等也可诱发感染。

2. 临床表现　起病急骤，患眼有眼痛、畏光、流泪、眼睑痉挛、视力障碍等症状。检查见患眼眼睑肿胀、球结膜水肿、睫状充血或混合性充血，角膜上有黄白色浸润灶，进一步可形成角膜溃疡，严重的前房可有积脓（图 4-5）。

若治疗不及时，可引起角膜穿孔，虹膜脱出，形成粘连性角膜白斑或眼内炎。

（1）革兰阳性球菌角膜感染常表现为边界明显的灰白基质浸润，呈局限性脓肿病灶。肺炎球菌引起的角膜炎，表现为椭圆形、带匍行性边缘、较深的中央基质溃疡，常伴前房积脓和角膜后纤维蛋白沉着，称为匍行性角膜溃疡。

（2）革兰阴性细菌角膜感染的病灶多表现为快速发展的角膜液化性坏死。此类细菌性角膜溃疡的典型代表为铜绿假单胞菌所致的角膜溃疡，患者眼痛症状

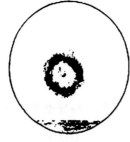
图 4-5　细菌性角膜炎

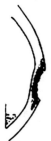

剧烈，混合性充血，眼睑及球结膜水肿。此病短期内角膜出现迅速扩展的浸润及液化性坏死变薄，前房大量积脓。感染如未控制，一周左右可导致角膜坏死穿孔、眼内容物脱出或全眼球炎。

3. 治疗　根据不同致病菌选择敏感的抗生素积极控制感染，促进溃疡愈合、减少瘢痕形成、预防和减少并发症，药物治疗无效时或治愈后遗留的角膜白斑严重影响视力者可行角膜移植术。

（二）护理评估

1. 健康史　了解有无引起角膜损伤的因素及处理情况；有无易引起角膜损伤和感染的眼病；是否长期配戴角膜接触镜；是否长期使用糖皮质激素或免疫抑制剂；是否有营养不良、糖尿病等。

2. 身心状况　起病急，有明显的角膜刺激症状，视力下降。检查见眼睑肿胀、球结膜水肿、睫状充血或混合性充血，角膜上有黄白色浸润灶或角膜溃疡，严重者前房积脓，角膜穿孔，虹膜脱出，眼内炎。患者有紧张、悲哀的心理表现。

3. 辅助检查　角膜溃疡刮片检查可发现细菌，进一步做细菌培养和药物敏感试验以明确原因和指导临床用药。

4. 治疗要点与反应　病情紧急，需采取有效而迅速的措施，如局部和全身使用有效的抗生素、散瞳等。

（三）护理问题

1. 急性疼痛　与角膜炎症刺激有关。

2. 视力障碍　与角膜溃疡、混浊有关。

3. 潜在并发症：角膜穿孔、眼内炎等。

4. 知识缺乏：缺乏角膜炎防治的相关知识。

（四）护理措施

1. 心理护理　关心体贴患者，鼓励其表达自己的感受，分析患者的具体心理障碍原因，及时地、有针对性地进行疏导、释疑、安慰、鼓励等，使其心理平衡、稳定，积极配合治疗。

2. 药物护理　争取在抗生素治疗前，迅速从浸润灶刮取标本作涂片染色找细菌以及细菌培养及药敏试验。未能确定致病菌及其敏感药物者，应遵医嘱尽快采用广谱高效的抗生素治疗如头孢霉素、妥布霉素、氧氟沙星、多粘菌素等眼药水频滴患眼，15～30 分钟滴眼 1 次，夜间使用抗生素眼膏。重症患者可选用广谱抗生素结膜下注射。特别严重者需联合全身使用抗生素治疗。局部使用胶原酶抑制剂如依地酸钠、半胱氨酸等，可减轻角膜胶原组织的溶解破坏。口服大量维生素 C、维生素 B 有助于溃疡愈合。

3. 预防角膜穿孔护理　滴药动作轻柔，不要压迫眼球；不用手揉眼、不用力挤眼、不用力咳嗽；预防便秘；角膜后弹力层膨出时应加压包扎，遵医嘱应用散瞳药，防止虹膜后粘连而导致眼压增高。

4. 做好消毒隔离工作　分病房居住；药品和用品专人专眼专用，用后消毒；严格无菌操作；换取脏敷料应放在固定的垃圾袋中集中处理。

5. 手术护理　角膜溃疡穿孔、角膜瘢痕需进行角膜移植术时，参照内眼手术护理常规。

（五）健康指导

（1）采取防护措施，避免眼外伤。

(2) 不要用手揉眼和不洁物擦眼。

(3) 积极治疗沙眼、慢性泪囊炎等眼病及全身性疾病。

(4) 正确配戴角膜接触镜。

(5) 一旦出现角膜上皮损伤，应立即就诊，及时用抗生素眼药，逐日随访，直至角膜上皮愈合为止。

链接

角膜接触镜与眼疾病

可能人们一般只知道，角膜接触镜主要用于矫正屈光不正，如高度近视、角膜散光、屈光参差及无晶体眼等。其实，角膜接触镜还可用于多种角膜病的治疗。亲水性软镜可以减轻角膜上皮缺损所造成的疼痛及促进角膜上皮修复的绷带作用；还可以作为药物缓释系统对药物有缓释作用，可治疗大疱性角膜病变、角膜溃疡、复发性角膜上皮糜烂、角结膜干燥症、角结膜烧伤、角膜微穿孔伤等。

二、单纯疱疹病毒性角膜炎

案例 4-4

患者，女，42岁，右眼红、眼痛、畏光、流泪2天，3年前曾有类似病史。检查：右眼视力0.4，左眼视力1.0，右眼睫状充血、角膜中央瞳孔区可见树枝状浸润，荧光染色阳性，角膜KP(-)，房水清，眼部其他检查未见异常。

问题：

1.应考虑为何种疾病？

2.需要采取哪些护理措施？

（一）概述

单纯疱疹病毒性角膜炎是由单纯疱疹病毒引起的角膜感染，是一种严重的世界性致盲眼病，其发病率和致盲率均占角膜病首位。

1.病因 本病由疱疹病毒感染引起，多数患者初次感染后病毒在三叉神经节内潜伏而不发病。当机体抵抗力下降如感冒、发热、应用免疫抑制剂时，潜伏在神经节内的病毒可活化，沿三叉神经至角膜，引起感染。

2.临床表现 患眼有眼痛、畏光、流泪、视力障碍等症状。角膜病变可表现为点状、线状、树枝状、地图状等多种形式浸润灶，或盘状基质炎病灶（图4-6）。

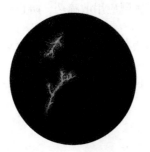 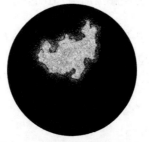 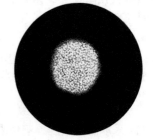

图 4-6 单纯疱疹病毒性角膜炎

前房一般无渗出物，如无合并细菌感染，溃疡面一般较洁净而无分泌物黏附。反复发作的病例，可引起角膜不同程度的瘢痕性混浊，角膜新生血管，甚至失明。

3.治疗　应用抗病毒眼药为主,抑制病毒复制,减轻炎症反应、防止复发、减少瘢痕形成。已穿孔或后遗角膜白斑者可行手术治疗。

（二）护理评估

1.健康史　发病前常有上呼吸道感染如感冒、发热，全身或局部应用糖皮质激素、免疫抑制剂。过度疲劳、饮酒也可是诱因。还要评估有无反复发作史等。

2.身心状况　患眼有角膜刺激症状，视力下降。检查见睫状充血或混合型充血，角膜多形性浸润，严重者出现溃疡或穿孔。本病可反复发作，病程长，患者易出现焦虑、悲观的心理。

3.辅助检查　角膜上皮刮片检查可见多核巨细胞；角膜病灶分离培养出单纯疱疹病毒；分子生物学方法如 PCR 技术可查角膜中病毒核酸，这些有助于病原学诊断。

4.治疗要点与反应　用抗病毒眼药为主，抑制病毒复制，控制感染，减轻角膜损害。

（三）护理问题

1.舒适度改变　与角膜炎症刺激有关。

2.视力障碍　与角膜溃疡、混浊有关。

3.潜在并发症：角膜溃疡、穿孔等。

4.知识缺乏：缺乏病毒性角膜炎的预防知识。

（四）护理措施

1.心理护理　关心体贴患者，耐心对患者解释病情及治疗情况，消除患者的焦虑、悲观情绪。

2.药物护理　遵医嘱应用抗病毒药物，如阿昔洛韦、安西他滨、三氟胸腺嘧啶核苷等眼药水白天频滴患眼，1 ～ 2 小时滴眼 1 次，睡时涂抗病毒眼膏。必要时口服阿昔洛韦片剂。对于非溃疡性盘状角膜炎，可在抗病毒药物应用基础上，适量局部使用糖皮质激素。

3.其他　参照细菌性角膜炎护理。

（五）健康指导

（1）锻炼身体，注意劳逸结合，提高机体抵抗力。

（2）积极治疗全身性疾病。

（3）正确用药，不要滥用糖皮质激素。

三、真菌性角膜炎

（一）概述

真菌性角膜炎是一种由致病真菌引起的致盲率极高的感染性角膜病变。

1.病因　多发生在角膜遭受农业外伤如麦芒、稻草、树枝刮伤后感染真菌引起，也可继发于长期应用广谱抗生素、糖皮质激素者。致病真菌有白色念珠菌、曲霉菌、头孢菌、镰刀菌等。

2.临床表现　起病及病程较缓慢，早期眼痛、畏光、流泪等刺激症状较轻，一般抗生素治疗无效。检查见角膜浸润灶呈白色或灰白色，致密，表面欠光泽，呈牙膏样或苔垢样外观，溃疡灶周围有胶原溶解形成的浅沟，有时可见"伪足"或"卫星状"浸润灶，病变区角膜后可有纤维素脓性渗出物，可有前房积脓，严重者角膜穿孔，视力丧失。

3. 治疗原则 积极控制感染、促进溃疡愈合、减少瘢痕形成，预防和减少并发症。

（二）护理评估

1. 健康史 发病前常有农业外伤；有全身或局部长期使用糖皮质激素或免疫抑制剂史。

2. 身心状况 病程进展缓慢。患眼有轻度角膜刺激症状，不同程度视力下降；轻度混合充血，角膜浸润灶呈白色，表面干而粗糙，呈牙膏状或苔垢样外观，有时在溃疡周围可见"伪足"或"卫星状"浸润灶，前房积脓，严重者角膜穿孔。病程长，患者易出现焦虑、悲观的心理。

3. 辅助检查 角膜溃疡表浅刮片可查菌丝、孢子；共聚焦显微镜检查可直接发现病灶内病原微生物；真菌培养可鉴定真菌种类。

4. 治疗要点与反应 抗真菌药治疗，控制感染，以减轻角膜损害。

（三）护理问题

1. 舒适度改变 与角膜炎症刺激有关。

2. 视力障碍 与角膜浸润、溃疡有关。

3. 潜在并发症：角膜溃疡、穿孔等。

4. 知识缺乏：缺乏真菌性角膜炎预防的相关知识。

（四）护理措施

1. 心理护理 耐心对患者解释病情及治疗情况，消除患者的焦虑、悲观情绪。

2. 药物护理 遵医嘱应用抗真菌药物，包括二性霉素 B 眼药水、咪康唑眼药水、氟胞嘧啶眼药水，频滴患眼，通常每小时滴眼 1 次，晚上涂抗真菌眼膏。临床治愈后，仍应维持滴眼一段时间，以防止复发。对于严重病例，可结膜下注射或全身使用抗真菌药物。忌用糖皮质激素。

3. 其他 参照细菌性角膜炎护理。

（五）健康指导

（1）采取防护措施，避免眼外伤。

考点：三种角膜炎的鉴别要点

（2）植物引起的眼外伤者，或长期应用免疫抑制剂者，应密切观察眼部情况，注意真菌性角膜炎的发生。

（3）合理应用糖皮质激素、广谱抗生素等药，不要滥用。

四、角膜软化症

（一）概述

角膜软化症常见于婴幼儿时期，双眼发病。由维生素 A 缺乏引起。治疗如不及时，角膜发生干燥、软化、坏死、穿孔，以粘连性角膜白斑或角膜葡萄肿告终。

1. 病因 角膜软化症为维生素 A 缺乏所致。患儿喂养不当或由于麻疹、肺炎、中毒性消化不良等慢性疾病，未及时补充维生素 A。

2. 临床表现 患儿全身检查多有严重营养不良，虚弱消瘦，声音嘶哑、皮肤干燥，毛发干而脆。眼部表现主要为夜盲、暗适应功能下降，泪液明显减少，结膜无光泽，球结膜和角膜有干燥现象。典型者可见 Bitot 氏斑，其位于睑裂部角膜缘外的球结膜表面，呈肥皂泡状白色三角形干燥斑，基底向角膜缘。角膜知觉减退或完全消失，早期角膜上皮干燥，继之角膜发生坏死自溶、穿孔。最后形成粘连性角膜白斑，严重者出现角膜葡萄肿，眼球萎缩。

3. 治疗 消除病因，及时补充维生素 A，应用抗生素眼药预防角膜继发感染。

（二）护理评估

1. 健康史 评估患儿的营养状况；喂养情况；有无消化不良、麻疹、肺炎、结核、慢性腹泻等疾病。

2. 身心状况 患儿营养不良，夜盲，结膜干燥、角膜也干燥混浊，最后角膜上皮脱落，基质溶解坏死形成溃疡，甚至穿孔，导致失明。家属易出现焦虑、悲观的心理。

3. 治疗要点与反应 去除病因，补充维生素 A。特别是在干燥前期之前能及时补充维生素 A 预后较好。

（三）护理问题

1. 舒适度改变 与角膜炎症刺激有关。

2. 视力障碍 与维生素 A 缺乏造成的夜盲和角膜干燥、溃疡有关。

3. 潜在并发症：角膜炎、角膜穿孔等。

4. 知识缺乏：缺乏角膜软化症的预防知识。

（四）护理措施

（1）用药护理：遵医嘱迅速大量补充维生素 A，轻者口服浓缩鱼肝油或鱼肝油丸，同时给予含维生素 A 丰富的食物，如动物肝类、蛋、奶类、胡萝卜等。重者或有消化系统疾病，可肌内注射维生素 A。

（2）眼局部护理：在干燥期以前，应用维生素 A 油剂滴眼可湿润干燥的结膜和角膜。同时应用抗生素滴眼剂、眼膏，以防止角膜继发感染。在角膜软化期，应按角膜溃疡护理原则进行处理。

（3）纠正营养不良。

（五）健康指导

（1）科学喂养。

（2）治疗慢性腹泻、消耗性疾病。

（3）及早发现夜盲、眼部干燥。

小结

　角膜病以角膜炎最为常见，有细菌性、单纯疱疹病毒性、真菌性角膜炎，常因外伤或机体抗力下降等原因引起，角膜病的共同临床表现为明显的眼部刺激征、视力障碍、睫状或混合性充血、角膜浸润混浊或溃疡。角膜病的治疗护理原则是：去除病因、控制感染、促进愈合和减少角膜瘢痕形成。角膜软化症由维生素 A 缺乏所致，眼部表现为夜盲、结膜和角膜干燥，最后角膜软化溶解，导致失明，护理上应补充维生素 A。

（刘长辉）

第4节　青光眼患者的护理

青光眼是一种以眼压病理性升高,视盘灌注不良,导致视神经损害和视功能障碍的眼病。高眼压、视盘萎缩及凹陷、视野缺损及视力下降是本病的主要特征。其是常见的致盲性眼病之一。

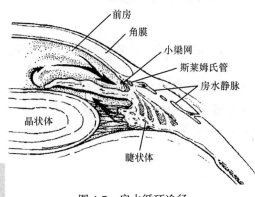

图 4-7　房水循环途径

考点:眼压的正常值

眼压是指眼内容物对眼球壁所施加的压力。维持正常视功能的眼压称为正常眼压。正常眼压在 10 ～ 21mmHg 范围内。房水生成量和排出量的动态平衡,是维持眼压的重要因素(图 4-7)。眼压病理性升高主要是因为房水排出受阻所致。

根据致病因素不同,将青光眼分为三大类:原发性青光眼、继发性青光眼、先天性青光眼;根据眼压升高时前房角的开放情况,分为开角型和闭角型;其中原发性闭角型青光眼根据病情的快慢又分为原发性急性闭角型青光眼和原发性慢性闭角型青光眼。

一、急性闭角型青光眼

案例 4-5

患者,女,65 岁。近 2 年来有时傍晚左眼视物模糊,看灯周围有彩环,眼眶及鼻根处胀痛,睡眠后缓解。近 2 日来因家人病重着急,今早左眼突然剧烈疼痛,视物不清,伴同侧头痛,呕吐 1 次,由儿子陪同来院就诊。眼部检查左眼视力 0.02,球结膜混合充血,角膜上皮水肿,后壁有细小棕色 KP,前房浅,瞳孔 6mm,眼底未能看清。左眼除前房浅外未见异常。

问题:

1. 该患者为何种疾病? 具体依据是什么?

2. 对该患者还需做哪些护理检查?

3. 对该患者应采取哪些护理措施?

(一)概述

急性闭角型青光眼是原发性青光眼的一种,多见于中老年女性,双眼同时或先后发病。发病急剧,房角狭窄或关闭,属眼科急症。

1. 病因

(1)解剖和生理因素:小眼球、房角窄、前房浅、高褶虹膜、瞳孔散大、晶体变厚等,这些因素可形成瞳孔阻滞、周边虹膜向前隆起,导致房角闭塞,房水排出受阻引起眼压急剧升高,青光眼急性发作。

(2)诱因:包括精神状态、情绪激动、过度劳累、停留在暗处时间过长或滴用散瞳剂,都可作为急性发作的外因。

2. 分期及临床表现　按病程不同分为六期。

（1）临床前期：本病多为双眼先后发病。一眼急性发作，另一眼为前房浅，房角窄，但眼压正常，无自觉症状，但迟早有发作的可能，未发作眼属临床前期；或有明确家庭史，且有青光眼眼部的解剖特征，虽没有青光眼发作史，也存在青光眼发作危险，两眼也属于临床前期。

（2）前驱期：一过性或多次反复的小发作。此期常自觉轻度视物模糊、虹视、眼胀、头痛，眼压高于正常，休息后自行缓解。

链接

虹视只发生在青光眼吗？

生活中如果看白炽灯时在其周围出现七色的彩圈，似夏天雨过天晴后的彩虹，医学上称之为虹视。虹视见于青光眼，主要是眼压升高造成角膜水肿，在上皮细胞间有大量的小水泡，看灯光时光线通过水肿的角膜上皮细胞和细胞间的小水泡，产生折射现象，而出现虹视。但出现虹视不一定就是青光眼，结膜炎角膜表面有分泌物附着时、角膜前表面被泪水覆盖时、角膜炎角膜上皮损伤及角膜水肿、戴眼镜者镜片表面有水蒸气时、早期白内障患者以及个别白内障术后植入多焦点人工晶状体时都可发生。

（3）急性发作期

1）症状：剧烈眼胀痛、头痛、虹视、视力急剧下降，严重者仅留眼前指数或光感。由于迷走神经反射，可伴恶心、呕吐，常误认为消化道疾病。

2）体征

A. 眼压升高：多在 50～80mmHg，严重者可达 100mmHg 以上，触诊坚硬如石。

B. 眼部睫状充血，也可出现混合充血。

C. 角膜水肿：呈雾状混浊，角膜后可有色素沉着。

D. 前房浅，房角闭塞。

E. 瞳孔散大，呈竖椭圆形，对光反应消失。

F. 虹膜淤血肿胀，纹理不清，病程久者，虹膜血管的分支被压，血流受阻，虹膜色素脱落，呈扇形萎缩，称节段性萎缩。

G. 晶状体改变：由于眼压急剧上升，晶状体前囊下可出现灰白色混浊，称为青光眼斑。

急性发作后高眼压缓解，但眼前段常留下永久性损伤，即青光眼斑、虹膜节段性萎缩和角膜后色素沉着，称为青光眼的三联征。

（4）缓解期：急性发作的病例经适当治疗，症状消失，眼压恢复正常，角膜透明，前房角重新开放，视力部分或全部恢复。但这只是暂时的，如不进行手术治疗，随时仍有急性发作的可能。

（5）慢性期：急性大发作或反复小发作后发展而来，房角已有广泛粘连，房水排出功能不能恢复正常，眼压仍中等升高，眼局部轻度充血，瞳孔中等度散大，逐渐出现视乳头凹陷及萎缩，视野缩小，最终进入绝对期。

考点：急性闭角型青光眼急性发作期表现

（6）绝对期：持续高眼压造成眼组织严重破坏，视乳头呈典型的青光眼杯，视功能完全丧失。

3. 治疗　急性闭角青光眼是容易致盲的主要眼病之一，须紧急处理。以心理疗法和药物治疗迅速降低眼压，常用降眼压药物有缩瞳剂、房水抑制剂、高渗脱水剂。待眼压控制后，及时选择手术如周边虹膜切除术、小梁切除术等，目的是打通阻塞和建立房水循环新路，防止再发作。

（二）护理评估

1. 健康史 了解患者遗传史，家庭中有无青光眼病史；患者眼部状况；发病前有无情绪激动、劳累、散瞳等情况。

2. 身心状况 有剧烈眼痛、头痛、虹视、视力急剧下降。伴恶心、呕吐。检查见眼压升高，眼部充血，角膜水肿混浊，前房浅，房角关闭。瞳孔呈竖椭圆形散大，对光反应消失。还可有青光眼的三联征。慢性者眼底视乳头凹陷。

3. 治疗要点与反应 药物降眼压后及时手术，以防眼部组织继续损害和再复发。在给予药物降压时，可能会出现药物不良反应，如手足麻、心律失常、头晕、尿路结石、低血钾等。

（三）护理问题

1. 急性疼痛 与眼压升高有关。

2. 感知改变：视力障碍、视野缺损 与眼压高致视神经乳头损害有关。

3. 焦虑 与视力下降、手术、对预后的担心有关。

4. 知识缺乏：缺乏对本病的防治知识。

5. 有受伤的危险 与视力下降、视野缺损有关。

（四）护理措施

1. 心理护理 本病的发作与精神、情绪因素有关，要向患者讲解本病的发病诱因、病变过程及危害等相关知识，说明保持良好的精神状态和稳定的情绪对预防疾病和治疗的积极影响，教患者学会控制情绪，消除焦虑心理。

2. 休息与饮食 急性发作期患者应卧床休息，环境舒适安静；饮食清淡、多维生素、多纤维素、易消化；适当控制饮水量；忌烟酒、咖啡和刺激性食物；预防便秘。

3. 用药护理 按医嘱及时正确给药并注意用药监护。

（1）缩瞳剂：使瞳孔缩小，将周边虹膜拉平，与小梁网分开，房角得以重新开放，房水排出，眼压下降。常用 1% ～ 2% 毛果芸香碱滴眼，开始时每 10 ～ 20 分钟滴眼一次，待眼压降低和瞳孔缩小后可改为 1 ～ 2 小时滴眼一次或每日滴眼 4 次。

（2）β- 肾上腺能受体阻滞剂：常用 0.25% ～ 0.5% 马来酸噻吗洛尔滴眼液点眼，每天点眼 2 次，减少房水生成。心动过缓、哮喘患者禁用。

（3）碳酸酐酶抑制剂：抑制房水生成。常用醋氮酰胺（乙酰唑胺）口服，每日 2 ～ 3 次，首次剂量加倍。此药可引起手足麻木等不良反应。

考点：各种降眼压药物的应用

（4）高渗剂：可增加血浆渗透压，将眼球内的水分迅速排出。常用 20% 甘露醇注射液 30 分钟内快速静脉滴注。

（5）其他药物：精神紧张、睡眠不好者给予镇静剂，疼痛剧烈者给予镇痛剂，呕吐剧烈者给予止吐处理。

4. 手术护理 按眼科内眼手术护理常规。

5. 病情观察 观察患者眼痛、视力、前房、瞳孔、眼压、术后伤口、滤过泡形成、前房形成等状况，如有变化及时报告医生。

（五）健康指导

（1）加强急性闭角型青光眼的防治宣传，指导可疑人群如 40 岁以上有青光眼家族史、小眼球、前房浅者等进行定期检查，争取早发现、早诊断。对未发作眼可做预防性手术。

（2）避免易引起本病的诱因。不要在暗处停留时间过长；不宜过久近距离阅读；学会控制情绪，保持平和心态，避免情绪激动；生活起居要有规律，避免劳累过度；慎用或禁用散瞳剂。

（3）指导患者和家属学会自我监测，如有眼胀痛、虹视、视力下降等，提示眼压升高，应马上就诊。

（4）指导行滤过手术的患者，坚持自我按摩眼球一个月，保持滤过区通畅，促进房水排泄。嘱患者出院后定期复查眼压、视力。

二、开角型青光眼

（一）概述

开角型青光眼也称慢性单纯性青光眼。本病在眼压升高时房角始终是开放的。多见于中年人以上，常为双侧性。起病慢，症状隐匿，不易早期发现，具有更大的危险性。

1. 病因　病因不明。可能是小梁网或 Schlemm 氏管变性、硬化，增加了房水排出的阻力。

2. 临床表现　发病隐蔽，多无自觉症状，偶尔出现头痛、虹视、眼胀，容易漏诊，往往到后期视力、视野有显著损害时，方被发现，此时病情已经严重，治疗无望。眼压波动性升高，由于经常保持高眼压状态，造成视功能损害，表现为视野缺损如旁中心暗点、鼻侧阶梯弓形暗点、环形暗点等视野改变，晚期形成管状视野和颞侧视岛，最终失明。眼底检查见视乳头凹陷扩大加深，边缘呈杯状，称青光眼杯。

3. 治疗　以药物降眼压为主，无效时行手术治疗，为房水的流出开辟新的道路，术式同急性闭角型青光眼。

（二）护理评估

1. 健康史　了解患者遗传史，家庭中有无青光眼病史；患者眼部状况。

2. 身心状况　眼部检查见眼压升高，视力下降、视野缺损、视乳头凹陷，甚至失明。由于视力、视野受损后很难恢复，严重影响患者的生活和工作，所以患者易出现焦虑和悲伤情绪。

3. 辅助检查　青光眼激发试验如 24 小时眼压测定、饮水试验。

4. 治疗要点与反应　药物降眼压，应注意药物不良反应。

🕮 链接

青光眼激发试验

开角型青光眼早期诊断有困难时可做以下试验。

24 小时眼压测定：在 24 小时内，每隔 2～4 小时测眼压 1 次，并记录。一昼夜眼压差≥ 8 mmHg 者被认为病理状态。

饮水试验：检查前晚 10 点以后停止饮食，第二天清晨空腹，先测眼压，然后 5 分钟内饮水 1000ml，饮水后每隔 15 分钟测眼压 1 次，共测 4 次。如饮水后眼压高于饮水前 8mmHg 以上或顶压达 30mmHg 为阳性。检查前应停用抗青光眼药物至少 48 小时，患有心血管疾病、肝肾功能不良及严重胃溃疡病者禁用。

（三）护理问题

1. 感知改变：视力障碍、视野缺损　与眼压升高导致视神经乳头损害有关。

2. 知识缺乏：缺乏对本病的防治知识。

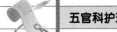

3. 焦虑　与视力下降、视野缺损、对预后的担心有关。

4. 自理能力缺陷　与视力下降、视野缺损有关。

5. 有受伤的危险　与视功能障碍有关。

（四）护理措施

1. 心理护理　向患者宣传本病的防治知识，消除焦虑、悲观心理，配合治疗，积极面对生活。

2. 用药护理　按医嘱及时正确给药并注意用药监护（同急性闭角型青光眼）。

3. 手术护理　药物治疗无效时配合医生行手术治疗，按眼科内眼手术护理常规。

4. 病情观察　观察患者视力、视野、眼压、眼底变化。

（五）健康指导

（1）强调遵医嘱坚持用药的重要性，防止视功能进一步损害。

（2）定期复查眼压、视野、眼底，密切观察其变化。

> **小结**
>
> 急性闭角青光眼是在前房浅、房角窄的基础上由一定的外因诱发的，急性发作期眼压急剧升高伴有典型的症状和眼前段组织改变，需迅速药物降眼压，然后手术治疗以防再发。原发性开角青光眼特点为房角始终开放，眼压呈波动性升高，多无自觉症状，不易早期发现，对可疑患者应监测眼压，护理以药物降眼压为主。

第5节　白内障患者的护理

我们经常用照相机来比喻眼睛，而患白内障的眼睛就像是一部镜头坏了的照相机。白内障是眼睛内晶状体发生混浊由透明变成不透明，阻碍光线进入眼内，从而影响了视力。年纪大了，镜头磨损，自然照不出清楚的的相片，所以，老年人或多或少都有白内障，只是程度的差别而已。随着世界人均寿命的延长，白内障患者将不断增多。

案例 4-6

患者，女，68 岁。双眼逐渐视物不清 3 年，右眼加重半年。既往无糖尿病，高血压，外伤，手足搐搦病史。查：视力：右：指数 /50cm；左：0.3，不能矫正。右眼结膜无充血，角膜透明，前房深浅正常，房水无闪光，瞳孔正圆，对光反射灵敏。整个晶状体呈灰白色混浊。眼底不能窥入。左眼结膜不充血，角膜清，前房稍浅，瞳孔正圆，晶状体皮质呈不均匀灰白色混浊。眼底未见异常。眼压：右：16mmHg；左：17mmHg。

问题：

1. 该患者为何种疾病？具体依据是什么？

2. 请为该患者制订合理的护理计划。

一、概　　述

白内障即晶状体混浊。目前已成为主要致盲性眼病之一。临床上按发病时间可分为先天性、后天性白内障；根据发病原因，可分为年龄相关性白内障、代谢性白内障、外伤性白内障、并发性白内障、药物及中毒性白内障、辐射性白内障等。

（一）年龄相关性白内障

年龄相关性白内障，多发生在 50 岁以上的中老年人，又称老年性白内障，是最主要的致盲原因之一。发病率随年龄增长，多为双眼发病，但发病可有先后。

1. 病因 发病机制尚不完全清楚，可能与紫外线照射、全身疾病、糖尿病、高血压、动脉硬化、遗传因素及晶状体营养和代谢状况等有关。

2. 临床表现 双眼呈渐进性无痛性视力下降，下降的程度与晶状体混浊的程度和部位有关，患者常有眼前固定不动的黑点、单眼复视、屈光改变等。根据晶状体混浊开始形成部位，老年性白内障分为皮质性、核性、囊下性三类。

（1）皮质性白内障：最常见，按病程可分为 4 期。

1）初发期：晶状体周边部皮质呈楔形灰白色混浊，尖端指向瞳孔中央，瞳孔区透明，视力不受影响（图 4-8）。

2）未成熟期或膨胀期：晶状体混浊逐渐向中央发展，呈不均匀的灰白色混浊，视力明显下降。此期晶状体皮质因吸收水分而膨胀，增大的晶状体将虹膜向前推移，前房变浅，可诱发急性闭角型青光眼的发作。裂隙灯斜照法检查，光线投照侧瞳孔区可见新月形虹膜投影（图 4-9）。

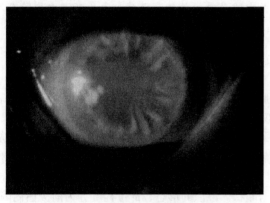

图 4-8 年龄相关性白内障初发期

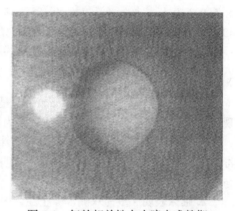

图 4-9 年龄相关性白内障未成熟期

3）成熟期：晶状体完全混浊，呈乳白色，虹膜投影消失，视力仅剩光感或手动（图 4-10）。晶状体膨胀消退，体积恢复正常，前房深度恢复正常。但光定位和色觉正常，传统观点认为，此期是手术的最佳期。

4）过熟期：晶状体皮质溶解液化成乳糜状，核失去支撑而移位沉于下方，视力有所提高；上方前房变深，虹膜失去支撑而出现虹膜震颤。液化的皮质外渗，可引起晶状体过敏性葡萄膜炎和晶状体溶解性青光眼。晶状体悬韧带退行性变化，可发生晶状体脱位（图 4-11）。

考点： 年龄相关性皮质性白内障 4 期的临床特征

（2）核性白内障：发病较早，一般 40 岁左右开始，进展缓慢。视力不受影响，随着晶状体核密度增加，屈光指数增强，可发生近视。但此型较少见。

（3）后囊膜下白内障：由于混浊位于视轴区，早期即出现视力障碍，后期可合并晶状体皮质和核混浊，也可发展为成熟期白内障。

3. 治疗 目前无疗效肯定的药物，当视力下降，影响工作和生活时，即可手术治疗。常选用的手术方法：白内障囊外摘除术，白内障超声乳化吸出术，联合人工晶体（IOL）植入术。

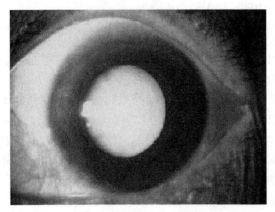

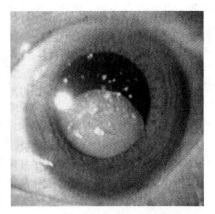

图 4-10　年龄相关性白内障成熟期　　　　图 4-11　年龄相关性白内障过熟期

链接

防盲治盲，先防治白内障

拥有一双明亮的眼睛是每个人的愿望，但不是所有人都能如愿。目前全世界视力残疾者约有 1.5 亿人，而我国视力残疾者约有 1200 万，其中老年人估计有 800 万左右，中国约有 500 万盲人，占全世界盲人的 18%。而白内障是第一位致盲眼病，每年新增白内障盲人40 万～120 万。因此，白内障是防盲治盲，最优先考虑的眼疾。

（二）先天性白内障

先天性白内障（congenital cataract）是胚胎发育过程中，晶状体发育生长障碍所致，表现为晶状体各种形态与部位的混浊；多为双侧，大多数在出生前即已存在。

1. 病因　有内源性和外源性两种。外源性是指母体怀孕期间尤其是头 3 个月，宫内病毒感染或甲状腺功能减退，放射线及全身病变如糖尿病等影响胎儿的晶状体发育。内源性与染色体基因有关，有遗传性。

2. 临床表现　多为双侧、静止性，根据晶状体混浊的形态、部位程度分为前极白内障、后极白内障、绕核性白内障、核性白内障、膜性和全白内障，绕核性白内障为最常见的类型。

此外，先天性白内障常合并斜视、弱视、眼球震颤、先天性小眼球等。

考点：先天性白内障的最佳手术时机

3. 治疗　对视力影响不大的静止性白内障，一般不需治疗，定期随访。对明显影响视力者，应尽早选择手术治疗。多在 3～6 个月手术，最迟不超过 2 岁，以免发生形觉剥夺性弱视。

二、护理评估

（一）健康史

了解患者的既往史及家族史，如有无家族性遗传病史，有无糖尿病、营养不良、高血压、眼外伤等，患儿母亲妊娠情况。

（二）身心状况

双眼呈渐进性无痛性视力下降，严重者仅剩光感。检查可见晶状体呈不同程度混浊，眼底部分或完全不能窥见，并发性白内障者，眼部还有原发病的相应表现，如睫状充血、房水浑浊、眼压升高、瞳孔缩小等。白内障患者因视力障碍，不能接受外界视觉信息，影响生活、工作、学习、社交，容易产生孤独、焦虑心理。

（三）辅助检查

糖尿病性白内障可出现血糖升高、尿糖阳性；实验室检查如染色体、血糖、尿糖和酮体检查等，可帮助了解先天性白内障的病因。

（四）治疗要点与反应

老年性白内障当视力下降，影响工作和生活时，即可手术治疗。先天性白内障应尽早手术治疗，防止发生形觉剥夺性弱视。

三、护理问题

1. 感知紊乱：视力下降 与晶状体浑浊及术后双眼包盖有关。

2. 生活自理缺陷 与视力下降及术后双眼包盖有关。

3. 有外伤的危险 与白内障导致视力下降有关。

4. 焦虑 与视力下降、病程漫长，担心引起各种并发症有关。

5. 知识缺乏：缺乏有关白内障自我保健的知识，与信息来源不足有关。

6. 潜在并发症：继发性青光眼、过敏性葡萄膜炎等。

四、护理措施

1. 心理护理 耐心向患者及家属解释白内障的病因、治疗方法、疗效，消除顾虑、恐惧心理，增强患者治愈的信心，使患者能积极主动地配合治疗和护理。

2. 观察病情 观察患者的视力变化，观察原发病的病情变化。

3. 用药护理 白内障早期，药物治疗可延缓病程的进展，根据医嘱指导用药。

4. 手术护理

（1）做好内眼手术护理，协助患者进行各项术前检查，说明检查目的、意义。检查项目有：视功能、眼压、角膜、晶状体、角膜曲率半径和眼轴长度，血压、血糖、胸部X线片、心电图、血尿常规、肝功能、凝血功能等。

（2）认真做好术前准备，冲洗结膜囊、剪睫毛、滴用抗生素眼药等。指导患者练习床上活动、呼吸调整、眼球下转、教会如何防止咳嗽及打喷嚏等。

（3）术后护理，密切观察病情变化，观察创口有无渗血、疼痛加重、分泌物增加和视力下降等症状；患者宜安静卧床休息，宜仰卧或健侧卧位，一般术后3天床上活动，3天后可下床活动，双眼包盖，第一次下床要小心，并加以扶持，避免跌倒，避免低头，控制咳嗽、打喷嚏、呕吐，不用力挤眼，不揉按术眼、不用力排便、严禁突然翻身和坐起，以防伤口裂口。

（4）向患者及家属宣传有关的护理常识，保持个人卫生，勤洗手，禁止用手或不干净的物品揉眼。洗头洗澡时，不要让脏水进入眼睛等，提倡一人一盆一巾。病房定期通风、消毒，减少陪护，限制探视人员。

五、健康指导

白内障是我国防盲治盲工作的重点，应加强防治宣教工作。

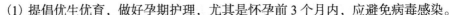

（1）提倡优生优育，做好孕期护理，尤其是怀孕前 3 个月内，应避免病毒感染。

（2）积极治疗引起晶状体浑浊的各种原发病和全身性疾病。

（3）加强防护，防止发生外伤性及中毒性白内障。

（4）老年人出现视力下降，尽早到医院诊治，并指导家属注意生活护理，避免意外损伤的发生。

小结

白内障即晶状体混浊，是主要致盲性眼病之一。老年性白内障，双眼呈渐进性无痛性视力下降，目前无疗效肯定的药物，当视力下降，影响工作和生活时，即可手术治疗。先天性白内障大多数在出生前即已存在。对视力影响不大的静止性白内障，一般不需治疗；明显影响视力者，应尽早选择手术治疗，最迟不超过 2 岁，以免发生形觉剥夺性弱视。术前、术后要注意患者的心理护理、用药护理，并注意观察病情变化及健康指导。

第 6 节 葡萄膜疾病患者的护理

案例 4-7

患者，女，45 岁，风湿性关节炎患者。双眼红、痛 3 天，曾去一社区医院就诊，诊为"急性结膜炎"，给予氯霉素眼药水点眼，无好转。自觉视力进一步下降遂来就诊。眼部检查：双眼视力均为 0.6，球结膜混合充血，角膜内皮有灰白色细小沉着物，房水闪辉阳性，瞳孔有部分后粘连，眼底看不清。

问题：

1. 请初步诊断该患者患何种疾病？

2. 请列出护理诊断的依据。

3. 针对该患者应采取何种护理措施？

一、概　　述

葡萄膜疾病是指虹膜、睫状体、脉络膜的病变。病因较复杂，主要为感染、免疫反应（风湿性关节炎、交感性眼炎等）、外伤等因素所致，临床上以葡萄膜炎为主，青壮年好发。葡萄膜炎按其发病部位可分为前葡萄膜炎（包括虹膜炎、虹膜睫状体炎和前部睫状体炎）、中间葡萄膜炎（包括睫状体平坦部、玻璃体基底部的炎症）、后葡萄膜炎（包括脉络膜、视网膜、视网膜血管和玻璃体腔的炎症）和全葡萄膜炎（指炎症侵犯眼前、后段），其中以虹膜睫状体炎最常见。临床表现有所不同。

1. 虹膜睫状体炎　主要症状为眼红、眼痛、畏光、流泪和视力下降。检查发现：①睫状充血或混合充血。②房水混浊。炎症时虹膜血管的通透性增加，蛋白和细胞渗出至房水中可使原本清澈的房水变得混浊。用裂隙灯显微镜观察房水时，可见光束增强，呈灰白色混浊，如阳光透过灰尘空气之状，形成房水闪辉，称为 Tyndall 现象，为炎症活动期的体征，也是本病的特征性表现。大量渗出的炎性细胞可沉积在前房的下部形成前房积脓。③角膜后沉着物（KP）。房水里的炎症细胞和其他颗粒样物质沉积在角膜内皮表面（图 4-12）。④虹膜水肿、纹理不清；瞳孔缩小，对光反应迟钝或消失。若散瞳不及时，可发生虹膜后粘连，瞳孔区呈花瓣状，严重者出现瞳孔闭锁或虹膜膨隆（图 4-13）。⑤主要的并发症有继发性青光眼、并发性白内障、低眼压及眼球萎缩。

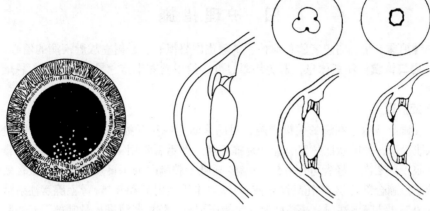

图 4-12　角膜后沉着物　　　　　图 4-13　虹膜后粘连及瞳孔闭锁

2. 脉络膜炎　主要的症状有眼前闪光感、黑影飘动、视物变形、视力下降等。眼底检查有黄白色渗出病灶、玻璃体混浊。

3. 化脓性葡萄膜炎　又称化脓性眼内炎，是一种危害性很大的眼病。其原因是化脓性细菌通过眼球穿通伤、角膜溃疡穿孔、内眼手术等进入眼球内感染引起。发病急剧，眼球剧痛，视力急剧下降以至丧失，并伴头痛、发热、呕吐等全身症状。结膜高度混合充血水肿，前房或玻璃体积脓，眼球活动受限。如果炎症向眼球外扩散，可引起全眼球炎或眶蜂窝织炎。晚期因眼球内组织遭受严重破坏而形成眼球萎缩。

治疗前葡萄膜炎的关键是散瞳，以防止虹膜后粘连，减少并发症的发生；应用糖皮质激素抑制炎症反应；能查到病因者针对病因治疗。化脓性葡萄膜炎首先要全力抢救，大量抗生素控制感染，必要时行眼球内容物剜除术。

二、护理评估

1. 健康史　了解患者的既往史、过敏史。有无感染性疾病、免疫性疾病、外伤等。了解患者目前视力改变情况。

2. 身心状况　眼痛、畏光、流泪和视力下降。检查可见睫状充血或混合充血；角膜后沉着物（KP），房水闪辉；虹膜水肿、纹理不清；瞳孔缩小，对光反应迟钝或消失；可发生虹膜后粘连，严重者玻璃体内积脓，眼球突出，活动受限。可有继发性青光眼、并发性白内障、低眼压及眼球萎缩。

3. 治疗要点　立即散瞳，积极防治并发症，同时进行病因治疗。可选用睫状肌麻痹剂、糖皮质激素、非甾体类抗炎药和抗感染药。

三、护理问题

1. 舒适改变：眼痛、畏光、流泪　与睫状神经受炎症刺激有关。

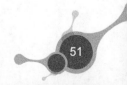

2. 感知改变：视力障碍 与房水混浊、角膜后沉着物、晶状体色素沉着、继发性青光眼、并发性白内障及黄斑水肿等有关。

3. 知识缺乏： 缺乏对本病的防治知识。

4. 潜在并发症：继发性青光眼、并发性白内障等。

四、护 理 措 施

1. 心理护理 耐心向患者解释病情，消除焦虑恐惧心理，树立战胜疾病的信心。

2. 休息与饮食 注意休息，避免用眼过度；给予营养丰富、易消化食物，忌烟酒和刺激性食物。

3. 对症护理

(1) 散瞳：是治疗本病的关键措施，目的是防止或拉开虹膜后粘连，并解除瞳孔括约肌和睫状肌痉挛，使睫状肌休息，减轻疼痛症状。严重者常用 1%～2% 阿托品眼膏或滴眼液每日点眼 1～2 次；轻者可用 0.5%～1% 托吡卡胺滴眼液每日点眼 1～2 次；效果不理想者可给予散瞳合剂（1% 阿托品注射液、1% 可卡因注射液和 0.1% 肾上腺素注射液等量混合）0.1～0.2ml 结膜下注射。滴药后应注意指压泪囊，防止药液进入鼻咽部引起心跳加快、口干、面色潮红等药物不良反应。

(2) 热敷：局部热敷能扩张血管，促进血液循环，有利于毒素和炎症产物的吸收，从而减轻炎症反应，并有止痛作用。

4. 用药护理

(1) 糖皮质激素：有抗炎、抗过敏作用。常用药有 1%、0.5%、0.25% 的醋酸泼尼松龙，0.1% 氟米龙滴眼液。根据病情选择点眼、结膜下注射、口服或静脉滴注。

(2) 非甾体抗炎药：能抑制前列腺素的合成，缓解炎症。常用制剂有吲哚美辛滴眼液、双氯芬酸钠滴眼液等。

(3) 抗生素：对化脓性葡萄膜炎应用足量、有效的抗生素。

5. 病情观察 观察视力、结膜、前房、瞳孔、眼压等状况。如有改变，及时报告医生处理，以防并发症的发生。

6. 并发症护理 继发性青光眼宜使用降眼压药。并发性白内障患者应在炎症控制良好的情况下行白内障摘除及人工晶体植入术。

五、健 康 指 导

(1) 积极查找和治疗病因，如全身免疫性疾病，防止复发。

(2) 加强锻炼，提高机体抵抗力。

(3) 定期复查，一旦眼部不适需及时就诊。

| 小结 |

葡萄膜炎是指虹膜、睫状体、脉络膜等的炎症性病变，临床上以虹膜睫状体炎最为常见。其临床表现为：眼红、眼痛、畏光、流泪、视力下降，睫状充血或混合充血，房水闪辉，角膜后 KP 阳性，瞳孔缩小，虹膜改变等。护理的关键是及时充分地散瞳，同时应用糖皮质激素等，以防止虹膜后粘连和控制炎症反应。

第 7 节　视网膜和玻璃体疾病患者的护理

视网膜是一层对光敏感的、精细的薄膜样组织，是形成各种视功能的基础。视网膜是眼部最复杂的组织。光感受器视锥细胞、视杆细胞接收光刺激，并把其转化成视觉神经冲动，通过神经纤维层最终传入枕部的视觉皮质。其血管属于终末血管系统，任何病理性的破坏和血管梗阻等引起的组织缺血缺氧，均能导致组织坏死，丧失其感受和传导光刺激的功能。

一、视网膜血管阻塞

 案例 4-8

患者，男，55 岁，既往有冠心病史 3 年、糖尿病史 2 年。3 天前劳累后右眼有短暂的视物模糊，休息后缓解，一天前视力突然明显减退。门诊检查右眼视力 0.1，矫正不提高。眼前节未见异常。眼底检查：右眼后极部视网膜呈灰白色水肿，视盘苍白，动脉变细，黄斑中心凹呈樱桃红斑。左眼除有视网膜动脉硬化外未见异常。

问题：

1. 初步临床诊断是什么？

2. 试为该患者制订出合理的护理计划。

（一）概述

视网膜中央血管属终末血管，一旦被阻塞后，其所管辖区域的视网膜血液中断，会迅速引起视网膜功能障碍，导致视力、视野损害。因此，应给予重视，积极治疗。

1. 视网膜中央动脉阻塞　多发生在患有高血压、糖尿病、心脏病、动脉粥样硬化的患者。引起阻塞的原因主要是血管痉挛、血栓形成、血管栓塞、血管壁改变等。患者多表现为单眼突发性无痛性视力下降或丧失。如果为分支动脉阻塞，则出现相当于该血管分布区域的视野缺损。眼底表现：视盘苍白，境界不清，动脉极细。视网膜呈灰白色水肿，黄斑中心凹呈樱桃红斑，为本病特征。数周后，视网膜水肿消退，视网膜恢复透明，但其内层已坏死萎缩，不能恢复功能。视盘色苍白，血管变细呈白线状。治疗上按急症处理，立即给予血管扩张剂如吸入亚硝酸异戊酯或舌下含服硝酸甘油、球后注射阿托品、前房穿刺、眼球按摩降眼压、吸氧等。

考点：视网膜中央动脉阻塞的特征性病变

2. 视网膜中央静脉阻塞　大多为血栓形成，与视网膜中央动脉的粥样硬化压迫、血液黏稠度增加或眼压升高等因素有关。高血压、心血管疾病或糖尿病等系统性疾病也是视网膜中央静脉阻塞的危险因素。突然出现不同程度的无痛性视力下降。眼底检查可见视网膜静脉扩张、迂曲，管壁的渗漏引起视网膜水肿，视网膜呈火焰状或片状出血。临床上分为缺血型和非缺血型，缺血型的病变及预后比非缺血型严重。治疗主要是积极寻找和治疗原发病，防止血栓形成，其次是根据病情对症处理。

考点：视网膜中央静脉阻塞的临床表现

（二）护理评估

1. 健康史　评估患者是否有高血压、糖尿病、冠心病、动脉硬化病史，血液黏稠度情况，视力下降的急缓、严重程度及诊疗过程。

2. 身心状况 全身多有原发病相应的体征，如血压、血糖升高等。视网膜中央动脉阻塞者单眼突发性无痛性视力下降或丧失，动脉极细，眼底呈缺血状，黄斑中心凹呈樱桃红斑。视网膜静脉阻塞者单眼突然出现不同程度的无痛性视力下降，视网膜静脉扩张、迂曲，视网膜出血、水肿，渗出。由于视力突然丧失和视野损害，且短时间内较难恢复，严重影响患者的生活和工作，患者易出现焦虑和悲观情绪。

3. 辅助检查 眼底荧光血管造影显示视网膜循环时间延长，血管壁荧光渗漏。出血区荧光被遮盖。毛细血管闭塞区形成大片无灌注区。

4. 治疗要点 治疗原发病，给予血管扩张剂、溶栓抗凝剂治疗。注意用药反应。

（三）护理问题

1. 感知改变：视力障碍、视野缺损 与视网膜血管阻塞有关。

2. 知识缺乏：缺乏对本病的防治知识。

3. 焦虑 与视力下降、视野缺损、对预后的担心有关。

4. 自理能力缺陷 与视力下降、视野缺损有关。

5. 有受伤的危险 与视功能障碍有关。

（四）护理措施

1. 心理护理 向患者宣传本病的防治知识，消除焦虑、悲观心理，配合治疗，积极面对生活。

2. 治疗护理 视网膜中央动脉阻塞导致视网膜完全缺血90分钟后出现不可逆性损害，因此，治疗应毫不迟缓。应紧急按医嘱正确给药。视网膜动脉阻塞给予：①血管扩张剂。吸入亚硝酸异戊酯或舌下含服硝酸甘油、球后注射阿托品、妥拉苏林；静脉滴注罂粟碱。②行前房穿刺、眼球按摩以降低眼压，使视网膜动脉扩张，也可口服乙酰唑胺。③行高压氧治疗：可吸入95%氧及5%二氧化碳混合气体，以缓解视网膜缺氧状态。视网膜静脉阻塞给予：①止血剂，如卡巴克络、酚磺乙胺等。②抗凝溶栓剂，如肝素、尿激酶、去纤酶等，防止血栓形成及溶栓。③活血化瘀中成药，如复方血栓通、复方丹参注射液，可扩张血管，降低血液黏稠度。用药期间注意观察药物不良作用，随时监测凝血酶原时间和纤维蛋白原含量，如不正常，报知医生，以免发生全身性出血的危险。

视网膜中央静脉阻塞病程较长，可有自限性。治疗主要是积极寻找和治疗原发病，防止血栓形成。可用右旋糖酐40、阿司匹林等降低血液黏稠度。如有血管炎症可用糖皮质激素。如有黄斑水肿，可行格栅样光凝术。如有广泛的视网膜出血和毛细血管无灌注，可行广泛视网膜光凝术，以减少新生血管形成的机会。如有玻璃体积血或视网膜脱离，可行玻璃体手术。

3. 针对原发病进行相应护理 如降低血压、控制血糖、降低血液黏稠度等。

4. 病情观察 观察患者视力、视野、眼压、眼底变化。

（五）健康指导

（1）积极治疗引起本病的全身性疾病，如高血压、糖尿病，动脉硬化等。

（2）合理膳食，宜低盐、低胆固醇、低脂肪饮食。注意休息，避免精神紧张或劳累。

（3）注意观察视力、视野等视功能变化，如有异常，应立即就诊。

二、视网膜病变

（一）概述

1. 高血压性视网膜病变　是指由于高血压导致视网膜动脉血管发生变化，早期表现为功能性血管痉挛，随着病情进展，逐渐发生器质性病变，管壁开始硬化，管腔变细狭窄，呈铜丝或银丝状改变，动静脉交叉压迹。小动脉硬化又致视网膜血液循环障碍，出现以视网膜出血、水肿、渗出为主的视网膜病变。治疗上主要是降血压，应用维生素 C、复方芦丁、碘剂等促进视网膜出血和渗出的吸收。

2. 糖尿病性视网膜病变　糖尿病可使全身多种组织和器官受损，糖尿病性视网膜病变是糖尿病的眼部并发症之一，可致盲。眼底表现为毛细血管失去其正常功能而形成微血管瘤，视网膜出血、水肿、硬性渗出和软性渗出。严重者可引起新生血管性青光眼、玻璃体积血或牵拉性视网膜脱离。治疗主要是控制血糖，防止病情的发展。应用维生素 C、碘剂、羟苯磺酸钙、递法明等，降低血管壁通透性，增加静脉张力及保护血管，促进视网膜出血和渗出的吸收。必要时行视网膜激光光凝术和玻璃体切割术治疗。

考点：糖尿病性视网膜病变的眼底表现

（二）护理评估

1. 健康史　评估患者是否有高血压、糖尿病、动脉硬化病史，以及病程长短、严重程度及诊疗过程。

2. 身心状况　全身多有原发病相应的体征，如血压、血糖升高、"三多一少"等症状。高血压性视网膜病变表现为视力不同程度下降，视网膜动脉变细，呈铜丝或银丝状改变，动静脉交叉压迹，还可有视网膜水肿、出血、渗出。糖尿病性视网膜病变眼底表现为毛细血管失去其正常功能而形成微血管瘤，视网膜出血、水肿、硬性渗出和软性渗出。严重者可引起新生血管性青光眼、玻璃体积血或牵拉性视网膜脱离。患者易出现焦虑心理。

3. 治疗要点　治疗原发病，给予应用维生素 C、碘剂、羟苯磺酸钙、递法明等治疗。注意用药反应。出现并发症时积极针对并发症进行对症治疗。

（三）护理问题

1. 感知改变：视力障碍　与视网膜病变有关。

2. 知识缺乏：缺乏对本病的防治知识。

3. 焦虑　与视力下降、对预后的担心有关。

4. 潜在并发症　应注意观察糖尿病性视网膜病变的严重并发症，如新生血管性青光眼、玻璃体积血或牵拉性视网膜脱离。

（四）护理措施

1. 心理护理　向患者宣传本病的防治知识，消除焦虑心理。

2. 针对原发病进行相应护理　如降低血压、控制血糖、指导合理饮食等。

3. 用药护理　遵医嘱给予维生素 C、碘剂、羟苯磺酸钙胶囊等药物。

4. 病情观察　观察患者视力、视野、眼压、眼底变化。

（五）健康指导

(1) 积极治疗引起本病的全身性疾病，如高血压、糖尿病。

(2) 合理饮食，宜低盐、低脂肪饮食。注意休息，避免精神紧张或劳累。

(3) 定期监测血压、血糖，定期做眼底检查，以便早期发现视网膜病变，及早治疗。

(4) 告知患者如有视力下降、虹视、视野缺损、视物遮挡感等，可能是出现了并发症，需立即就诊。

三、视网膜脱离

案例 4-9

患者，女，40 岁，某机关公务员，诉自幼近视，现双眼戴约 -15.00DS 眼镜。2 天前游泳后突感左眼视力下降，眼前看东西有遮挡感，游泳过程跳了 2 次水。初步检查：双外眼无红肿，眼球运动正常，矫正视力右眼 0.8，左眼 HM/ 眼前，辨色正常。

问题：

1. 患者还需做哪些检查确诊？

2. 患者主要的护理诊断是什么？

3. 试为其制订合理的护理计划。

（一）概述

视网膜脱离是指视网膜神经上皮层和色素上皮层之间分离。临床上分为孔源性（原发性）与非孔源性（继发性）视网膜脱离，后者又分为牵拉性及渗出性视网膜脱离。

1. 孔源性视网膜脱离　发生在视网膜裂孔形成的基础上，液化的玻璃体经裂孔进入视网膜，引起视网膜脱离。多见于老年人、高度近视、眼外伤、无晶状体眼者。

2. 牵拉性视网膜脱离　指因增生性膜或机化组织收缩、牵拉引起的视网膜脱离，多见于糖尿病性视网膜病变、Eales 病等引起的新生血管膜的牵拉，或眼球贯通伤引起的纤维组织增生的牵拉。

考点：视网膜脱离的临床分类

3. 渗出性视网膜脱离　由于视网膜毛细血管和色素上皮的屏障功能受损，血浆和脉络膜液体大量渗出并积聚在视网膜，导致渗出性视网膜脱离，多见于葡萄膜炎、Coats 病、中心性浆液性脉络膜视网膜病变等。

（二）护理评估

1. 健康史　评估患者有无视网膜病变，有无眼外伤、糖尿病史。是否是高度近视，发病前有无剧烈运动。白内障手术后有无植入人工晶体等。

2. 身心状况　患者初发时眼前有闪光感和黑影飘动，随后视力不同程度下降，视物变形，视野出现遮挡感等。散瞳检查可见脱离的视网膜呈青灰色隆起，血管爬行其上，视网膜裂孔呈红色、圆形或马蹄形。患者多有焦虑心理。

3. 检查评估　充分散瞳后，用间接检眼镜、三面镜检查，可见视网膜裂孔及眼底病变，B 超检查可协助诊断。

4. 治疗要点　以手术治疗为主，封闭裂孔，使脱离的视网膜复位。术前应制动，卧床休息，避免活动引起脱离范围扩大。术后也要注意休息及体位，禁止剧烈活动和重体力劳动，以防复发。

（三）护理问题

1. 感知改变：视力障碍、视野缺损　与视网膜脱离有关。

2. 知识缺乏：缺乏对本病的防治知识。

3. 焦虑　与视力下降、对预后的担心有关。

（四）护理措施

1. 心理护理　向患者宣传本病的防治知识，手术的必要性和手术的注意事项，消除焦虑心理，积极配合治疗。

2. 手术护理　按内眼手术护理常规。术前需充分散瞳，以便检查视网膜脱离范围和裂孔位置。术前应制动，卧床休息，避免活动引起脱离范围扩大。术后包扎双眼，静卧休息，玻璃体注气患者应头低位或俯卧位，使裂孔处于最高位，以帮助视网膜复位。

3. 病情观察　观察患者视力、视野、眼底变化。手术患者注意有无眼痛、眼压升高及特殊体位引起的不适等。

4. 生活护理　患者眼部包扎和卧床期间，协助其做好生活护理工作。

（五）健康指导

（1）高度近视者尽量避免剧烈运动和重体力劳动。

（2）控制血糖，减轻视网膜病变。

（3）防止眼外伤。

（4）出院后按时用药，定期复查。注意休息，半年内禁止剧烈运动，以防视网膜再次脱离。教会患者认识视网膜脱离先兆，如有异常，立即就诊。

四、玻璃体混浊

（一）概述

玻璃体是一种透明黏液性胶样组织，位于晶状体后方、视网膜前方，充满眼球后 4/5 的空腔。玻璃体的主要成分是水和胶质，其中 99% 为水分，其余的胶质为胶原纤维和透明质酸分子。凡是任何原因使玻璃体内出现除正常结构以外的不透明体称为玻璃体混浊。玻璃体混浊是临床常见的眼科症状之一。葡萄膜、视网膜有炎症时的渗出物、血液、寄生虫或肿瘤的瘤细胞进入玻璃体，玻璃体液化、变性等都可导致玻璃体混浊。

轻度混浊时，患者自感眼前有形态不一、大小不等的黑影飘动，如蚊蝇飞舞，视力一般不受影响，用检眼镜也不能发现较显著的异常，称为生理性飞蚊症。重度混浊时，患者感到眼前有粗大而不透明的黑影，视力不同程度的减退。用检眼镜检查时可发现点状、絮状或条索状混浊，随玻璃体运动而飘浮不定，严重者甚至不能窥见其眼底。

生理性飞蚊症无须治疗。视力减退时应针对原发病进行不同的处理。如治疗原发性炎症，应用止血药物碘化钾、普罗碘胺、透明质酸酶等药物促进混浊的吸收。严重混浊及治疗无效者，可采用玻璃体切割术治疗。

考点：玻璃体混浊的临床表现

（二）护理评估

1. 健康史　评估患者年龄、既往史，如有无葡萄膜炎、视网膜病变，有无玻璃体积血病史，是否为高度近视。

2. 身心状况　患者自觉眼前有黑影飘动，轻者仅有飞蚊症或视物模糊，重者仅存光感。眼底检查可见玻璃体混浊。患者可出现焦虑心理。

3. 治疗要点　针对原发病进行处理。如治疗原发性炎症、应用止血药物；用碘化钾、普罗碘胺、透明质酸酶等药物促进混浊的吸收。若严重混浊或治疗无效者，可采用玻璃体切割术治疗。

（三）护理问题

1. 感知改变：视力障碍 与玻璃体混浊程度有关。

2. 自理缺陷 与视力严重下降有关。

3. 知识缺乏：缺乏对本病的防治知识。

4. 焦虑 与视力下降、对预后的担心有关。

（四）护理措施

（1）心理护理：告知患者眼前黑影飘动的原因，可慢慢适应。需手术者说明手术的必要性和注意事项，消除其过度紧张心理。

（2）积极治疗原发病，如给予激素治疗葡萄膜炎，给予止血药治疗玻璃体内积血，预防近视加深等。

（3）遵医嘱给予碘剂，促进玻璃体混浊的吸收。

（4）手术护理：按内眼手术护理常规。

（5）病情观察：观察患者视力、玻璃体混浊变化。

（6）生活护理：患者双眼包扎和卧床期间，协助其做好生活护理。

（五）健康指导

（1）保护眼睛，预防近视度数加深。

（2）积极防治相关的眼病。

小结

视网膜疾病种类繁多，病因复杂。视网膜疾病的自觉症状主要是视力减退、视物变形、视野缺损、中心暗点、视物遮挡感等。眼底表现有视网膜水肿、渗出、出血、血管病变、色素变性、视盘充血、水肿或萎缩等。某些全身性疾病也可以在眼底出现上述情况，如高血压、糖尿病等引起的视网膜病变。玻璃体疾病易引起飞蚊症、闪光感、玻璃体液化混浊、玻璃体后脱离等。护理上应注意控制原发病，给予对症治疗或手术护理。

第8节 屈光不正及老视患者的护理

眼睛看清外界物体的过程就如同照相机拍摄外界景物的过程。光线经镜头的折射作用，只要焦距调得合适，就可以在底片上获得清晰的像，人眼的屈光系统（角膜、房水、晶状体和玻璃体）就相当于照相机的镜头，人眼能使从外界物体发出的光线，经过屈光系统屈折后，在视网膜上形成清晰的物像，这种生理功能称为眼的屈光。

但一个物体要在视网膜上形成清晰的像，眼的屈光系统必须与眼球的前后轴长相适应。临床上将眼的屈光状态分为两大类：正视眼（屈光正常）和非正视眼（屈光不正）。即眼调节静止状态下，来自5米以外的平行光线，经眼的屈光系统屈折后，形成一个焦点，恰好落在视网膜上形成清晰的像，具有这种屈光状态的眼称为正视眼（图4-14）。

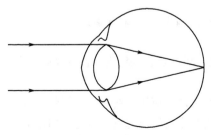

图4-14 正视眼

如果焦点在视网膜前或视网膜后或有的根本不能形成焦点，则称为非正视眼。

屈光不正包括近视、远视及散光三大类。

一、近　视　眼

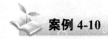

患者，男，10岁，学生，双眼视物不清1年，看黑板不清晰，但能看清书本上的小字。检查：远视力右眼0.2、左眼0.3，近视力双眼1.0/30cm，双眼其他检查未见异常。

问题：

1. 该患者还需要做什么检查？诊断如何？

2. 试为其制订护理计划。

（一）概述

近视眼是眼在调节放松状态下，平行光线经眼的屈光系统屈折后聚焦在视网膜之前的一种屈光状态，光线在视网膜上形成一个弥散环，因此导致看不清远处目标（图4-15）。

近视眼按其程度可分为轻度近视（屈光度 -3.00D 以下）、中度近视（屈光度 -3.00 ～ -6.00D）和高度近视（屈光度 -6.00D 以上）。按病理改变可分为单纯性近视和病理性近视。

1. 病因　近视眼的发生主要与遗传和环境两大因素有关。病理性近视主要由遗传因素所决定，最常见的遗传方式为常染色体隐性遗传，单纯性近视属于多因子遗传。环境因素主要与近距离用眼过多、户外运动过少、照明不足等因素有关。

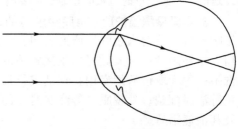

图 4-15　近视眼

2. 临床表现

（1）视力减退：近视眼最突出的症状是远视力下降，而近视力良好。近视患者看远时常习惯性眯眼以产生针孔效应，提高视力。

（2）视疲劳：近视眼如果不戴矫正眼镜长时间做近距离工作时，使调节和集合平衡失调，而产生视疲劳。

（3）眼位偏斜：主要是看近物时少用或不用调节，相应减少了眼的集合作用，易引起外隐斜或外斜视。

（4）眼球变化：眼球前后径增加，眼球主要向后突出，高度近视者明显，形成巩膜后葡萄肿。高度近视可发生程度不等的眼底退行性改变，如玻璃体液化、混浊和后脱离，近视弧形斑，豹纹状眼底，黄斑变性、出血，视网膜变性，视网膜裂孔，视网膜脱离等。

3. 治疗　近视眼主要通过验光，配戴合适的凹面镜，使平行光线被凹面镜发散后，其焦点后移，正好落在视网膜上。目前近视眼矫正最主要的方法为框架眼镜、角膜接触镜和屈光手术。

（二）护理评估

1. 健康史　询问患者有无近视家族史，平时用眼卫生状况，是否经过验光，有无配戴眼镜等。

2. 身心状况 近视眼远视力下降，近视力正常，易出现视疲劳，易引起外隐斜或外斜视，高度近视患者可发生程度不等的眼底退行性改变，可引起患者及家属紧张、焦虑情绪。

3. 辅助检查 验光以确定近视的程度。

4. 治疗要点与反应 配戴合适眼镜，高度近视避免剧烈活动。

（三）护理问题

1. 视力下降 与屈光力过强或眼底病变有关。

2. 舒适度改变：眼胀、头痛 与近视眼的调节和集合失衡有关。

3. 潜在并发症：玻璃体混浊、视网膜脱离等。

4. 知识缺乏：缺乏正确的近视眼矫正和眼保健知识。

（四）护理措施

1. 指导验光配镜 经验光以确定近视度数。14岁以下患儿需睫状肌麻痹验光，给予托吡卡胺、环戊通或阿托品眼药水滴眼，注意点药后压迫泪囊3～5分钟，观察用药反应。配镜以矫正至最佳视力的最低度数镜片为原则。

2. 框架眼镜护理 配戴框架眼镜是目前最安全的矫正近视眼的方法。指导患者和家属做好框架眼镜的护理：双手摘戴眼镜；眼镜摘下后镜面朝上，及时放到眼镜盒中；镜片沾上灰尘时先用清水冲洗，再用镜布擦干；参加剧烈运动时应摘下眼镜；戴镜视力下降、镜片划伤、镜架变形时应及时检查，必要时调整或更换。

3. 角膜接触镜护理 角膜接触镜的优点是对成像放大率影响较小，视野较大，不影响外观。目前大量临床研究表明，角膜塑形镜对青少年近视的发展有一定的控制作用。指导患者和家属做好角膜接触镜的护理：养成良好的卫生习惯，摘、戴前应认真洗手；每天取镜后用专用护理液进行清洁和消毒镜片；避免超时配戴或过夜配戴；避免游泳时配戴；发现眼红等症状时立即停戴，并及时就医；定期复查；定期更换镜片及其护理用品。

4. 屈光手术护理 可以分为角膜屈光手术、眼内屈光手术、巩膜屈光手术。按外眼或内眼手术护理常规，角膜屈光手术前停戴软性角膜接触镜1周，配戴硬性角膜接触镜者，术前至少应停戴1个月以上。术前3天停止眼部化妆。术后告知患者按医嘱正确点眼药，切勿揉眼，避免碰撞眼部，定期复诊。

（五）健康指导

近视眼的发生虽然与遗传因素有关，但不可忽视环境和用眼卫生对其的影响。预防措施如下：

（1）培养良好的用眼习惯：读写的姿势要正确，眼与书本的距离为30cm左右，不要太近；阅读时间不要过长，每隔1小时休息10分钟并远眺；不要在暗处或强光下看书；不要躺着、乘车或行走时看书等。

（2）改善学习环境及条件：教室或工作室要有良好的照明，照明应无眩光或闪烁；黑板无反光；桌椅高低配备合适；印刷品字迹清晰；减轻学生课业负担。

（3）建议每天参加户外运动2小时以上。

（4）定期检查视力，发现问题及时处理。

（5）合理营养，加强锻炼，增强体质。

（6）高度近视者避免剧烈运动。

考点：近视的表现、矫正方法及预防

链接

眼 的 调 节

正视眼对 5 米以外来的平行光线能在视网膜上聚焦成像，故正视眼能看清远处物体。但如果屈光力不改变，来自近处的散开光线其焦点势必落在视网膜后，视近物就不清楚。那么我们为什么能不费力地看清近处物体呢？这是因为眼睛具有"自动调焦"的功能，通过变更焦距，增加屈光力，以适应看清近距离目标的需要。眼的这种功能称调节作用。具体表现为当看远目标时，睫状肌松弛，晶状体悬韧带紧张，将晶状体四周拉紧，晶状体相对扁平。当看近目标时，睫状肌收缩，晶状体悬韧带松弛，晶状体由于其本身的弹性变厚变凸，屈光力增强。

二、远 视 眼

（一）概述

当调节放松时，平行光线经过眼的屈光系统后聚焦在视网膜之后的一种屈光状态（图 4-16）。

典型的远视者视远不清、视近更不清。远视眼按其程度可分为低度远视（屈光度 +3.00D 以下）、中度远视（屈光度 +3.00D～+5.00D）和高度远视（屈光度 +5.00D 以上）。能被调节所代偿的那一部分远视，称为隐性远视，在未行睫状肌麻痹验光时难以发现。随着年龄的增大，调节幅度或能力下降，被调节所代偿的隐性远视则逐渐暴露出来。

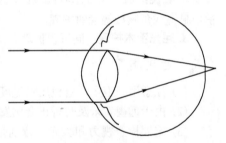

图 4-16 远视眼

1.病因 主要是眼球发育不良，眼球小，眼轴前后较短引起，多见于儿童。也可因屈光力较弱所致，如扁平角膜、晶体脱位、外伤后或手术后无晶体眼等。

2.临床表现

（1）视力减退：远视眼的视力减退取决于远视程度和调节能力的强弱。青少年调节力强，轻度远视能通过调节力来补偿，故远近视力都可正常；年龄大而调节能力弱者或远视度数较高，调节力不足以矫正屈光不正，则远近视力都出现减退，看近物比看远物更模糊。

（2）视疲劳：远视患者看远看近都较正视眼使用更多的调节，使睫状肌强烈收缩，且集合作用也大，日久可引起眼疲劳现象。

（3）内斜视：远视程度较大的儿童，由于过度调节和过多集合，可诱发内斜视。

（4）弱视：视觉发育期内未矫正的较高度数的远视患者，在充分使用调节状态下仍未获得清晰视力而易发生弱视。

（5）眼球改变：远视眼的眼轴较短，眼底常可见视乳头小、色红、边缘不清、稍隆起，类似视乳头炎。

3.治疗 远视眼的矫正主要是通过配戴合适的凸面镜使其焦点前移，落在视网膜上。目前远视眼矫正最主要的方法为框架眼镜，其次为角膜接触镜和屈光手术。

考点：近视与远视临床表现的区别

（二）护理评估

1. 健康史　了解患者的眼球发育情况，有无家族史，远视的发生年龄及程度，是否经过验光，有无配戴眼镜，有无眼外伤、晶体摘除手术史等。

2. 身心状况　远、近视力不同程度下降，易视疲劳、眼位内斜等。可引起患者及家属有紧张、焦虑情绪。

3. 辅助检查　验光以确定远视的程度。

4. 治疗要点与反应　配戴合适凸面镜矫正。儿童在发育过程中，屈光度会有所改变。

（三）护理问题

1. 视力下降　与屈光力过弱或眼轴过短有关。

2. 舒适度改变：眼胀、头痛　与远视眼过度调节有关。

3. 潜在并发症：内斜视、弱视等。

4. 知识缺乏：缺乏正确的眼保健知识。

（四）护理措施

1. 验光护理　同近视护理。

2. 配镜护理　指导患者配戴凸面镜，注意戴镜后有无眼胀、头痛症状。指导患者做好框架眼镜或角膜接触镜的护理。

3. 屈光手术护理　同近视护理。

（五）健康指导

（1）注意用眼卫生，避免用眼过度。

（2）由于远视者未及时矫正会诱发弱视和内斜视，因此要早期发现早期治疗。

（3）定期检查视力和验光，特别是学龄儿童，按其发育过程中屈光度改变，相应调整镜片度数。

三、散　　光

（一）概述

眼球在不同经线上屈光力不同，平行光线经眼的屈光系统之后不能聚成一个焦点而形成两条焦线的屈光状态称为散光。散光主要由角膜产生，其次由晶状体产生。散光可以分为规则散光和不规则散光。

1. 病因

（1）先天因素：主要是先天性角膜各径线的曲率半径大小不一样。

（2）后天因素：角膜疾病如角膜溃疡、角膜薄翳，手术如角膜移植、白内障摘除术、角膜外伤等使角膜表面凹凸不平。

2. 临床表现　主要是视力减退，看远看近都不清楚，虽然尽量使用调节也徒劳无益，容易发生视疲劳。

3. 治疗　轻度规则性散光无症状者，可不必矫正。若出现视疲劳和视力减退，尽管度数不高，也需用柱镜矫正。一般来讲，散光原则上应充分矫正。对不规则散光，可戴角膜接触镜。

（二）护理评估

1. 健康史　了解患者的眼球发育情况，散光的发生时间及程度，是否经过验光，有无配戴眼镜，有无角膜疾病、眼部外伤及手术史等。

2. 身心状况　远、近视力不同程度下降，易视疲劳。

3. 辅助检查　验光以确定散光的程度。

4. 治疗要点与反应　配戴合适柱镜矫正，初戴者可出现眼胀、头痛等不适。

（三）护理问题

1. 视力下降　与进入眼内的光线不能聚焦有关。

2. 舒适度改变：眼胀、头痛　与散光未矫正有关。

3. 知识缺乏：缺乏正确的眼保健知识。

（四）护理措施

1. 验光护理　同近视护理。

2. 配镜护理　指导患者配戴柱面透镜，注意戴镜后有无眼胀、头痛症状。指导患者做好框架眼镜或角膜接触镜的护理。

3. 屈光手术护理　同近视护理。

（五）健康指导

（1）注意用眼卫生，避免用眼过度。

（2）积极防治角膜疾病。

（3）定期检查视力和验光。

四、老　　视

（一）概述

随着年龄的增长，眼的调节力减弱，因而引起近距离工作困难，称老视，俗称"老花"。老视是一种生理现象，一般老视从 40～45 岁以后开始出现。不论屈光状态如何，每个人均会发生老视。

1. 病因　随着年龄增长，晶状体逐渐硬化，弹性减弱，睫状肌的功能逐渐减低，从而引起眼的调节功能逐渐下降。

2. 临床表现　远视力正常，近视力逐年减退，做近距离精细工作发生困难，阅读时必须将目标移远或在强光下才能看清，以后目标物虽移远也不能看清，易发生视疲劳。原有屈光状态将影响老视症状出现的迟早，未行矫正的远视者较早发生老视，近视者发生较晚。

3. 治疗　需配戴适度的凸面镜，以弥补调节力的不足。可以配戴单光眼镜、双光眼镜或渐进多焦点眼镜。

（二）护理评估

1. 健康史　询问就诊者的年龄，视物模糊情况，有无戴镜。

2. 身心状况　近视力下降，阅读及近距离工作困难，易视疲劳。

3. 治疗要点与反应　阅读时配戴合适凸面镜。

（三）护理问题

1. 视力下降：近视力下降 与眼的调节减弱有关。

2. 舒适度改变：近距离阅读易眼胀、头痛 与眼的调节减弱有关。

3. 知识缺乏：缺乏老视相关知识。

（四）护理措施

1. 心理护理 解释老视相关知识，使其正确进行矫治。

2. 配镜护理 指导患者验光后配戴合适的凸面镜，注意戴镜后有无眼胀、头痛症状。

（五）健康指导

（1）避免用眼过度导致视疲劳。

（2）随年龄增长老视程度会逐渐加重，镜片度数应适当调整。

（3）老视眼镜也要准确验光，成品花镜易引起视疲劳。

> **小结**
>
> 　　屈光不正包括近视、远视和散光，是影响视力的重要原因，严重者还可引起斜视和弱视。目前屈光不正的治疗主要为框架眼镜、角膜接触镜、屈光手术。老视是生理现象，主要是调节功能减弱，引起视近困难，应给予配戴适度的凸面镜，以弥补调节力的不足。

第9节　斜视及弱视患者的护理

一、斜　　视

（一）概述

　　1. 共同性斜视 是指两眼视轴不能同时注视同一目标，眼位呈偏斜状态，但眼外肌及其支配神经系统一般无器质性病变，斜视角在各方向注视时均相同的一类斜视。

　　（1）病因

　　1）解剖因素：眼外肌发育异常，如内直肌发育过强，导致与之拮抗的外直肌之间失去平衡。

　　2）融合功能不全：双眼视力不等，或单眼形觉剥夺等因素，可妨碍双眼融合功能的发育，无法形成双眼单视，无法建立立体视，从而引发斜视。

　　3）屈光不正：导致调节与集合之间不平衡。如中高度远视眼需要较大的调节而过度集合常伴发内斜视；近视眼不需调节或较少调节而集合不足常出现外斜视，临床上一般较少见。

　　（2）临床表现

　　1）一眼注视目标时，另一眼发生偏斜。

　　2）眼球运动无障碍：斜视角在各方向均相等，即第一斜视角等于第二斜视角（健眼注视时，斜视眼的偏斜角称为第一斜视角；斜视眼注视时，健眼的偏斜角称为第二斜视角）。

　　3）无复视，无代偿头位。

4) 可伴弱视。

(3) 治疗要点：矫正屈光不正、治疗弱视、正位视训练、手术矫正等。斜视手术的一般目的是美容，更重要的目的是恢复双眼单视，从而建立立体视。

考点：共同性斜视的临床表现及治疗要点

2. 麻痹性斜视 是由于病变累及眼外肌运动神经核、神经或肌肉等而导致的眼位偏斜，又称为非共同性斜视。它与共同性斜视的主要鉴别点在于是否有眼球运动障碍（即眼外肌是否有麻痹或部分麻痹）和复视。麻痹性斜视分为先天性和后天性两种。

(1) 病因：先天性眼外肌麻痹多为先天性发育异常；后天性眼外肌麻痹多由头颅或眼眶外伤、感染、炎症、肿瘤、血管病变、中毒等原因引起的支配眼外肌及其运动的神经麻痹所致。

(2) 临床表现

1) 眼位偏斜，眼球运动受限。

2) 两眼分别注视时，偏斜角度不等，第二斜视角大于第一斜视角。

3) 复视，伴头晕、恶心、呕吐、步态不稳等症状。

4) 代偿头位：为克服复视，缩小斜视角，减轻症状，常把头转向麻痹肌作用方向，用头位转动弥补麻痹肌功能不足。如右眼外直肌麻痹，头转向右方。

(3) 治疗要点

1) 针对病因进行治疗，如摘除颅内肿瘤、消除眼眶内炎症，解除或减少受累神经和眼外肌的损害。

2) 对症治疗，可给予维生素 B 族、能量合剂、血管扩张剂和激素类药物，有助于神经、肌肉功能的恢复。

3) 针灸或理疗。

4) 病因已除，经药物治疗 6 个月以上无效者可考虑手术治疗。

考点：麻痹性斜视的病因及临床表现

（二）护理评估

1. 健康史 了解患者的眼部发育情况及家族史，发病时间，有无屈光不正、颅脑及眼部外伤、感染、肿瘤等病史及治疗经过。

2. 身心状况 共同性斜视有眼位偏斜，但一般眼球运动无障碍，斜视角在各注视方向相等，无复视，无代偿头位。而麻痹性斜视除眼位偏斜外，眼球运动受限，第二斜视角大于第一斜视角，多出现复视、头晕、恶心、步态不稳和代偿性头位等。斜视可影响容貌，也引起弱视，患者易出现焦虑、自卑心理。

3. 辅助检查 角膜映光法、遮盖试验、三棱镜遮盖法等以测定斜视的类型和斜视度。还需做血常规和头颅 CT，以排除感染、颅内或眼眶内的占位性病变。

4. 治疗要点 去除病因。根据病情给予药物或手术治疗，麻痹性斜视术后复视仍有可能存在。

（三）护理问题

1. 知识缺乏：缺乏斜视的防治知识 与信息来源不足有关。

2. 感知改变：视力下降 与屈光不正、斜视、弱视有关。

3. 舒适改变：复视、头晕、恶心 与麻痹性斜视有关。

4. 自我形象紊乱 与眼位偏斜有关。

（四）护理措施

1. 心理护理 向患者解释本病的治疗方法和预后，使患者和家属对手术有客观的认识，

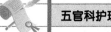
以消除焦虑，增强治疗信心。

2. 用药护理　对麻痹性斜视遵医嘱给予维生素 B 族、能量合剂、血管扩张剂、抗生素和激素类药物。

3. 手术护理　按外眼手术护理常规。

（五）健康指导

(1) 注意用眼卫生，避免用眼过度。

(2) 及时矫正屈光不正，强调坚持戴镜的重要性。

(3) 积极防治引起麻痹性斜视的颅脑、眼部及全身性疾病。

二、弱　　视

案例 4-11

　　患者，女，3 岁。近日母亲发现她喜欢斜着眼看东西，担心视力有问题，遂带她就诊。检查：裸眼视力右眼 0.1，左眼 0.6；散瞳验光结果：右眼 +4.00DS → 0.4，左眼 +2.50DS → 0.9。角膜映光法查右眼映光点位于颞侧瞳孔缘，左眼位于瞳孔中心。眼前后节均无明显病变。初步诊断为共同性内斜视，双眼屈光不正，右眼弱视。

问题：

1. 治疗护理措施和时机如何？

2. 如何对家属进行健康教育。

（一）概述

　　弱视的患病率为 2% ～ 4%，为视觉发育相关性疾病，所以了解视觉发育对弱视的诊断、治疗及预防有重要意义。

　　弱视是视觉发育期内由于异常视觉经验（单眼斜视、屈光参差、高度屈光不正及形觉剥夺）引起的单眼或双眼最佳矫正视力下降，眼部检查无器质性病变。

1. 病因

(1) 斜视性弱视：为克服斜视引起的视觉紊乱，大脑皮质抑制斜视眼的视觉，从而形成弱视。

(2) 屈光不正性弱视：高度屈光不正，尤其是高度远视、散光，未及时矫正，无法使物像聚焦在视网膜上从而引起弱视。

(3) 屈光参差性弱视：因双眼屈光度不等，两眼视网膜成像大小和物像的清晰度也不等，故难以融合成单一物像，大脑皮质便抑制屈光不正较大的眼球的物像，从而该眼便形成弱视。

考点：弱视的病因

(4) 形觉剥夺性弱视：婴幼儿期由于先天性白内障、角膜混浊、上睑下垂、遮盖眼过久、眼睑缝合术等，妨碍视网膜获得足够光刺激，剥夺了黄斑形成清晰物像的机会从而引起弱视。

2. 临床表现

(1) 视力减退：矫正视力 ≤ 0.1 为重度弱视，0.2 ～ 0.5 为中度弱视，0.6 ～ 0.8 为轻度弱视。

(2) 拥挤现象：对排列成行的视标分辨力差，单个视标检查时视力可提高。

(3) 斜视或眼球震颤。

(4) 固视异常：斜视性弱视眼可有旁中心注视，即是用黄斑中心凹以外的视网膜某一点注视目标。

（5）双眼单视功能障碍。

3. 治疗要点　治疗原发病因，消除抑制，提高视力，训练黄斑注视和融合功能，恢复双眼单视，从而建立立体视。治疗方法有矫正眼位、戴镜矫正屈光不正、遮盖健眼法、精细目力训练法、压抑疗法、后像疗法等。

考点：弱视的临床表现

考点：弱视的治疗要点

（二）护理评估

1. 健康史　了解患者出生时眼部发育情况及家族史，有无眼病，有无不恰当遮眼史。

2. 身心状况　视力减退，不能矫正至正常。对排列成行的视标分辨力较单个视标差。中重度弱视者可伴有斜视或眼球震颤。斜视性弱视眼可有旁中心注视，双眼单视功能障碍等。患者及家属易焦虑。

3. 治疗要点　去除病因，消除抑制，提高视力。弱视的治疗效果与年龄、弱视程度、注视性质及治疗的依从性有关。年龄越小，治疗效果越好，6岁以后治疗效果变差。中心注视者效果较佳，旁中心注视者效果较差。

（三）护理问题

1. 知识缺乏：缺乏弱视的防治知识　与信息来源不足有关。

2. 感知改变：视力下降　与弱视有关。

3. 自理缺陷　与视力低下有关。

（四）护理措施

1. 心理护理　向患者及家属解释本病的治疗方法、疗程和预后，使患者和家属有客观的了解，消除其顾虑，增强信心，积极配合治疗。

2. 治疗护理　指导患者进行以下正确的治疗：①正确的屈光矫正。②遮盖疗法：即遮盖视力相对较好的一眼，强迫弱视眼注视，使弱视眼得到锻炼从而提高视力，是弱视治疗最主要最有效的方法。遮盖健眼的时间，应根据患儿视力的高低及年龄的大小而灵活掌握。③精细目力训练法：穿珠子、穿针、刺绣、描图、绘画等。精细目力训练必须使用弱视眼，每天一次，每次10～15分钟。常规遮盖加精细作业是治疗弱视的最好方法。此外，还有后像疗法、压抑疗法、红色滤光片疗法等。

3. 病情观察　需要特别注意的是每遮盖2～4周，必须检查两眼视力，观察弱视眼视力提高情况，被遮眼视力有无下降，预防健眼形成遮盖性弱视。

链接

我国儿童不同年龄段正常视力

1岁：0.2；2岁：0.4～0.5；3岁：0.5～0.6；4岁：0.7～0.8；5岁：0.8～1.0；6岁：1.0及以上。一般儿童视力发育在6～8岁趋于稳定。如低于以上数值，孩子的父母应提高警惕。

（五）健康指导

（1）普及弱视知识的宣传教育工作，使家长和幼儿园工作者认识到弱视及其危害，了解和掌握有关弱视的防治知识。

（2）视力发育是随着儿童的成长逐步完善的。应定期为婴幼儿及儿童检查视力，一般每6个月检查一次，以便早期发现弱视，及时治疗。

（3）发现近视、远视、散光等屈光不正，应在医生指导下及时配戴合适度数的眼镜，以免发展成弱视。

(4) 告知患者家属弱视的疗效与年龄有关，治疗年龄越小效果越好。

小结

　　斜视是眼位偏斜，分为共同性斜视和麻痹性斜视，由多种原因引起，除影响美观外，重要的是抑制斜视眼的视功能，从而导致弱视和立体视觉丧失。根据不同病因，给予配镜、药物、手术治疗。弱视是视觉发育障碍，弱视如果不及时防治，将造成终生视力低下和立体视觉功能丧失。治疗应先矫正眼位或屈光不正，再配合遮盖、视功能刺激等。斜视和弱视多发生于儿童，必须认真对待，早发现，早治疗。

第10节　眼外伤患者的护理

　　眼外伤指机械性、物理性和化学性等因素直接作用于眼部，引起眼部结构和功能的损害。严重眼外伤往往造成视力障碍甚至失明。根据眼外伤的致伤原因可分为机械性和非机械性两类。前者包括钝挫伤、穿通伤和异物伤等，后者有热烧伤、化学伤、辐射伤和毒气伤等。

一、结膜和角膜异物

（一）概述

　　结膜、角膜异物是指细小异物黏附或嵌入结膜、角膜表层所致。常见的异物有灰尘、

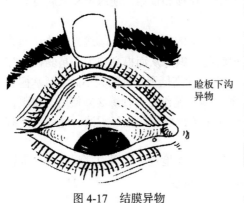

　　沙粒、煤屑、铁屑、玻璃碎屑、谷壳、飞虫等。患者多有眼部异物感、疼痛、畏光、流泪、眼睑痉挛等。结膜异物多存留在睑板下沟（图4-17）、穹隆部或半月皱襞处。角膜异物多存留在角膜表面、浅层或刺入角膜深层，其周围可有灰白色浸润灶，铁质异物可形成锈斑。治疗要点是及时取出角结膜异物，预防感染。

睑板下沟异物

（二）护理评估

　　1. 健康史　详细询问致伤原因、时间、异物种类及受伤后的诊疗经过。

图4-17　结膜异物

　　2. 身心状况　有明显的眼部异物感和刺激症状。仔细检查角结膜可找到异物。患者有焦虑心理。

　　3. 治疗要点　取出异物。若处理不当，可引起患者角膜感染或穿孔。

（三）护理问题

　　1. 知识缺乏：缺乏眼部的防护知识　与信息来源不足有关。

　　2. 舒适改变：眼痛、流泪、异物感　与异物刺激有关。

　　3. 感染的危险　与异物存留过久、处理不当有关。

（四）护理措施

　　1. 治疗护理　黏附角结膜表面的异物，可用1%丁卡因溶液表面麻醉后用无菌湿棉签拭去。大量异物者用0.9%氯化钠溶液冲洗，再滴抗生素眼药水。嵌入角膜的异物，可用异物针或注射针头剔除（图4-18），如有铁锈斑，应尽量将锈斑刮除干净，若铁锈范围大而深，

一次不能剔尽，可分次进行，以免损伤过多角膜。对多个异物可分期取出，即先取出暴露的浅层异物，再对深层异物进行处理。操作应严格遵守无菌要求，术毕涂抗生素眼膏包眼。

2. 病情观察　观察角结膜有无异物残留，角膜伤口愈合情况，有无感染发生。

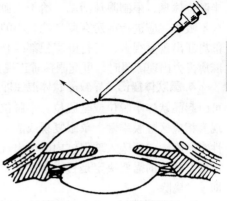

（五）健康指导

（1）保护眼睛，以防眼外伤，如工作时应遵守操作规程，戴防护镜。

（2）异物溅入眼后，忌用力揉眼。

（3）告知患者角膜异物剔除后，第二天应复诊。

图4-18　角膜异物剔除术

> 考点：结膜和角膜异物的护理措施

二、眼 挫 伤

　案例 4-12

患者，男，65岁。右眼被拳击伤，眼痛、视物不清一天。检查视力：右眼光感，左眼1.0，右眼前房内充满暗红色液体，右眼瞳孔、虹膜及晶状体均不能查见。

问题：

1. 患者的眼部为何种外伤？

2. 应给予何种护理措施？病情观察时应注意观察哪些内容？

（一）概述

眼部受钝性物体的撞击或高压液体、气体的冲击所致的损伤称眼挫伤。致伤物有树木、球类、石块、拳头、高压水枪、爆炸产生的冲击波等。眼挫伤包括眼附属器挫伤和眼球挫伤，挫伤的部位及程度与致伤物的大小、作用方向和速度有关。由于眼球各部的组织结构不同，挫伤后可有不同表现。

1. 眼睑挫伤　引起眼睑肿胀、皮下淤血、水肿，严重者可造成眼睑撕裂、伴泪小管断裂，以及眶壁骨折。眼睑挫伤引起的轻度淤血和水肿，可自行吸收，无须特殊处理。当淤血明显时，早期可给予冷敷，防止继续出血，48小时以后改热敷，以促进淤血的吸收，同时可应用止血药。眼睑裂伤者应予以缝合。

2. 角膜挫伤　若伤及角膜上皮层，可有明显刺激症状，角膜上皮可脱落。严重的角膜挫伤可引起角膜基质层水肿、增厚和混浊、后弹力层皱折，甚至角膜破裂。治疗时可在结膜囊内涂抗生素眼膏后包扎，预防感染，促进上皮愈合，防止角膜溃疡。角膜基质水肿者，眼部可滴用糖皮质激素眼药水，必要时使用散瞳剂。角膜裂伤有内容物脱出者，需手术缝合。

3. 虹膜睫状体挫伤　因虹膜睫状体血管破裂，可有前房积血，大量积血可引起继发性青光眼。若虹膜根部断离，则瞳孔呈"D"形，可引起单眼复视。瞳孔括约肌损伤可出现瞳孔散大。若外力过强，可导致房角撕裂、后退、前房变深等。前房积血时，应双眼包扎、半卧位休息、限制眼球活动、给予止血药物。若眼压升高，应用降眼压药物治疗。如出血久不吸收，应进行前房穿刺冲洗。小的虹膜瞳孔缘断裂无症状者可不予处理。严重虹膜根部离断出现复视者，可行虹膜根部缝合术。外伤性瞳孔散大，轻者能自行恢复，伴有调节麻痹视力出现障碍时，可配眼镜矫正视力。

4. 晶状体挫伤　导致晶状体混浊即外伤性白内障。挫伤后由于悬韧带部分或全部断裂，可引起晶状体半脱位或全脱位。半脱位时，散瞳后在瞳孔区可见部分晶状体的赤道部，表现为相应区虹膜震颤、单眼复视或散光。晶状体完全脱入前房或嵌于瞳孔时，可引起继发性青光眼。向后坠入玻璃体内时可出现视力减退、前房加深、虹膜震颤等。外伤性白内障可根据视力的需要决定是否手术治疗。当全脱位时若晶状体脱入前房或嵌顿于瞳孔区应立即手术摘除。

5. 视网膜挫伤　常在对应的后极部视网膜上发生对冲伤，造成视网膜血管渗透性增加，导致其缺氧和水肿，即所谓视网膜震荡。表现为后极部视网膜灰白色混浊，视力轻微下降。数天后水肿逐渐消退，眼底和视力恢复。严重的视网膜挫伤可有出血、黄斑裂孔、视网膜脱离等。治疗可用糖皮质激素、神经营养药、血管扩张剂、维生素类。视网膜脱离者应及时行视网膜复位术。

（二）护理评估

1. 健康史　详细询问患者是否有明确外伤史，受伤原因、时间、致伤过程、致伤物及伤后诊疗经过。

2. 身心状况　眼挫伤部位不同，其症状和体征可有不同。眼睑挫伤可出现眼睑水肿、淤血。角膜挫伤可出现眼痛、流泪、角膜水肿、混浊，甚至裂伤。虹膜睫状体挫伤可出现前房积血、虹膜根部断裂、瞳孔散大等。晶状体挫伤可发生晶体混浊或脱位。视网膜挫伤时可出现视网膜震荡、视网膜出血，严重时视网膜脱离等。眼外伤可直接影响患者的视功能和眼外观，患者有焦虑、悲观情绪。

3. 治疗要点　主要是对症治疗。

（三）护理问题

1. 知识缺乏：缺乏眼外伤的防治知识　与信息来源不足有关。

2. 舒适改变：眼痛、流泪　与眼组织受伤有关。

3. 感知改变：视力下降　与眼外伤引起眼部结构破坏有关。

4. 潜在并发症：继发性青光眼、外伤性白内障、视网膜脱离等。

（四）护理措施

1. 休息与饮食　严重眼挫伤应卧床休息，前房积血宜采取半卧位。宜食营养丰富、易消化食物，保持大便通畅。

2. 心理护理　给予心理疏导，使患者情绪稳定，配合治疗。

3. 对症护理　眼挫伤出血后24小时内冷敷，防止再出血。48小时以后改为热敷促进积血吸收。必要时给予止痛、镇静、散瞳等。

4. 用药护理　遵医嘱应用止血药、糖皮质激素、抗生素、维生素类药物。

5. 病情观察　监测伤眼的眼痛、视力、眼压、出血等变化。

（五）健康指导

（1）进行生活与安全生产教育，注意自我防护，预防眼外伤。

（2）指导患者自我监测，如出现眼痛加剧、虹视、视力进一步下降等，需立即就诊。

三、眼球穿通伤

（一）概述

眼球壁被锐器刺透或高速飞行的碎片击穿称为眼球穿通伤。致伤物有针头、钉子、树枝、剪刀、碎石、子弹等，属眼科急症。临床表现有眼痛、视力障碍，如果房水涌出会有"热泪"流出的感觉。检查见角膜、巩膜或角巩膜缘有伤口，可有内容物脱出，前房变浅。还可出现眼内出血，眼压可下降或升高。常合并眼球内异物，可引起眼内感染和交感性眼炎、粘连性角膜白斑。

治疗时应及时封闭伤口，恢复眼球结构的完整性，积极预防感染和防治并发症。给予止痛、止血、注射破伤风抗毒素，局部和全身应用抗生素和糖皮质激素。嵌顿的脱出物无污染者，用抗生素溶液冲洗，争取还纳眼内。受污染不能还纳时，应予剪除。晶状体脱出时可行晶状体摘除术。眼内异物者，应及早定性定位，手术取出。完全无法缝合者可行眼球摘除术。

链接

人的眼球能换吗？

眼睛是人们认识世界、获取信息的重要器官。失明的人是多么渴望重见光明。有不少人由于种种原因损害或摘除了眼球，希望医生能给其换一个眼球。可惜到目前为止，医学发展还不能做到这一步。因为眼睛虽小，却是个极其精密而复杂的器官，视神经属于中枢神经，被切断后尚无法重新接活，视神经上的血管比头发还要细，也无法缝合，还存在着排斥反应等问题。所以，眼球移植目前只是一种梦想。不过，令人欣喜的是，活动性义眼可帮助眼球摘除术后的患者重树生活的信心。

（二）护理评估

1. 健康史 详细询问是否有外伤史，受伤过程、致伤物及伤后诊疗过程。

2. 身心状况 眼痛、流泪、视力障碍等，眼球伤口处可见内容物脱出，前房变浅；还可出现眼内出血，眼压可下降或升高，常有眼球内异物存留、继发眼内感染等。眼球穿通伤对视力影响大，患者有焦虑、悲观情绪。

3. 治疗要点 封闭伤口，止痛、止血，预防感染和并发症。

（三）护理问题

1. 知识缺乏：缺乏眼外伤的防治知识 与信息来源不足有关。

2. 舒适改变：眼痛、流泪等 与眼组织受伤有关。

3. 感知改变：视力下降 与眼外伤引起眼的结构破坏有关。

4. 潜在并发症：可有继发性青光眼、外伤性白内障、眼内炎、交感性眼炎等。

（四）护理措施

1. 休息与饮食 眼球穿通伤应卧床休息，宜食营养丰富、易消化食物，保持大便通畅。

2. 心理护理 给予心理疏导，使患者情绪稳定，配合治疗。

3. 手术护理 协助医生缝合伤口、取异物。但术前准备时禁忌挤压眼球和冲洗结膜囊，以免加重内容物脱出和增加眼内感染机会。

4. 用药护理 遵医嘱应用抗生素、止血药等。

5. 病情观察 监测伤眼的眼痛、视力、眼压、出血、伤口等情况。

（五）健康指导

（1）进行生活与安全生产教育，注意自我防护，预防眼外伤。

（2）指导患者自我监测，一旦未受伤眼出现不明原因的眼痛、眼红、视力下降，应及时就诊。

四、眼部化学性烧伤

案例 4-13

患者，男，农民工，在一家建筑工地干活，上午 9 时在给房子顶部涂石灰浆时不慎将石灰溅入右眼，自觉右眼异物感和刺痛，于是用手揉眼，想把异物揉出，无效。右眼疼痛加剧，视物模糊，不能睁眼。遂由工友送来急诊。检查右眼睑红肿，结膜充血，角膜混浊，有上皮脱落，前房和瞳孔窥不清。

问题：

1. 患者的右眼的诊断是什么？

2. 患者眼部发生情况后的自行处理是否正确？应吸取什么教训？

3. 针对该患者正确的护理措施有哪些？

（一）概述

1. 病因 眼部化学伤是以酸、碱为主的化学物质溅入眼内后引起的眼部损伤，多发生于化工厂、施工场所和实验室等。致伤物多为硫酸、盐酸、硝酸、氢氧化钠、石灰、氨水及农药等。眼化学伤的轻重程度与化学物质的性质、浓度、接触时间、接触面积和抢救是否及时有关。酸性物质可使组织蛋白质凝固坏死形成假膜，能阻止酸性物质继续向深层组织渗透，因此，组织损伤相对较轻。而碱性物质与组织中的类脂质类起皂化作用，能溶解组织，与组织接触后能很快渗透到深层和眼内，使深部及周围组织被继续侵蚀，因此，碱烧伤破坏力大而持久，预后差。

2. 临床表现 眼痛、畏光、流泪、视力下降。轻度烧伤可引起眼睑皮肤潮红、肿胀，结膜轻度充血、水肿，角膜上皮脱落。重者眼睑皮肤腐蚀、溃烂，结膜高度水肿、苍白甚至坏死，角膜缺血性坏死，呈灰白色。碱烧伤时，碱可直接渗入前房引起虹膜睫状体炎、继发性青光眼、并发性白内障、眼内炎和眼球萎缩。眼睑、泪道的烧伤可引起眼睑、结膜等组织的畸形，如睑外翻、睑内翻、睑球粘连等。

3. 治疗 无论何种化学伤，现场急救最重要，应分秒必争就地彻底冲洗眼部，用大量的清水反复冲洗，目的在于稀释浓度，减少眼组织的破坏，将烧伤程度降至最低。送到医院后，应再次冲洗，常用中和液或 0.9% 氯化钠溶液，即酸烧伤用碱性冲洗液（2% 碳酸氢钠溶液），碱烧伤用酸性冲洗液（3% 硼酸溶液）中和。同时止痛、抗感染和预防并发症。

（二）护理评估

1. 健康史 详细询问患者是否有外伤史、受伤过程、致伤物及伤后诊疗过程。

2. 身心状况 明显的眼部刺激症状，视力下降。眼睑皮肤潮红、肿胀、腐蚀、溃烂，结膜充血、水肿、苍白甚至坏死，角膜上皮水肿、坏死呈灰白色，甚至溃疡穿孔。可并发虹膜睫状体炎，继发性青光眼、并发性白内障、眼内炎和眼球萎缩。晚期可致眼睑畸形、睑球粘连。眼化学伤对视力及外观影响大，患者有焦虑、恐惧、悲观情绪。

3. 治疗要点　立即就地彻底冲洗伤眼，然后去医院用中和液继续冲洗，必要时碱烧伤行结膜下冲洗和前房穿刺。注意预防感染等。

（三）护理问题

1. 知识缺乏：缺乏眼外伤的防治知识　与信息来源不足有关。

2. 舒适改变：眼痛、流泪　与眼组织化学伤有关。

3. 感知改变：视力下降　与眼外伤引起眼部组织结构破坏有关。

4. 潜在并发症：继发性青光眼、外伤性白内障、眼内炎等。

（四）护理措施

1. 急救护理　①现场立即抢救，就地取水，如自来水、河水或井水反复冲洗眼部，冲洗时翻转上下眼睑，转动眼球，充分暴露上下穹隆，彻底冲洗。或将面部浸入水中，反复开闭眼睑，翻眼洗净。不要未经冲洗而急于送医，以免延误抢救时机。②到医院后再次冲洗，用中和液或 0.9% 氯化钠溶液冲洗，酸烧伤常用碱性冲洗液（2% 碳酸氢钠溶液），碱烧伤用酸性冲洗液（3% 硼酸溶液）中和，并仔细寻找和去除化学物质颗粒。③严重碱烧伤应尽早行前房穿刺，放出碱性房水，以减轻碱性物质对眼内组织持续的腐蚀作用。

2. 用药护理　①严重烧伤可结膜下注射中和药物，酸性烧伤可用磺胺嘧啶钠注射液，碱性烧伤用维生素 C 注射液。②应用抗生素预防感染。③用 1% 阿托品眼膏散瞳，防止虹膜后粘连。④局部滴用胶原酶抑制剂，促进角膜胶原合成，防止角膜溃疡穿孔。⑤局部或全身使用糖皮质激素，以抑制炎症反应和新生血管的形成，但角膜有溶解倾向时，应停用糖皮质激素。

考点：眼部化学性烧伤的急救护理要点

3. 对症护理　每天用玻璃棒分离上下穹隆，并涂大量抗生素眼膏，防止睑球粘连。晚期出现并发症时行手术处理，如睑球粘连分离术、睑内翻矫正术、角膜移植术。

4. 心理护理　给予心理疏导，使患者情绪稳定，配合治疗。

5. 病情观察　监测伤眼的视力、眼痛、伤口等情况。

（五）健康指导

（1）进行生活与生产安全教育。

（2）严格遵守操作规程，加强防护措施。

（3）改善工作条件。工作区应备有充足水源，一旦发生眼外伤，可立即进行冲洗。

五、电光性眼炎

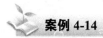

案例 4-14

患者，男，15 岁，家里正在进行装修，工人在阳台安装防盗网罩，电焊铝合金支架发出闪闪的亮光，该男生觉得十分新鲜，于是好奇地围观一看再看，谁知到了晚上双眼出现异物感、疼痛、畏光、流泪、眼睛睁不开，即由家人陪同来院急诊。检查发现双眼结膜出血明显，角膜透明，但用荧光素钠染色后可见密集的点状着染。面部及颈部皮肤潮红。

问题：

1. 患者的眼部出现了什么情况？由什么引起？

2. 应立即给予何种处置？

3. 还有什么环境中也可出现类似情况？如何预防？

（一）概述

考点：电光性眼炎的概念

电光性眼炎又称紫外线性眼炎，是由于大量紫外线长时间照射眼部引起，发生于工业电焊、长时间暴露于紫外线灯照射下所引起的眼部损伤。高原雪地、沙漠、水面反射太阳光中的紫外线也可造成眼部损伤，即雪盲或日光性眼炎，也属此症。大量紫外线被角膜吸收后，损伤角膜上皮层，但上皮层很快可再生，一般不会造成永久性损害。潜伏期长短与照射强度及时间有关，一般接触 3～8 小时后发作，常在晚上发病。双眼出现强烈的异物感、疼痛、畏光、流泪、眼睑痉挛等。检查可见结膜充血水肿、角膜上皮点状剥脱，用 2% 荧光素纳染色可见点状着染。24 小时后症状可减轻或消失。当紫外线损伤时，可用 1% 的丁卡因眼药水滴眼、冷敷等，以减轻疼痛，同时涂抗生素眼膏预防感染。

（二）护理评估

1. 健康史　有紫外线接触史。多见于电焊工，也可见于雪地或海面工作者。

2. 身心状况　双眼可有强烈的角膜刺激症状。眼睑结膜充血、水肿、角膜上皮点状荧光着染。患者有焦虑情绪。

3. 治疗要点　滴 1% 丁卡因眼药水止痛，同时注意预防感染。

（三）护理问题

1. 知识缺乏：缺乏紫外线损伤的防治知识　与信息来源不足有关。

2. 急性疼痛　与角膜上皮剥脱，角膜表面三叉神经受刺激有关。

3. 潜在并发症：角膜炎。

（四）护理措施

1. 对症护理　给予 1% 丁卡因滴眼液滴眼 2～3 次止痛，必要时给予镇痛剂或地西泮使患者充分休息。

2. 心理护理　给予心理疏导，减轻患者焦虑情绪。

3. 预防感染　给予抗生素眼膏预防感染。

4. 病情观察　监测伤眼的眼痛、角膜上皮恢复情况。

（五）健康指导

（1）进行生活与安全生产教育。

（2）加强防护措施，直接操作电焊的工人应戴电焊防护面具；在雪地或沙漠行军、滑雪、航海等应戴防护眼镜。

（3）嘱患者勿用手揉眼，以免加重角膜上皮损伤。

链接

红外线损伤

红外线损伤来源于高热物体，如融化的玻璃和钢铁、太阳光等。红外线辐射对眼部的损伤主要是热作用。短波红外线可穿透角膜，被虹膜和晶状体吸收，产生热效应，造成晶状体蛋白质变性，晶状体混浊产生白内障。当红外线通过屈光间质聚焦在视网膜上时，也可将黄斑部灼伤。长期接触红外线的工作人员应戴含氧化铁的特制防护眼镜。

小结

眼外伤对眼球的损伤极大，轻者造成眼球结构损伤、视力减退，重者导致失明，属眼科的危重急症。因此，诊断的正确与否，急救护理的及时、恰当与否，与伤眼的预后密切相关。机械性眼外伤的处理原则是：关闭伤口、止血、异物取出、抗感染、预防并发症。眼部化学伤应及时彻底冲洗。通过加强生产、生活的安全教育、严格执行操作规程、完善防护措施，眼外伤是可避免的，平时应当积极进行防护。

（郭金兰　吴作志　刘长辉）

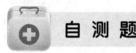

单选题

1. 慢性泪囊炎的临床表现下列哪项错误

　A. 溢泪

　B. 结膜充血

　C. 视力减退

　D. 眼睑皮肤潮红、糜烂

　E. 黏液脓性分泌物多

2. 对眼球存在潜在危害的眼睑疾病是

　A. 睑外翻　　　　　B. 眼睑闭合不全

　C. 倒睫　　　　　　D. 睑内翻

　E. 以上均是

3. 某患者，右眼睑疼痛 3 天，查体右上睑皮肤局部充血、肿胀，形成小硬结，中央呈黄白色，可考虑为

　A. 内麦粒肿　　　　B. 倒睫

　C. 急性结膜炎　　　D. 外睑腺炎

　E. 慢性泪囊炎

4. 易导致暴露性角膜炎的疾病是

　A. 眼睑内翻　　　　B. 上睑下垂

　C. 眼睑外翻　　　　D. 外睑腺炎

　E. 内睑腺炎

5. 外睑腺炎手术切口应

　A. 在睑皮肤面平行于睑缘切开

　B. 在睑结膜面垂直于睑缘切开

　C. 在睑皮肤面垂直于睑缘切开

　D. 在睑结膜面平行于睑缘切开

　E. 以上均可以

6. 沙眼的治疗应选用

　A. 青霉素　　　　　B. 利福平

　C. 链霉素　　　　　D. 庆大霉素

　E. 利巴韦林

7. 为防止急性结膜炎的分泌物传染他人，下列措施哪项不妥

　A. 物品专用

　B. 及时正确用眼药

　C. 患者不要到游泳池游泳

　D. 包盖患眼

　E. 接触患眼的敷料应集中处理

8. 病毒性结膜炎的传染途径是

　A. 血液传播　　　　B. 接触传播

　C. 饮食传播　　　　D. 空气传播

　E. 母婴传播

9. 引起沙眼的病原体是

　A. 病毒　　　　　　B. 衣原体

　C. 支原体　　　　　D. 细菌

　E. 真菌

10. 较大的翼状胬肉主要的治疗措施

　A. 滴抗生素眼药水　　B. 滴抗过敏眼药水

　C. 观察　　　　　　　D. 手术切除

　E. 以上均是

11. 细菌性角膜溃疡的病因与下列哪种生活因素有关

A. 用眼过度　　　　B. 受凉

C. 喜欢游泳　　　　D. 戴角膜接触镜

E. 使用眼部化妆品

12. 以下哪一项不是细菌性角膜炎的临床表现

A. 畏光、流泪、眼睑痉挛

B. 睫状充血

C. 角膜浸润及溃疡

D. 瞳孔散大

E. 视力下降

13. 在荧光素染色下，可清楚地看到角膜上皮缺损处被染成绿色树枝状，首先考虑为

A. 细菌性角膜炎

B. 角膜软化症

C. 单纯疱疹病毒性角膜炎

D. 真菌性角膜炎

E. 暴露性角膜炎

14. 预防角膜溃疡穿孔的护理措施，不恰当的是

A. 散瞳

B. 不可加压包扎患眼

C. 眼部检查时动作轻柔，不压迫眼球

D. 嘱患者不用力咳嗽

E. 保持大便通畅

15. 被麦秸秆扎伤引起的角膜炎，首先考虑为

A. 细菌性角膜炎

B. 角膜软化症

C. 单纯疱疹病毒性角膜炎

D. 真菌性角膜炎

E. 暴露性角膜炎

16. 下列哪项不是急性闭角型青光眼的临床表现

A. 眼痛　　　　　　B. 视力急剧下降

C. 瞳孔缩小　　　　D. 混合充血

E. 角膜水肿

17. 治疗青光眼的药物中，下列可导致手足麻木的是

A. 毛果芸香碱　　　B. 马来酸噻吗洛尔

C. 乙酰唑胺　　　　D. 甘露醇

E. 甘油

18. 根治青光眼的措施是

A. 滴缩瞳剂　　　　B. 心理治疗

C. 手术治疗　　　　D. 甘露醇降压

E. 休息

19. 护士对急性闭角型青光眼进行护理指导时，

错误的是

A. 保持愉快心情

B. 滴缩瞳剂

C. 安静休息，尽量少看书，特别是在暗处

D. 术后不复发，不需要复查

E. 适当控制饮水量

20. 下列哪项不是青光眼绝对期的指征是

A. 正常视野

B. 眼底呈青眼杯改变

C. 光感消失

D. 房角粘连、关闭

E. 瞳孔散大、固定

21. 白内障患者传统手术的最佳时期为

A. 初发期　　　　　B. 肿胀期

C. 成熟期　　　　　D. 过熟期

E. 以上均可

22. 各种类型的白内障中比较多见的是

A. 先天性　　　　　B. 婴儿性

C. 青年性　　　　　D. 成年性

E. 老年性

23. 白内障的主要症状是

A. 视力障碍　　　　B. 眼痛

C. 眼充血　　　　　D. 压痛

E. 眼分泌物

24. 皮质性白内障的混浊表现为

A. 棒状　　　　　　B. 楔形

C. 点状　　　　　　D. 块状

E. 哑铃状

25. 皮质性白内障膨胀期和初发期的临床表现不同之处是

A. 水裂　　　　　　B. 混浊形态不同

C. 视力急剧下降　　D. 空泡

E. 板层分离

26. 下面哪种方法可以明确诊断白内障

A. 验光　　　　　　B. 视觉诱发电位

C. 干涉光断层扫描　D. 裂隙灯显微镜

E. 视野检查

27. 年龄相关性白内障的最好治疗方法是

A. 手术治疗　　　　B. 药物治疗

C. 放射治疗　　　　D. 验光治疗

E. 补充营养

28. 目前认为，儿童的人工晶体植入术一般最早

在多大进行手术

A. 3 岁　　　　　　　　B. 6 个月

C. 1 岁　　　　　　　　D. 2 岁

E. 5 岁

29. 成熟的白内障长期存在（未摘除）的患者，继发了青光眼，首先应考虑的诊断是

A. 脉络膜脱离

B. 视网膜脱离

C. 眼内出血

D. 晶状体溶解性青光眼

E. 视神经炎

30. 患者，男，64 岁，行晶状体囊外摘除术后，后囊膜发生混浊，此种情况称为

A. 后发性白内障　　　　B. 并发性白内障

C. 外伤性白内障　　　　D. 假性白内障

E. 瞳孔膜闭

31. 正视眼者，患了白内障并接受晶状体摘除术，术后屈光及调节状况是

A. 屈光状态为正视、无调节力

B. 屈光状态为远视、有与年龄相对应的调节力

C. 屈光状态为近视、有与年龄相对应的调节力

D. 屈光状态为远视、无调节力

E. 屈光状态为近视、无调节力

32. 患者，男，64 岁，左眼逐渐视物不清 1 年，加重 1 个月。查：视力：右：1.0，左：光感。散瞳后裂隙灯显微镜检查，右眼：晶体赤道部皮质呈楔形混浊，车轮状排列。眼底正常。左眼晶体全部混浊，眼底窥不入。关于该患者，正确的诊断是

A. 双眼老年性白内障（右：初发期；左：过熟期）

B. 左眼老年性白内障

C. 双眼老年性白内障（右：初发期；左：成熟期）

D. 双眼老年性白内障（右：初发期；左：未成熟期）

E. 以上均不是

33. 以下哪一项不是虹膜睫状体炎的临床表现

A. 眼痛　　　　　　　　B. 睫状充血

C. 视力下降　　　　　　D. 瞳孔散大

E. 房水闪辉

34. 治疗虹膜睫状体炎的关键是

A. 抗生素眼药水　　　　B. 缩瞳剂

C. 睫状肌麻痹剂　　　　D. 热敷

E. 避免用眼过度

35. 关于虹膜睫状体炎散瞳的护理，不正确的是

A. 滴药后压迫泪囊 5 分钟

B. 观察散瞳后反应

C. 用 1% 硫酸阿托品眼用凝胶滴眼

D. 散瞳目的是防止并发性白内障

E. 必要时采用散瞳合剂结膜下注射

36. 为防止视网膜术后再脱离的护理措施，错误的是

A. 出院后不必限制活动

B. 不要碰撞眼部、头部

C. 1 个月内不举重物

D. 定期复查

E. 出院后戴小孔镜 3 个月

37. 与原发性视网膜脱离最相关的疾病是

A. 眼外伤史　　　　　　B. 高度远视

C. 眼内肿瘤　　　　　　D. 斜视

E. 高度近视

38. 关于视网膜脱离术后护理，正确的是

A. 双眼包盖　　　　　　B. 绝对卧床休息

C. 半流质饮食　　　　　D. 眼和头部尽量少动

E. 以上都是

39. 下列哪项属于屈光不正

A. 弱视　　　　　　　　B. 老视

C. 正视　　　　　　　　D. 近视

E. 斜视

40. 近视是因为平行光线经眼屈光系统屈折后聚焦在

A. 视网膜后　　　　　　B. 视网膜前

C. 视网膜　　　　　　　D. 角膜

E. 晶状体

41. 下列哪项描述正确

A. 多数近视眼患者的眼轴过长

B. 老视属于屈光不正的一种类型

C. 远视眼可看到无穷远

D. 假性近视应尽早配戴凹面镜矫正

E. 散光看到的东西是散开的

42. 戴镜护理中，哪项不正确

A. 14 岁以下患儿需睫状肌麻痹验光

B. 严重屈光参差者戴角膜接触镜

C. 框架眼镜应经常配戴

D. 应正确验光后配镜

E. 角膜接触镜应过夜配戴

43. 高度近视眼的特点不包括

A. 近视度数超过 -6.00D

B. 易出现内斜视

C. 眼球突出

D. 可伴玻璃体混浊

E. 远视力下降

44. 下列哪项不是共同性斜视的临床表现?

A. 斜视角相等　　　B. 无复视

C. 眼位偏斜　　　　D. 眼球运动受限

E. 无代偿性头位

45. 中度弱视的视力范围在

A. 0.6 ～ 0.8　　　B. 0.2 ～ 0.5

C. ≤ 0.1　　　　　D. 0.8 ～ 0.9

E. 0.9 ～ 1.0

46. 弱视的原因有

A. 单眼斜视　　　　B. 屈光参差

C. 高度屈光不正　　D. 形觉剥夺

E. 以上都是

47. 患者双眼被氨水烧伤,应选哪种药物进一步中和冲洗?

A. 0.9% 氯化钠溶液　　B. 3% 硼酸溶液

C. 2% 碳酸氢钠溶液　　D. 平衡液

E. 以上都是

48. 眼部酸性物质致伤原因为

A. 能使蛋白质凝固坏死

B. 使角膜上皮坏死脱落

C. 使组织蛋白溶解

D. 与组织的类脂质起皂化反应

E. 使脂肪溶解

49. 眼部紫外线损伤主要造成

A. 虹膜损伤

B. 视网膜灼伤

C. 角膜上皮细胞坏死剥脱

D. 晶状体损伤

E. 玻璃体损伤

第二篇　耳鼻咽喉科护理

第5章　耳鼻咽喉应用解剖生理

耳鼻咽喉各器官主旨人的听觉、平衡、嗅觉诸感觉及呼吸、吞咽、发声、语言等运动功能，各器官的解剖结构复杂、位置深在，生理功能独特。因此，掌握熟悉耳鼻咽喉的解剖结构，生理功能及诸器官之间的解剖关系，将有助于五官科疾病的学习。

第1节　鼻的应用解剖生理

鼻分为外鼻、鼻腔和鼻窦三部分。

一、鼻的应用解剖

（一）外鼻

外鼻形似一个基底向下的三棱锥体，突出于面部中央，由骨和软骨构成支架，外覆以软组织和皮肤（图5-1）。

外鼻的骨部支架由额骨鼻部、鼻骨及上颌骨额突和腭突组成，鼻骨上端窄而厚，下端宽而薄，故外伤时下2/3处易骨折。软骨则主要由隔背软骨和大翼软骨组成。

外鼻部皮肤厚薄不一，鼻根、鼻梁及其侧面皮肤较薄，皮下组织疏松，可以出现皱纹。鼻尖、鼻翼及鼻前庭处皮肤较厚，富有皮脂腺和汗腺，并与其下的脂肪纤维组织及软骨膜连接紧密，炎症肿胀时压迫神经末梢，疼痛较剧，是鼻疖、痤疮和酒糟鼻的好发部位。

外鼻的静脉主要经内眦静脉和面静脉汇入颈内静脉。而内眦静脉又可经眼上、下静脉与颅内海绵窦相通（图5-2）。此外面部的静脉无瓣膜，血液可双向流动，故鼻部皮肤感染可造成致命的海绵窦血栓性静脉炎。

考点：临床上"危险三角区"的范围

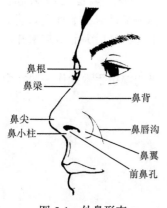

图5-1　外鼻形态

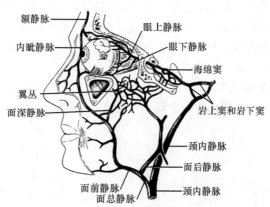

图5-2　外鼻静脉与眼静脉及海绵窦的关系

（二）鼻腔

鼻腔由鼻中隔分隔为左右两腔，每侧鼻腔为一顶窄底宽的狭长腔隙，前起前鼻孔，后止于后鼻孔，与鼻咽部相通。每侧鼻腔又分为鼻前庭和固有鼻腔前后两部分。

1. 鼻前庭 位于鼻腔最前部，由皮肤覆盖，长有粗硬的鼻毛，并富有皮脂腺和汗腺，较易发生疖肿，由于缺乏皮下组织，皮肤与软骨膜紧密相连，疖肿压迫刺激下，疼痛剧烈。

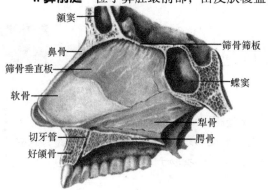

图 5-3　鼻中隔骨性结构

2. 固有鼻腔 一般所指鼻腔系指固有鼻腔，简称为鼻腔。由黏膜覆盖，由内、外、顶、底四壁组成。鼻前庭皮肤与固有鼻腔黏膜交界处称为鼻阈（即鼻内孔）。

（1）内侧壁：即鼻中隔，由软骨和骨构成（图 5-3），外覆盖有黏膜，其前下部黏膜内动脉血管表浅而丰富，交织成网，称之为利特尔区，是鼻出血最易发生的部位，又称为"易出血区"（图 5-4）。

（2）外侧壁：鼻腔的重要部位。自上而下有突出于鼻腔中的三个呈阶梯状排列突起的骨性组织，外覆黏膜，分别称上、中、下鼻甲。各鼻甲下方均有一裂隙样间隙，称为鼻道，即上、中、下鼻道（图 5-5）。上、中、下鼻甲内侧面与鼻中隔之间的不规则空隙称为总鼻道。

以中鼻甲游离缘水平为界，其上方鼻甲与鼻中隔之间的腔隙称嗅裂或嗅沟，此处鼻腔黏膜中有嗅觉神经末梢分布；在该水平以下为呼吸区黏膜覆盖，有丰富的腺体、杯状细胞及海绵状血窦。

上鼻甲位于鼻腔外壁的后上部，位置最高、体积最小，因其前下方有中鼻甲遮挡，前鼻镜检查不

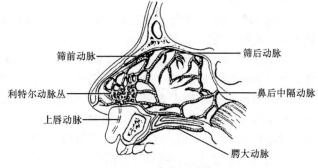

图 5-4　鼻中隔动脉

易窥见。后组筛窦开口于上鼻道。上鼻甲后上方为蝶筛隐窝，蝶窦开口于此。

中鼻甲是鼻内窥镜手术重要的解剖标志，中鼻道外壁上有两个隆起，前下隆起名钩突，后上方隆起为筛泡，钩突与筛泡之间有一半月形裂隙，称为半月裂，半月裂向前下及后上扩大成漏斗状，称筛漏斗，额窦多开口于半月裂孔的前上部，其后为前组筛窦开口，最后为上颌窦开口。

中鼻甲及中鼻道附近的区域称为窦口鼻道复合体。鼻内窥镜手术操作一般在中鼻甲外侧进行，以免损伤筛板出现医源性脑脊液鼻漏。

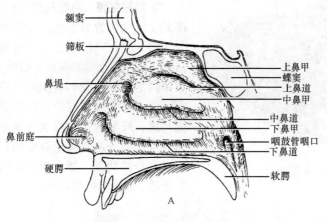

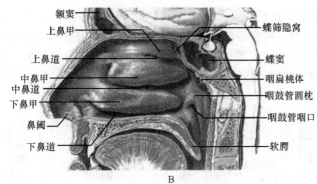

图 5-5 鼻腔外侧壁

A. 鼻甲与鼻道；B. 解剖标志

链接

鼻内窥镜手术的焦点——中鼻甲

在鼻内镜鼻窦手术的开展及与鼻内镜手术相关鼻腔鼻窦解剖和鼻窦病理生理学研究的深入中，中鼻甲一直是诸多问题的焦点之一。一方面，中鼻甲在鼻腔生理功能中发挥重要作用，同时又是鼻内镜鼻窦手术中最重要的解剖参考标志之一；另一方面，中鼻甲自身的异常，可导致鼻腔鼻窦的通气引流的功能障碍，成为鼻窦炎的发源地，不仅影响手术操作，而且影响手术后治愈率，所以，如何在去除中鼻甲病变的基础上，保留和恢复其功能是鼻内镜鼻窦外科中的一项重要内容。

下鼻甲为一独立骨片，前端距前鼻孔约 3cm，后端距咽鼓管口 1～1.5cm，为鼻甲中最大者，故下鼻甲肿大时易致鼻塞或影响咽鼓管的通气引流，出现耳部症状。下鼻道前部顶端有鼻泪管开口，鼻甲肿大时引流不畅易致溢泪。距离下鼻甲前端 1～2cm，下鼻甲附着处骨壁较薄，是上颌窦穿刺的最佳进针部位。下鼻道外侧壁后部有鼻 - 鼻咽静脉丛，是老年人鼻腔后部出血的好发部位。

（3）顶壁：呈狭小的拱形，借筛骨水平板与颅前窝相隔，此板薄而脆，并有多数细孔，呈筛状，嗅神经由此穿过进入颅前窝。外伤或手术时易骨折致脑脊液鼻漏，成为颅内感染的途径。

（4）底壁：即硬腭，与口腔相隔，前 3/4 由上颌骨腭突，后 1/4 由腭骨水平部构成。

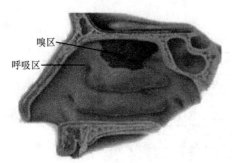

嗅区

呼吸区

图 5-6　鼻腔黏膜

3.鼻腔黏膜　鼻腔黏膜与鼻窦的黏膜相连续，按其功能及位置分为嗅区黏膜和呼吸区黏膜两部分（图 5-6）。嗅区黏膜主要分布于鼻腔顶中部，向下至鼻中隔上部和鼻腔外侧壁上部，范围较小，黏膜内的嗅细胞受到刺激时，可产生嗅觉。而呼吸区黏膜占鼻腔大部分，黏膜主要由纤毛柱状上皮构成，纤毛的规律摆动可将鼻腔内的尘埃、细菌等异物随分泌物排至鼻咽部；上皮内的杯状细胞具有分泌功能，能产生大量的分泌物，随着纤毛运动不断向鼻咽部移动。

（三）鼻窦

鼻窦为鼻腔周围颅骨含气空腔，左右成对，共四对，按其所在颅骨命名为额窦、筛窦、上颌窦及蝶窦（图 5-7）。各窦腔均有窦口与鼻腔相通，窦内黏膜也与鼻黏膜相连续。临床上按其解剖部位及窦口所在位置，将鼻窦分为前、后两组，前组鼻窦包括上颌窦、前组筛窦和额窦，其窦口均在中鼻道。后组鼻窦包括后组筛窦和蝶窦，前者窦口在上鼻道，后者窦口在蝶筛隐窝（图 5-8）。

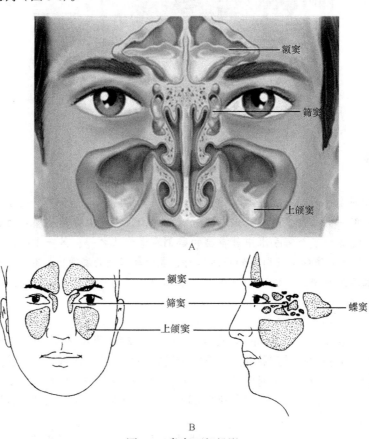

额窦

筛窦

上颌窦

A

额窦

筛窦

上颌窦

蝶窦

B

图 5-7　鼻窦面部投影

A. 正面；B. 正侧面对照

1. 上颌窦　为鼻窦中最大者，平均容积约 13ml，有 5 个壁。上壁即眶底，外伤时常导致眶内容物下垂到上颌窦内，引起眼球活动障碍、眼球内陷。前壁中央最薄并略凹陷，称"尖牙窝"，上颌窦手术多经此进入。后外壁与翼腭窝相隔，上颌窦肿瘤破坏此壁侵犯翼内肌时可导致张口困难。内壁为鼻腔外侧壁下部，有上颌窦窦口通中鼻道，因窦口较高，不易引流，是上颌窦易患炎症的重要原因。底壁为上颌骨牙槽突，常低于鼻腔底部，与上颌第二双尖牙及第一二磨牙根部以菲薄骨板相隔，故牙根感染可引起牙源性上颌窦炎。

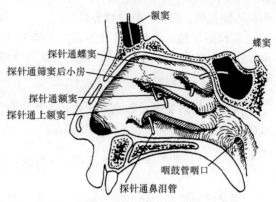

图 5-8　鼻腔外侧壁切除鼻甲后各窦开口

考点：上颌窦的解剖特点

2. 额窦　位于额骨下部的内、外板之间，左右各一。底壁为眶顶及前组筛窦之顶，其内侧相当于眶顶的内上角，急性额窦炎时该处有明显压痛。额窦开口于窦底内侧，经鼻额管通入中鼻道前端。

3. 筛窦　位于鼻腔外上方和眼眶内壁之间的筛骨内，呈蜂房状小气房。

筛窦以中鼻甲附着缘为界，位于其前下者为前组筛窦，开口于中鼻道。中鼻甲后上者为后组筛窦，开口于上鼻道。筛窦外壁菲薄如纸，为眶内侧壁的纸样板，故筛窦或眼眶炎症可相互感染。

4. 蝶窦　位于蝶骨体内，由蝶窦中隔分为左右两侧，两侧常不对称。顶壁凹陷形成蝶鞍底部，故可通过蝶窦行垂体肿瘤摘除术。外侧壁与视神经、颈内动脉、颅中窝和海绵窦毗邻。后壁为蝶骨体。前壁有蝶窦开口，通过蝶筛隐窝。下壁为鼻咽顶。

二、鼻 的 生 理

（一）鼻腔的生理功能

1. 呼吸功能　呼吸是鼻的主要功能，正常的鼻呼吸有赖于鼻腔适当的阻力，鼻阻力的存在有助于吸气时形成胸腔负压，使肺泡扩张以增大气体交换面积，呼气时使气体在肺泡内停留的时间延长，对肺泡内气体的交换是重要的，鼻腔的某些疾病改变鼻阻力的大小后，直接影响呼吸功能。

（1）过滤、清洁作用：鼻毛能阻挡空气中较大粉尘，起到清洁过滤作用。而细小的尘粒和细菌进入鼻腔后，则被黏膜表面的黏液毡粘住，在纤毛不断运动下被送到鼻咽部，经口吐出或咽下。黏液内含有溶菌酶、干扰素和 IgA 抗体，可杀灭、溶解被黏附的细菌，故正常的鼻腔能自我保持清洁。

（2）调温作用：鼻黏膜丰富的血液供应，对吸入的空气起到调节温度的作用，使吸入的冷空气到达鼻咽部时，已接近正常体温。

（3）湿润作用：鼻黏膜腺体丰富，每日分泌液体约 1000ml，用于提高吸入空气的湿度，防止呼吸道黏膜干燥，维持鼻黏膜纤毛的正常运动。

2. 嗅觉功能　含气味的气体分子随吸入气流到达鼻腔嗅沟处，刺激嗅细胞产生神经冲动，经嗅神经到达嗅球、嗅束，再到达延髓和大脑中枢产生嗅觉。

3. 共鸣功能　鼻腔是重要的共鸣器官，发音在喉，共鸣在鼻，以使声音洪亮而清晰。若鼻腔因炎症肿胀而闭塞时，发音则呈"闭塞性鼻音"。若腭裂或软腭瘫痪时，发音时鼻咽部不能关闭，则呈"开放性鼻音"。

4.反射功能 鼻腔内神经丰富，常出现一些反射现象。刺激物接触鼻黏膜引起喷嚏反射及腺体分泌物增加，借强大的呼出气流及分泌物冲刷出进入鼻腔的异物。

（二）鼻窦的生理功能

鼻窦可以增加吸入鼻腔空气的温度及湿度、增强声音共鸣。鼻窦还可以减轻头颅重量和缓冲外来的冲击力，保护颅脑免遭损伤。

第 2 节 咽的应用解剖生理

咽是呼吸道与消化道的共同通道，上起颅底，下至第 6 颈椎下缘平面，相当于食管入口平面，上宽下窄，前后扁平略呈漏斗形，成人全长约 12cm（图 5-9）。

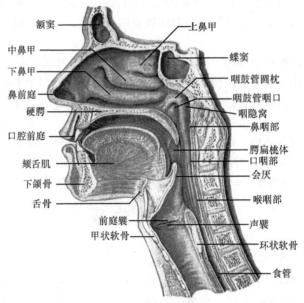

图 5-9 咽的矢状切面

一、咽的应用解剖

（一）咽的分部

咽自上而下可分为鼻咽、口咽和喉咽三个部分（图 5-10）。

1.鼻咽 又称上咽，上起颅底，下接口咽，向前经后鼻孔通鼻腔。在顶壁与后壁交界处的淋巴组织称腺样体（咽扁桃体），鼻咽的左右两侧下鼻甲后端约 1cm 处有一漏斗状开口为咽鼓管咽口，与中耳鼓室相通。此口后上方有一唇状隆起称咽鼓管圆枕。在咽鼓管圆枕后上方有一凹陷称咽隐窝，是鼻咽癌好发部位，其上方紧邻颅底破裂孔，故鼻咽癌常可循此进入颅内。咽鼓管咽口周围有丰富的淋巴组织称咽鼓管扁桃体（图5-11）。

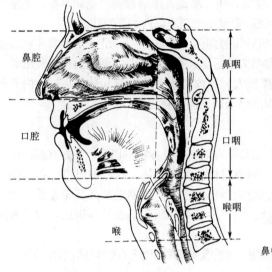

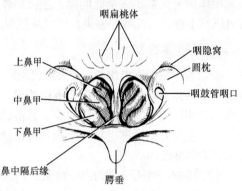

图 5-10 咽的分部 　　　　　　　图 5-11 鼻咽部

2. 口咽 又称中咽，介于软腭游离缘平面至会厌上缘平面之间，习惯称咽部即指此区。前方借咽峡与口腔相通，咽峡是指由上方的腭垂（又称悬雍垂）和软腭的游离缘、两侧由腭舌弓及腭咽弓、下方舌背所围成的环形狭窄部位。腭舌弓和腭咽弓间的深窝称扁桃体窝，内有（腭）扁桃体。腭咽弓的后方，有纵行条索状淋巴组织称咽侧索（图 5-12）。

3. 喉咽 又称下咽，介于会厌软骨上缘平面至环状软骨下缘平面之间，下方连通食管，在舌根与会厌软骨之间，左右各有一浅凹称为会厌谷，常为异物存留的部位。杓会厌襞的外下方左右各有一较深的隐窝称梨状窝（图 5-13）。

考点：口咽的解剖结构

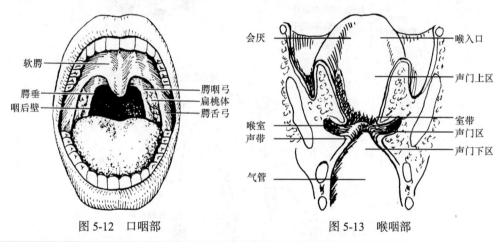

图 5-12 口咽部 　　　　　　　　图 5-13 喉咽部

（二）咽的筋膜间隙

咽壁由内至外分为 4 层，即黏膜层、纤维层、肌肉层和筋膜层。咽筋膜与邻近筋膜之间构成许多疏松间隙，其中重要的有咽后隙及咽旁隙，这些间隙有利于吞咽时咽腔的运动，并可协调头颈部的自由活动，获得正常的生理功能。咽间隙的存在既可将病变局限于此，又可为病变的扩散提供途径。

1. 咽后隙 位于椎前筋膜与颊咽筋膜之间，内有疏松结缔组织和淋巴组织。

上起颅底枕骨部，下达第一二胸椎平面，可通入食管后的纵隔，在正中由于咽缝前后壁连接较紧，将咽后间隙分为左右各一，鼻、鼻窦及咽部的淋巴都汇入其中，因此，这些部

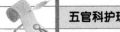
位的炎症可引起咽后淋巴结感染，形成咽后脓肿，由于婴幼儿咽后隙淋巴组织丰富，儿童期逐渐萎缩，至成年仅有极少淋巴结，故咽后脓肿常发生于三岁以内的婴幼儿。

2. 咽旁隙 又称为咽上颌间隙，位于咽后间隙两侧，左右各一，呈三角形漏斗状。茎突及其附着肌肉将此间隙分为咽旁隙前部和咽旁隙后部，前者较小，内侧与扁桃体窝毗邻，故扁桃体的炎症常扩散至此间隙；茎突后隙较大，其内有重要的血管和神经穿过，内有颈深淋巴结上群，因此咽部感染，可以从颈深淋巴结向此间隙蔓延。

（三）咽的淋巴组织

咽部有丰富的淋巴组织，较大淋巴组织团块呈环状排列，称咽淋巴环。主要有腺样体、咽鼓管扁桃体、咽侧索、咽后壁淋巴滤泡、腭扁桃体及舌扁桃体，这些淋巴组织在黏膜下由淋巴管相连构成咽淋巴环的内环，其淋巴流向颈部淋巴结。颈淋巴结又互相连系交通构成外环，主要有咽后淋巴结、下颌角淋巴结、颌下淋巴结和颏下淋巴结等组成。内环和外环统称为咽淋巴环。

若咽部感染和肿瘤不能为内环的淋巴结所局限，可扩散或转移到相应的外淋巴结（图 5-14）。

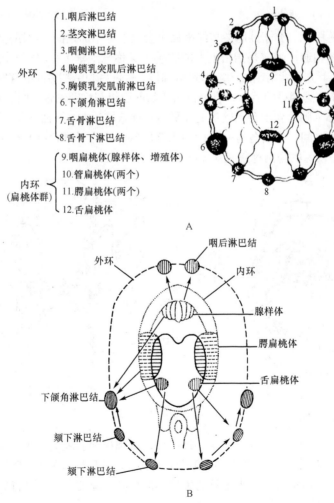

图 5-14　咽淋巴环

A. 咽淋巴环简示图；B. 咽淋巴内环与外环的沟通

1. 腭扁桃体 习惯称扁桃体，位于口咽部两侧腭舌弓与腭咽弓间的扁桃体窝中，为咽淋巴组织中最大者，左右各一，表面有 6 ～ 20 个内陷称为扁桃体隐窝。隐窝深入扁桃体内成为管状或分支状盲管，深浅不一，常有食物残渣及细菌、病毒存留繁殖而形成感染的"病灶"。

2. 腺样体 又称咽扁桃体，位于鼻咽部顶后壁，形似半个剥了皮的橘子，表面不平，有 5 ～ 6 条纵行沟隙。腺样体出生时即存在，6 ～ 7 岁最显著，一般 10 岁以后逐渐退化萎缩。腺样体肥大可引起鼻阻塞、打鼾等，也可影响咽鼓管功能，导致中耳炎。

二、咽的生理

咽具有以下生理功能：

1. 吞咽功能 吞咽是一种复杂的反射活动，需要许多肌肉协同运动，目的是使食团从口腔进入胃内。当食团到达咽腔时，软腭上举与咽后壁接触，关闭鼻咽腔，舌根隆起，迫使食团向下移动，此时会厌覆盖喉口，喉肌收缩迫使声门紧闭，食团越过会厌进入食管。吞咽动作一经发动即不能终止。

2. 呼吸功能 正常呼吸时的空气经过鼻和咽腔时，咽腔黏膜内富有腺体，故仍有继续对空气加温、湿润的作用，但弱于鼻腔。

3. 保护和防御功能 咽肌运动对机体起着重要的保护作用，在吞咽和呕吐时，咽肌收缩可暂时封闭鼻咽和喉部，使食物不致反流入鼻腔或吸入气管。若有异物接触或进入咽部，可因咽肌收缩而阻止下行，产生呕吐反射，吐出异物。

4. 言语形成 发音时咽腔可改变形状而产生共鸣，使声音清晰、悦耳。正常咽部结构与发音时咽部形态大小的相应变化对语言形成和清晰度都有重要作用。

5. 扁桃体的免疫功能 扁桃体生发中心含有各种吞噬细胞，并可产生多种具有天然免疫力的细胞和抗体，如 T 细胞、B 细胞、吞噬细胞及免疫球蛋白，可以吞噬消灭各种病原体。特别是 3 ～ 5 岁，其免疫功能较为活跃，扁桃体会显著增大，此时扁桃体肥大应视为正常生理现象。青春期后，扁桃体的免疫活动趋于减退，体积逐渐缩小。

第 3 节 喉的应用解剖生理

喉位于颈前正中，舌骨下方，是呼吸的重要通道，下呼吸道的门户。上通喉咽，下接气管。喉以软骨为支架，间以肌肉、韧带、纤维组织及黏膜等构成的锥形管腔状器官（图 5-15）。

一、喉的应用解剖

（一）喉的软骨

构成喉支架的软骨有单一较大的甲状软骨，环状软骨及会厌软骨；还有成对较小的杓状软骨、小角软骨、楔状软骨，各软骨之间由纤维韧带组织相连接。

会厌软骨位于喉入口处，呈扁平状形如树叶，分舌面和喉面，因舌面组织疏松故感染时易肿胀（图 5-16）。

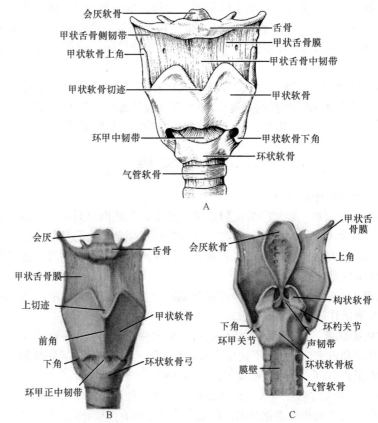

图 5-15　喉软骨及其连接

A. 喉的前面观；B. 喉软骨及其连接的前面观；C. 喉软骨及其连接的后面观

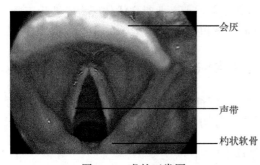

图 5-16　喉的正常图

甲状软骨为喉支架中最大的一块软骨，两侧由左右对称的四方形软骨板在颈前正中线汇合形成一定的角度，男性的甲状软骨切迹向前突出，称为喉结，是成年男性的特征之一；女性这一角度近似钝角，故喉结不明显（图 5-17）。

环状软骨是喉与气管环中唯一完整的环形软骨，是喉支架的基础，对支持喉腔通畅，保证呼吸甚为重要。如果外伤或疾病引起环状软骨缺损，常可引起喉狭窄（图 5-18）。

（二）喉的肌肉

喉肌分为内外两组。喉外肌将喉与周围结构相连，可使喉体上升或下降，亦可使喉固定。喉内肌使声门开闭和声带张弛。

（三）喉腔

喉腔以声带为界分隔为声门上区、声门区和声门下区（图 5-19）。

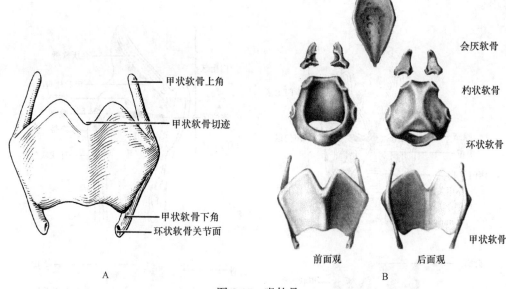

图 5-17　喉软骨

A. 甲状软骨正面观；B. 分离的喉软骨

1. 声门上区　室带以上至会厌游离缘之间的部分，又称喉前庭。

2. 声门区　为室带与声带之间的部分。声带由声韧带与声带肌组成。声带黏膜薄，且与韧带连接紧密，血液供应少，所以在间接喉镜下呈白色。呼吸时两侧声带之间呈一三角形裂隙，称声门裂，简称声门，是呼吸道的狭窄部位。

3. 声门下区　为声带游离缘以下至环状软骨

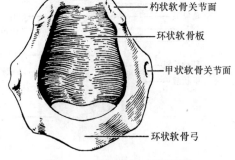

图 5-18　环状软骨（后面观）

下缘部分。幼儿此区黏膜下组织疏松，且有丰富的淋巴和血管，是炎症时因黏膜下组织水肿而引起呼吸困难的重要原因。

二、喉 的 生 理

喉的生理功能有：

1. 呼吸功能　喉不仅是呼吸的通道，对气体交换的调节亦有一定作用。平静呼吸时声带略内收，深吸气或体力劳动时声带极度外展，声门扩大，以增加肺内气体交换，调节血液中与肺泡内二氧化碳的浓度。

2. 发音功能　喉是发音器官，呼出的气流冲击声带，使声带振动再经咽、口、鼻的共鸣，舌、软腭、齿、颊、唇的运动而发出不同声音和语言。声调的高低，取决于声带振动的频率，而振动的频率又以声带的位置、长短、厚薄、张力及呼出气流多少而不同。

3. 保护功能　喉对下呼吸道起保护作用，吞咽时会厌向后下倾斜，盖住喉入口，室带、声带关闭，食物沿两侧梨状窝下行进入食管，而不致误入下呼吸道。另外，喉的咳嗽反射能将误入下呼吸道的异物，通过防御性反射性剧咳，迫使异物排出。

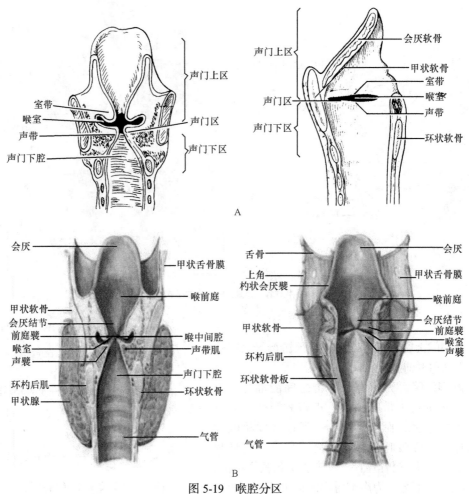

图 5-19　喉腔分区

A. 喉腔分区正、侧面；B. 喉腔的解剖标志

4. 屏气功能　喉通过关闭声门，提高胸腔和腹腔的压力来完成咳嗽、呕吐、排便、分娩和上肢用力的动作。

第 4 节　耳的应用解剖生理

一、耳的应用解剖

耳由外耳、中耳和内耳三部分组成，是位置和听觉感受器，除耳郭外，主要结构隐藏于颞骨内（图 5-20）。

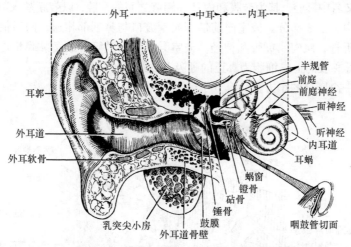

图 5-20　外耳、中耳、内耳关系示意图

（一）外耳

外耳包括耳郭和外耳道两部分。

1.耳郭　大部分由软骨构成支架，被覆软骨膜和皮肤，仅耳垂由脂肪与结缔组织构成。由于耳郭皮肤较薄、血管表浅，故易发生冻疮。耳郭软骨膜与皮肤粘着紧密，皮下组织少，血液供应差，受伤后易感染。炎症时易出现压迫，疼痛剧烈，引起软骨膜炎可导致软骨坏死，导致耳郭变形。耳郭软骨与外耳道软骨相连，当外耳道疖肿时，牵引耳郭可引起剧痛（图 5-21）。

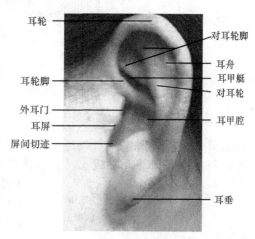

图 5-21　左耳郭

链接

耳针疗法

在耳郭上用短针进行针刺耳部穴位以诊治疾病的方法，称耳针疗法。我国古代医学典著经络学说，耳与脏腑经络的生理或病理都有密切的联系。因此当人体发生疾病时，耳郭上的相应区域便出现一定的反应点，耳针疗法就是在这些反应点上进行针刺，以达到治疗疾病的目的。耳针疗法在临床上常用于治疗慢性疼痛性疾病，如头痛、腰腿痛等，能明显改善症状。

2.外耳道　起自外耳道口，向内止于鼓膜，成人长 2.5～3.5cm，由软骨部和骨部组成。软骨部约占外侧 1/3，骨部约占内侧 2/3，外耳道略呈 "S" 形弯曲。软骨部皮肤富有毛囊和皮脂腺，并含有耵聍腺，能分泌耵聍；而骨部皮肤缺乏毛囊等结构，因此耳疖易发生于外耳道外 1/3 处。外耳道皮下组织少，皮肤与软骨附着较紧，故疖肿时疼痛剧烈。骨部的前下方为颞颌关节，外耳道有炎症时，张口及咀嚼时可产生疼痛。

（二）中耳

中耳由鼓室、咽鼓管、鼓窦和乳突组成。

1. 鼓室 又名中耳腔。其为鼓膜和内耳外侧壁之间的空腔，以鼓膜紧张部上下缘为界，将其分为上、中、下 3 部分。鼓室向前借咽鼓管鼓口与鼻咽部相通，向后借鼓窦入口与鼓窦相通，内有听骨、肌肉、韧带和神经。鼓室黏膜和咽鼓管、鼓窦黏膜相连续。近年来的研究表明，中耳黏膜的上皮细胞为真正的呼吸上皮细胞（图 5-22）。

鼓室形似一个竖立的小方盒，有 6 个壁。

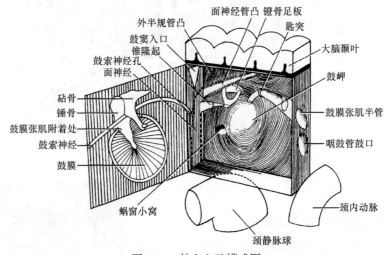

图 5-22　鼓室六壁模式图

（1）外壁：主要由鼓膜构成（图 5-23）。鼓膜为一向内凹入、半透明有弹性的椭圆形薄膜。正常鼓膜有鼓膜脐、锤骨柄、锤骨短凸、光锥等解剖标志。婴儿鼓膜的倾斜度较明显，几乎成水平，清洗外耳道的卷棉子远端不能向上挑起，以免损伤鼓膜。

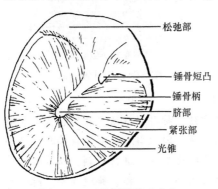

图 5-23　正常鼓膜像（右）

（2）内壁：即内耳外侧壁，有鼓岬、前庭窗、蜗窗、外半规管凸、面神经管凸等重要解剖标志。面神经可由于骨壁不全暴露于鼓室黏膜下，是急性中耳炎早期出现面神经麻痹的原因之一。

（3）前壁：有咽鼓管的鼓室口。下部借以薄骨板与颈内动脉相隔。

（4）后壁：面神经垂直段在此通过，上部有鼓窦入口。借此与鼓窦及乳突气房相通，为急性化脓性中耳炎向后扩散的通道。

（5）上壁：又称鼓室盖，与颅中窝的大脑颞叶相隔。婴幼儿时期此壁的岩鳞裂未闭合，中耳炎可循此途径感染颅内出现鼓膜刺激症状。

（6）下壁：为一薄骨板，将鼓室与颈静脉球分开。

鼓室内有 3 块听骨，为人体最小的一组骨，由锤骨、砧骨和镫骨借韧带与关节相连构成听骨链。外侧以锤骨柄与鼓膜相接，镫骨足板借周围韧带连于前庭窗（图 5-24）。将鼓膜感受到的声波传入内耳。

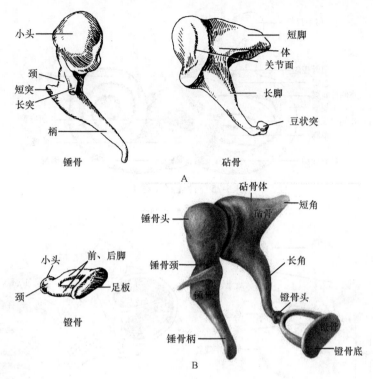

图 5-24　听小骨与听骨链

A. 听小骨；B. 听骨链

2. 咽鼓管　起于鼓室前壁，止于鼻咽侧壁。其外 1/3 为骨部，内 2/3 为软骨部。软骨部在静息状态时闭合，仅在张口、吞咽、打呵欠时开放，空气进入鼓室，调节中耳腔与外界气压的平衡，维持中耳正常的生理功能。咽鼓管黏膜为假复层纤毛柱状上皮，纤毛运动朝向鼻咽部，以排除鼓室内分泌物。软骨部黏膜呈皱襞样，具有活瓣作用，故能防止逆行感染。

小儿咽鼓管接近水平位，且较成人短而宽，因此，婴幼儿的鼻咽部感染容易经咽鼓管向中耳蔓延引起化脓性中耳炎。

考点： 婴幼儿咽鼓管的生理特点

3. 鼓窦　为上鼓室后上方的含气腔，向后通乳突气房，上方以鼓窦盖与颅中窝相隔。

4. 乳突　为许多大小不等、形态不一、相互连通的气房。根据乳突气房发育程度不同分为气化型、板障型、硬化型和混合型。

（三）内耳

内耳又称迷路，位于颞骨岩部，包括骨迷路和膜迷路，两者形态相似，膜迷路位于骨迷路内，两者之间充满外淋巴液，膜迷路内充满内淋巴液，内外淋巴液互不相通。

1. 骨迷路　由致密的骨质构成，分耳蜗、前庭窗和骨半规管 3 部分（图 5-25）。

2. 膜迷路　借纤维束固定于骨迷路内，可分为膜蜗管、椭圆囊、球囊和膜半规管，各部相互连通，形成一密闭的管道，内含淋巴液（图 5-26）。椭圆囊与球囊位于前庭内，分别有椭圆囊斑和球囊斑，为前庭神经的末梢感受器，感受位觉，亦称位觉斑。膜蜗管内基膜上有螺旋器，又名 Corti 器，是听觉感受器（图 5-27）。

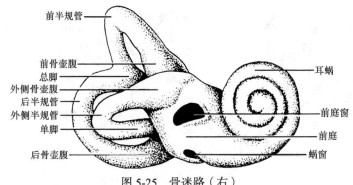

图 5-25 骨迷路（右）

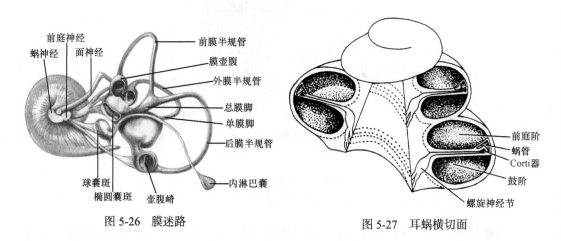

图 5-26 膜迷路

图 5-27 耳蜗横切面

二、耳的生理

（一）听觉功能

声音通过空气传导和骨传导两种途径同时传入内耳。正常情况下，以空气传导为主。

1. 空气传导 简称气导，是声波传导的主要途径。声波由耳郭收集，经过外耳道，引起鼓膜振动，使听骨链产生运动，连接前庭窗的镫骨足板振动前庭阶的外淋巴液，经前庭膜使蜗管内的内淋巴液产生运动，刺激基膜上的螺旋器，产生神经冲动，次冲动通过耳蜗神经纤维传入大脑皮质听觉中枢，产生听觉。其过程如图 5-28 所示。

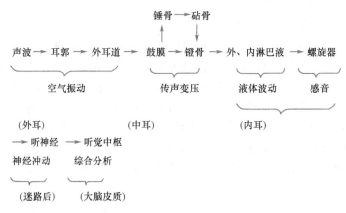

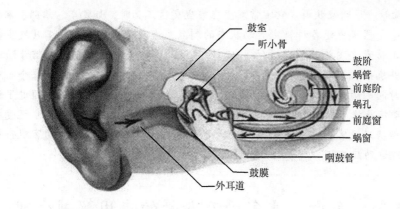

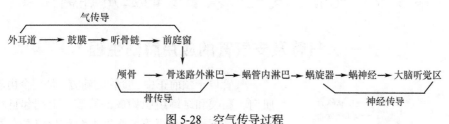

图 5-28　空气传导过程

2. 骨传导　简称骨导。声波也可直接经颅骨传至耳蜗使外、内淋巴液产生相应波动，并激动耳蜗的螺旋器产生听觉神经冲动，传到听中枢形成听觉（图 5-29）。

但在正常情况下，由颅骨传入内耳的声波，大部分为颅骨所反射，故传入内耳的极为微弱，对正常听觉不起重要作用。

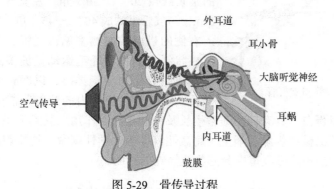

图 5-29　骨传导过程

（二）平衡功能

前庭系统是人体最重要的平衡系统。在日常生活中，人体主要依靠前庭、视觉和本体感觉这三个系统的外周感受器感受身体运动、位置及外界刺激，向中枢传送神经冲动，通过各种反射性运动维持平衡。前庭系统能感知头位及其变化，其中半规管主要感受角加速度的刺激，球囊斑和椭圆囊斑主要感受直线加速度的刺激，维持身体的平衡。

链接

运 动 病

运动病又称晕动病，是人体内耳前庭平衡感受器受到过度运动刺激，出现出冷汗、恶心、呕吐、头晕等一系列症状群。它常常发生在乘坐交通工具时，如晕车、晕船、晕机等。内耳前庭末梢感受器可感受各种特定运动状态的刺激，当我们乘坐的交通工具发生旋转或转弯时（如汽车转弯，飞机作圆周运动），这些神经末梢的兴奋或抑制性电信号通过神经传向前庭中枢并感知此运动状态；一般情况下，人们不会产生不良反应，但每个人对这些刺激的强度和时间的耐受性有一个限度，这个限度就是致晕阈值，如果刺激超过了这个限度就要出现运动病症状。而且每个人耐受程度不同，这除了与遗传因素有关外，还受视觉、个体体质、精神状态及客观环境（如空气异味）等因素影响，所以在相同的客观条件下，只有部分人出现运动病症状。

第5节　气管、支气管及食管的应用解剖生理

一、气管及支气管的应用解剖生理

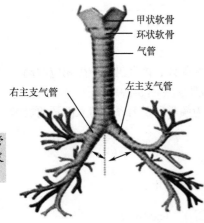

图 5-30　气管与支气管

考点：支气管异物的好发部位

气管位于颈前正中、食管的前方，是一个由软骨、肌肉、黏膜和结缔组织构成的管腔。上端起自环状软骨下缘，下端在相当第 5 胸椎上缘处分成左右两主支气管，分叉处称气管隆嵴。气管软骨以 16 ～ 20 个缺口朝后的马蹄形软骨环为支架，由气管环韧带将其互相连接（图 5-30）。

右支气管较短而粗，长约 2.5cm，与气管纵轴的延长线成 20°～ 30°角；左支气管细而长，长约 5cm，与气管纵轴成 40°～ 45°角，因此气管异物进入右侧的机会较左侧多见，气管、支气管覆以假复层柱状纤毛上皮，纤毛运动呈波浪式，方向向上，下呼吸道分泌物易于排出，以净化与保护呼吸道。气管、支气管黏膜层内的浆细胞能分泌多种与抗感染有关的免疫球蛋白，具有抑制细菌生长及中和毒素的作用。黏膜下还具有丰富的神经末梢，冷、热等机械性刺激和烟尘、刺激性气体等化学性刺激，均能刺激神经末梢而引起咳嗽反射以达到排除呼吸道内分泌物或异物的目的。

二、食管的应用解剖生理

食管是消化道的起始部，为一肌肉和黏膜所构成的弹性管腔，上接喉咽部，下通贲门。成年男性其长度平均约为 24.9cm，成年女性其长度平均约为 23.3cm。

食管自上而下有 4 个生理性狭窄。

第 1 狭窄是食管入口部，由环咽肌收缩所致，距上切牙约 16cm 处，是食管最狭窄处，为食管异物最易嵌顿处，食管镜最难通过此处，检查时用力不当，可致食管穿孔。

第 2 狭窄为主动脉弓处狭窄，由主动脉弓压迫食管所产生，距上切牙约 23cm 处，食管镜检查时局部可见搏动。

第 3 狭窄由左主支气管横越食管前壁压迫食管所致，位于第 2 狭窄下方 4cm 处。

第 4 狭窄是由于食管穿过横膈裂孔时因受到横膈肌收缩所致处，距上切牙约 40cm 处。

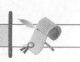

　　这四个比较狭窄的部位是食管最易受伤和异物最易停留的部位，尤其第一狭窄处更为突出。

　　食管上接咽部，下通贲门，其主要的生理功能是通过蠕动完成传输作用。食物由口腔进入食管后，食管舒张收缩交替进行，呈波形蠕动将食团送入胃中。食物在食管中通常不能被消化和吸收。

小结

　　耳、鼻、咽、喉器官在解剖学上的特点是小而复杂，结构部位深在且又相互连通，黏膜互相延续，生理功能上又是相互影响。因此，在接下来学习耳鼻咽喉疾病时，在病理上也是彼此迁延。

（朱淮灵）

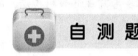 自 测 题

单选题

1. 位于腭舌弓与腭咽弓之间的淋巴组织团块称
　　A. 咽扁桃体　　　　　B. 腭扁桃体
　　C. 咽鼓管扁桃体　　　D. 舌扁桃体
　　E. 咽侧索

2. 鼻咽癌的好发部位是
　　A. 咽隐窝　　　　　　B. 扁桃体窝
　　C. 咽鼓管咽口　　　　D. 咽后壁
　　E. 腭舌弓

3. 哪个窦腔发病率最高
　　A. 额窦　　　　　　　B. 前组筛窦
　　C. 后组筛窦　　　　　D. 蝶窦
　　E. 上颌窦

4. 咽的正确描述是
　　A. 发声器官　　　　　B. 分为三腔
　　C. 具有屏气功能　　　D. 软骨构成
　　E. 下方接气管

5. 哪项不是婴幼儿喉部的解剖特点
　　A. 声门下区组织疏松　　B. 喉腔相对较大
　　C. 淋巴组织丰富　　　　D. 易发生水肿
　　E. 喉软骨较软

6. 开口于上鼻道的鼻窦是
　　A. 上颌窦　　　　　　B. 前组筛窦
　　C. 鼻泪管　　　　　　D. 蝶窦
　　E. 额窦

7. 中耳不包括
　　A. 鼓窦　　　　　　　B. 鼓室
　　C. 迷路　　　　　　　D. 咽鼓管
　　E. 乳突

8. 鼓膜标志不包括
　　A. 紧张部　　　　　　B. 光锥
　　C. 锤骨柄　　　　　　D. 松弛部
　　E. 前庭窗

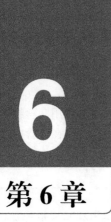

第6章 耳鼻咽喉科患者护理概述

耳鼻咽喉科各器官解剖结构相互关联，耳鼻咽喉具有听觉、平衡、嗅觉、呼吸、吞咽和语言等诸多重要的生理功能，且与免疫防御系统关系密切，注注一个器官的病变可累及多个器官发病；而且耳鼻咽喉器官疾病与全身疾病相关，一旦患病，可严重影响患者的生活、学习和工作。因此，学习耳鼻咽喉科疾病，应树立整体观念，护理患者时应多注意观察病情变化。

第1节 耳鼻咽喉科患者的护理评估及常见护理问题

一、基本特征

耳鼻咽喉科护理是从护理学的角度，观察耳鼻咽喉各器官的健康状况和疾病状态，通过护理程序，与医生密切配合，使耳鼻咽喉科患者尽快康复。

耳鼻咽喉科器官多为孔小洞深，结构相互关联，并且具有听觉、平衡、嗅觉、呼吸、吞咽和言语等重要生理功能，与免疫防御系统亦有密切关系，因此耳鼻咽喉各器官的疾病如果治疗不及时，护理不恰当，将严重影响患者的生活、工作和学习。还有可能遗留永久性残疾如盲、聋、哑，进而会引起患者生理上和心理上的障碍，也给社会和家庭增加诸多负担。

耳鼻咽喉局部同全身机体有着广泛而紧密的联系，如鼻窦炎和中耳炎可引起眶内、颅内各种并发症，慢性扁桃体炎可成为全身感染的"病灶"而引起风湿热、关节炎、心脏病和肾炎等；某些全身疾病也可表现为耳鼻咽喉科症状，如高血压、血液病患者可发生鼻出血。因此耳鼻咽喉科患者可能会有很多主诉，不光是局部的，还有全身的不适，在对耳鼻咽喉科患者进行护理评估时，必须具有整体观念，进行全面的、系统的、动态的评估，配合医生对患者进行正确的诊治。

耳鼻咽喉科急症多且较凶险，有时甚至威胁患者的生命。如鼻出血、喉阻塞和气管及食管异物等，如不及时治疗，可引起严重后果，因此对该类患者应严密观察生命体征和病情变化，做到积极抢救。

在了解了耳鼻咽喉科患者的特点以后，应通过对患者的正确的评估，发现患者现有的或潜在的生理、病理、心理问题，运用娴熟的护理操作技能，协助医生对患者进行有效的处理。

二、护理评估

在掌握了一般的评估方法与技巧的基础上，应熟悉耳鼻咽喉科患者的特点，理解耳鼻咽喉科患者的症状与体征，运用一定的护理检查方法发现健康问题和了解病情。

（一）健康史

了解患者过去的健康状况及生活环境，评估耳鼻咽喉科疾病由何种因素引起。

1. 既往病史　注意耳鼻咽喉疾病与全身一些疾病的关系，了解发病诱因，以及估计将来可能出现的并发症。某些耳鼻咽喉疾病可成为全身疾病的病灶，如扁桃体炎可并发风湿热、心脏病、肾炎等。各器官之间及其相邻组织病变均可相互影响，如上颌牙齿根尖炎引起上颌窦炎，而鼻炎可成为中耳炎、咽喉炎发病的因素。

2. 环境与职业　如鼻炎、咽喉炎和长期在有毒粉尘及有毒气体环境下工作有关。长期生活在噪声环境中可引起聋。教师、讲解员发音方法不正确，可引起职业性咽喉炎。

3. 生活习惯　如嗜好烟酒的人容易患鼻炎、咽喉炎等。不正确的擤鼻方式可引起鼻窦炎、中耳炎等。

4. 家族史　如变应性鼻炎的发生与家族过敏体质的遗传密切相关。

5. 发病诱因　受凉、过度劳累、营养不良等可导致机体抵抗力下降，容易诱发、加重耳鼻咽喉科疾病。

（二）身心状况

1. 症状与体征

（1）耳漏：指经外耳道流出或在外耳道内聚积的异常分泌物。脓性或黏脓性者多见于急、慢性化脓性中耳炎，水性耳漏且有耳及颅脑外伤史或手术史者应警惕是否有脑脊液耳漏。

（2）耳聋：临床上将听力不同程度的下降称为耳聋，分为传导性聋、感音神经性聋和混合性聋。外耳和中耳病变可表现为传导性聋，而内耳病变多为感音神经性聋。婴幼儿因为耳聋，听到的声音失真或无法感知声音，导致言语功能发育障碍，可能导致聋哑。

> **链接**
>
> ### 耳　　聋
>
> 正常人耳能听到频率为 20 ～ 20 000Hz、音强范围为 0 ～ 140dB 的声音。人体听觉系统中的传音、感音或分析综合部位的任一结构出现问题，都可表现为听力下降。我国以 500Hz、1000Hz、2000Hz 三个频率为标准，根据听阈大小将听力障碍分为五级，其中听阈 >90dB，耳旁大声呼唤都听不清，称之为极重度听力障碍，又称为耳聋。长期以来，人们对聋病认识不够，如何及早发现及有效治疗聋病，成为当今耳鼻咽喉科医务工作者的一大课题。

（3）耳鸣：听觉功能紊乱所致的常见症状。患者主观地感到耳内有鸣声，而周围环境并无相应的声源。耳鸣的音调可为高音性或低音性，前者多属神经性，后者多属传导性。临床上要注意有些耳鸣可能是某种疾病的先兆，如注射链霉素后发生耳鸣，提示可能已发生药物耳毒性反应；高血压患者出现耳鸣，提示血压可能升高。

（4）耳痛：为耳部炎性病变的常见症状，如外耳道炎、外耳道疖、急性中耳炎和乳突炎等，可表现为胀痛、跳痛、耳郭牵拉痛或乳突压痛。耳痛引起患者烦躁，影响正常的学习和生活；小儿会哭闹不安，用手扯耳。

（5）眩晕：为一种运动错觉，常感自身或外界景物发生运动。周围前庭系统病变时，可伴有恶心、呕吐、出汗等一系列自主神经系统症状。表现为睁眼时周围物体旋转，闭眼时自身旋转。出现眩晕时，患者易跌倒，应注意安全防护。

> **链接**
>
> ### 眩　　晕
>
> 人体的平衡是由前庭系统、本体感觉系统和视觉系统三大系统互相作用和整合而维持

的。当其中任一部位受到生理性或病理性刺激因素影响，人体会出现眩晕，表现为平衡障碍。眩晕为临床上常见症状之一，除耳科疾病可引起眩晕外，循环系统疾病、血液病、内分泌疾病及精神科疾病等均可引起。临床上常需仔细询问患者及家属眩晕发作时的特点，结合各种临床检查结果做出眩晕定位及定性诊断。

(6) 鼻塞：系鼻腔气流阻力增大，由于鼻黏膜充血、水肿或增生肥厚及鼻腔新生物等原因引起。鼻黏膜感觉迟钝可引起假性鼻塞。由于引起鼻塞的原因和病变程度不同，可表现为持续性、间歇性或交替性鼻塞。鼻塞常可伴有头昏头痛、耳鸣耳闷、嗅觉障碍等症状。长期鼻塞可引起患者许多不适或不良后果，如口唇干裂、口臭、慢性咽喉炎、小儿颌面部发育畸形等，严重者可导致鼾症，影响心肺功能。

(7) 鼻溢：指鼻内分泌物外溢。由于原因不同，鼻漏性状各异。水样鼻溢多见于急性鼻炎早期、变应性鼻炎和脑脊液鼻漏，后者发生于外伤或手术后，鼻溢清亮、透明、无黏性。慢性单纯性鼻炎鼻溢性质可为黏液性，急性鼻炎恢复期、慢性肥厚性鼻炎、鼻窦炎则为黏脓性，严重的鼻窦炎侵犯骨质、牙源性上颌窦炎的鼻腔分泌物有腐臭味。鼻腔、鼻窦或鼻咽部肿瘤、鼻腔异物可见到鼻分泌物中带血。

(8) 鼻出血：可由多种原因引起，出血量可多可少，出血量少有时会掩盖病情，延误诊治的最佳时间。如鼻咽癌患者早期出现回吸鼻涕带血；晚期出现鼻腔大出血，甚至有可能危及生命。

(9) 嗅觉障碍：由于病因不同，可表现为嗅觉减退，嗅觉丧失，嗅觉过敏及嗅觉倒错等。最常见的为嗅觉减退或消失，又可分为呼吸性和感受性两种。呼吸性嗅觉减退系由于气流受阻或方向改变达不到嗅区所致，如鼻甲肥大、鼻息肉或肿瘤、鼻中隔穿孔、气管切开或全喉切除等。感受性嗅觉减退或消失系由于嗅觉神经末梢病变，可见于萎缩性鼻炎、颅底骨折、脑血管疾患等。嗅觉障碍可引起患者食欲下降、精神不振等心理症状。

(10) 咽痛：是咽喉疾病最常见的症状。轻者自觉咽喉部不适、微痛感，重者常因咽痛影响吞咽及发声功能，常由咽部炎症、特异性感染、创伤、肿瘤、手术、邻近器官及某些全身性疾病等因素引起。患者可因咽痛拒绝进食。

(11) 咽感觉异常：指咽部有异物、搔爬、干燥、堵塞或紧迫等异常感觉。常伴有"嗯、嗯"的清嗓动作。可由器质性病变或功能性因素引起，前者如慢性炎症、茎突过长、颈椎异常、反流性食管炎、肿瘤等。

(12) 吞咽困难：主要可分为阻塞性和神经性两种。阻塞性吞咽困难见于咽部或食管狭窄、肿瘤或异物、扁桃体肥大等。神经性吞咽困难由咽肌麻痹引起。吞咽困难轻者吞咽不畅，能吃软食或流质，吞咽困难严重的患者常处于营养缺乏、饥饿消瘦的状态。

(13) 打鼾：鼾是由于软腭、舌根处软组织随呼吸气流颤动所产生的有节奏的声音。各种病变造成上呼吸道狭窄及某些全身性疾病如肥胖、内分泌紊乱等均可引起打鼾。如同时伴有睡眠呼吸暂停，则称之为阻塞性睡眠呼吸暂停综合征。鼾症患者注意力不集中，记忆力下降，嗜睡，影响正常生活。

(14) 声嘶：为喉部疾病特有症状之一。表示病变累及声带。轻者声音沙哑，重者可失声。最常见的引起声嘶的原因是炎症，如慢性喉炎、声带小结、声带息肉等。另外，喉部肿瘤、喉神经麻痹、创伤、喉部特异性感染及先天畸形等均可引起声音嘶哑。癔病患者可突然发生声嘶，甚至失声，经治疗后可立即恢复正常。

(15) 呼吸困难：一般可分为吸气性、呼气性和混合性三种类型。喉源性呼吸困难为吸气性呼吸困难，系由于喉部黏膜感染、水肿、喉部肿瘤、外伤、异物及喉畸形或神经性疾病等原因引起。吸气期有胸廓软组织凹陷，可同时伴有声嘶及喉喘鸣等症状。

2. 心理反应　耳鼻咽喉器官功能障碍严重影响患者学习、工作和生活，患者出现焦虑、忧郁、孤独，引起失眠、头昏、情绪激动等，而心理障碍又可加重这些，出现恶性循环。例如，鼾症患者由于睡眠型态紊乱可导致白天嗜睡，注意力不集中，记忆力减退，工作效率低，学习成绩下降，易出差错事故。由于鼾声干扰他人睡眠，可影响人际交往。患者可表现出易激动、恐慌、焦虑或抑郁等现象。

三、常见护理问题

（一）有感染的危险

先天性耳前瘘管、咽鼓管功能不良、鼻腔及鼻窦通气引流障碍、慢性病灶存在、耳鼻咽喉科异物或外伤等危险因素均可使病原体侵犯的危险性增加。

（二）体温过高

体温过高主要与耳鼻咽喉科各种炎症，如急性化脓性中耳炎，耳源性颅内、外并发症，急性化脓性鼻窦炎，急性扁桃体炎，急性会厌炎等有关。

（三）体液不足或有体液不足的危险

体液丢失过多，如鼻出血、或手术出血以及各种原因引起的呕吐；摄入量不足，如因咽痛不愿或不敢吞咽；水分蒸发过多如发热、气管切开等因素均可引起体液不足或有体液不足的危险。

（四）清理呼吸道无效

清理呼吸道无效由鼻腔、鼻窦、咽、喉、气管炎症或异物引起分泌物增多，不易排出，气管切开或喉部手术后患者咳嗽、咳痰困难等因素引起。

考点：清理呼吸道无效的常见原因

（五）有窒息的危险

窒息与呼吸道炎症如小儿急性喉炎、急性会厌炎；外伤如喉挫伤、切割伤；喉、气管异物及肿瘤有关。

（六）语言沟通障碍

语言沟通障碍与耳鼻咽喉科有关的相关因素有：鼻阻塞引起闭塞性鼻音或鼻咽腔不能关闭形成开放性鼻音；喉部病变造成声音嘶哑或失声。听力下降不能理解他人。

（七）吞咽障碍

吞咽障碍由炎症导致疼痛或机械梗阻，如双侧扁桃体Ⅲ度肥大、肿瘤、异物及鼻饲或气管插管等因素引起。

（八）自我形象紊乱

自我形象紊乱主要与耳鼻咽喉诸器官先天性畸形如驼鼻、歪鼻、鞍鼻、甲状舌管囊肿、耳郭畸形；炎症引起的分泌物过多，如慢性化脓性鼻窦炎、变应性鼻炎、慢性化脓性中耳炎；破坏性手术如上颌骨截除术、全喉切除术等有关。

（九）感知改变

感知改变主要是由于鼻部疾病如炎症、外伤、肿瘤等引起的嗅觉改变及各种因素，如全身的或局部的、先天性或后天性因素引起的听觉改变及前庭功能障碍。

（十）知识缺乏

缺乏有关耳鼻咽喉科疾病预防、保健、治疗等方面的知识和技能。如避免接触过敏原的知识与技能、气管异物的预防与急救的知识与技能、耳毒性药物的使用及其防治知识及有关职业病的防治知识与技能等。

（十一）疼痛

疼痛主要由于耳鼻咽喉诸器官的炎症、外伤或手术创伤、肿瘤等引起。如鼻源性头痛、咽喉痛、耳痛等。

（十二）焦虑

焦虑主要与缺乏耳鼻咽喉科疾病的有关知识，如病情的严重程度、疾病的预后、手术并发症，对住院环境不熟悉以及其他社会因素如影响工作、学习，经济负担等因素有关。

第2节　耳鼻咽喉科护理管理

一、门诊护理管理

（1）开诊前检查及添补各种检查器械、药品及敷料；各种治疗用品放置有序；备好各种办公用品，并按固定位置放好。准备好洗手液、放置污染器械的消毒液和污辅料桶。

（2）填好病历首页各项内容，请患者按号就诊。防止患者的隐私权受到侵犯。对老弱、幼小患者安排优先就诊。

（3）遇外伤、鼻出血、呼吸困难、耳源性颅内并发症等急重症患者安排提前就诊，并密切配合医师准备急救药品和器材，共同救治患者。

（4）护送危重患者入院或转科转诊。

（5）对婴幼患儿，检查时协助医师固定其头位。耳聋患者应酌情采用笔谈，避免喧哗。

（6）做好抢救药品和器械的管理，保证处于备用状态。进行各种门诊治疗操作或协助医师进行门诊手术。诊疗过程中严格消毒隔离工作，防止交叉感染。

（7）开展卫生宣教及健康指导，使患者或家属掌握本科常见病的发病原因，预后及预防保健方法，积极配合治疗与护理。

（8）做好卫生安全管理，保持诊疗室清洁卫生。门诊急救、麻醉及剧毒药品，抢救器械及贵重仪器等应定期检查。

二、隔音室护理管理

隔音室是进行听功能检测的特殊场所，需要专职护士与技术人员共同的管理。

（1）隔音室室内环境噪声的声压级应符合国家 GB7583-87 的要求。

（2）保持室内整洁，空气清新，注意防潮。

（3）备好检查及办公用品，如音叉、纯音听力计、声导抗仪和结果记录单等。仪器应按规定定期校准，耳塞应用肥皂水清洗，并用 75% 酒精棉球擦拭。

（4）测试前去除受试者的眼镜、头饰、耳环及助听器等，并清洁外耳道，调整耳机以免因外耳道软骨部塌陷造成外耳道阻塞，影响测试结果。

（5）向受试者解释测试的目的、过程及配合方法。婴幼儿受检者，应结合其年龄及检查目的选择合适的测试方法或遵医嘱给予镇静药。

(6) 测试过程中请受试者尽量坐得舒适，避免说话、吞咽及清嗓等动作，不移动身体，保持安静。

(7) 测试结束后，记录、整理检查结果并及时送交医师。

三、内镜检查室护理管理

(1) 内镜有硬管和软管两种，是贵重精密光学仪器，配有光源及摄录像与监视系统。内镜检查室由专职护士或技术人员负责管理，协助医生进行各项检查和诊疗操作。

(2) 仪器注意防尘、防潮、防霉。器材不用时放在原装盒内的海绵槽中，按顺序置于专用柜内。纤维内镜及光源导线内部系光导纤维，存放时避免扭曲和过度弯折，以防损坏。

(3) 内镜室内设空气消毒机，室内每日消毒二次，每次一小时，确保室内空气清洁。检查结束后，用清水洗干净，尤其内镜管腔及吸引管要保证通畅无阻。

(4) 保持各区的清洁。诊疗室、清洗消毒室操作结束后严格进行终末消毒。

(5) 从事内镜诊疗时，医护人员应戴好口罩和帽子，防止呼吸道疾病的感染。

(6) 严格遵守中华人民共和国国家卫生和计划生育委员会制定的《内镜清洗消毒技术操作规范》，进行内镜的清洗消毒。

(7) 建立仪器档案及使用、保养和维修卡，定期检查，及时维修，注意保养，保持仪器功能良好。

 小结

在耳鼻咽喉科接诊患者的过程中，应当考虑耳鼻咽喉科解剖及疾病特点及规律，严格依照护理程序，树立整体和系统的观念，认真、仔细、负责地对患者进行护理评估，做出护理诊断，制订护理措施，这样才不会遗漏病情而延误治疗。

（朱淮灵）

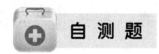 自 测 题

单选题

1. 正常人耳能听到频率为

  A. 20～2000Hz   B. 20～20 000Hz

  C. 2～2000Hz   D. 2～20 000Hz

  E. 20Hz 以上

2. 由鼻腔、咽、喉、气管炎症或异物引起分泌物增多，咳嗽咳痰困难等因素引起的护理诊断称为

  A. 呼吸困难   B. 有窒息的危险

  C. 清理呼吸道无效   D. 语言沟通障碍

  E. 焦虑

3. 成为全身感染的"病灶"而引起风湿热、关节炎、心脏病和肾炎等的耳鼻咽喉科疾病是

  A. 鼻炎   B. 咽炎

  C. 喉炎   D. 扁桃体炎

  E. 气管炎

4. 耳病不可能有的症状是

  A. 耳鸣   B. 耳痛

  C. 眩晕   D. 听力减退

  E. 头昏

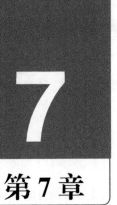

第7章 耳鼻咽喉科患者的护理

　　耳鼻咽喉各器官多为深在的细小腔洞，结构相互关联，在生理功能和疾病的发生发展方面有着紧密的联系，发病多与遗传和环境因素有关，有听觉、平衡、嗅觉、呼吸、发声和吞咽等重要生理功能，并和免疫系统及味觉等功能关系密切。耳鼻咽喉科疾病的发病部位较为特殊，均在头面部，而发病器官功能的改变均会严重影响患者的心理健康，对患者的生活、学习、工作影响较大。耳鼻咽喉科急症多且较凶险，有时甚至威胁患者的生命。

　　耳鼻咽喉科护理是从护理的角度，观察耳鼻咽喉等器官的健康状况和疾病状态，进行护理评估，做出护理诊断，制订护理计划，提出预期目标和护理措施，通过实施与评估，应用护理的技术方法，协同医生做好治疗护理工作，促使耳鼻咽喉科患者从疾病状态向健康状态转化。

　　耳鼻咽喉科的护理工作既有一般的规律性，又有专科特殊性，护理不当，患者有可能遗留永久性残疾如盲、聋、哑，进而会引起患者生理上和心理上的障碍，也给社会和家庭增加诸多负担。

　　耳鼻咽喉科护理在医学模式和护理模式转变的推动下，不断发生变化，心理活动对疾病的影响越来越受到人们的普遍重视。心理护理对耳鼻咽喉科疾病的转归和患者的康复起着事半功倍的作用。

第 1 节　鼻科患者的护理

一、鼻 部 炎 症

　　鼻部炎症包括外鼻、鼻腔和鼻窦的急性、慢性炎症，临床上以鼻疖、慢性鼻炎、变应性鼻炎、急性鼻窦炎、慢性鼻窦炎最为常见。

（一）鼻疖

　　1. 概述　鼻疖（furuncle of nose）是鼻前庭毛囊、皮脂腺或汗腺的局限性化脓性炎症，多为单侧，偶可发生于鼻尖或鼻翼。

　　（1）病因：常因挖鼻、拔鼻毛损伤鼻前庭皮肤引起，致病菌以金黄色葡萄球菌和白色葡萄球菌最常见。糖尿病和抵抗力低者易患此病。

　　（2）临床表现

　　1）症状：患者表现为局部红、肿、热、痛，可伴有全身不适或低热。炎症扩散可引起上唇及面颊蜂窝织炎，若疖肿处理不当或挤压，感染可扩散至颅内，造成海绵窦血栓性静脉炎，危及生命。

2) 体征：初期患部见丘状隆起，周围充血、发硬、疼痛，伴明显触痛。疖肿成熟时可见顶部有黄白色脓点（图7-1），溃破后流出脓液。

3) 治疗：未成熟疖采用药物、理疗等促进炎症吸收；已成熟疖待自行溃破或用药物促其溃破，也可切开排脓；疖已溃破，抗感染促愈合。

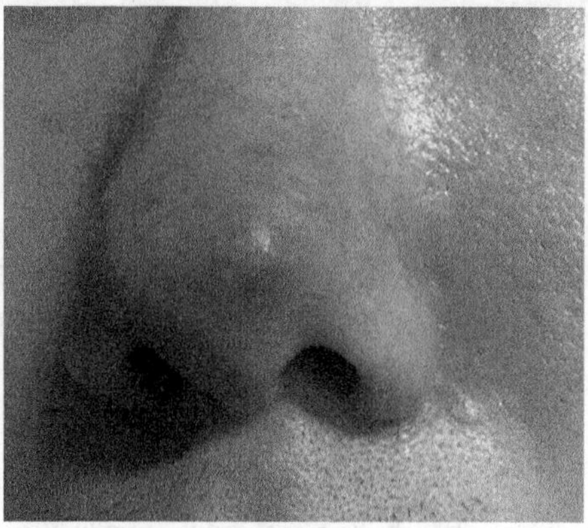

2. 护理评估

(1) 健康史：了解患者有无挖鼻、拔鼻毛等

图7-1　典型成熟期的鼻疖

不良生活习惯，对于鼻疖反复发作的患者需做排除糖尿病的检查。

(2) 身心状况：患者表现为局部红肿热痛，可伴有全身不适或低热。患者及家属往往以为鼻疖是小病，不予重视，不及时就医或自行挑破，挤压排脓，而造成严重后果。

(3) 实验室及辅助检查：血常规白细胞总数上升，中性粒细胞偏高。

(4) 治疗要点及反应：经过局部对症治疗和全身应用足量抗生素、镇痛剂或辅以清热解毒中药治疗和护理，必要时切开排脓，患者能：①疼痛减轻或消失。②体温逐渐恢复正常。③减轻焦虑，情绪稳定。④避免并发症发生或发生时被及时发现。⑤说出鼻疖的防治知识。

3. 护理问题

(1) 疼痛：与局部炎症有关。

(2) 体温过高：与细菌感染有关。

(3) 缺乏知识：缺乏卫生常识和保健知识。

(4) 潜在并发症：感染扩散可致上唇及颊部蜂窝织炎、海绵窦血栓性静脉炎。

4. 护理措施

(1) 减轻疼痛

1) 局部处理：疖未成熟时热敷或理疗，以消炎止痛。患处用10％鱼石脂软膏外敷，促进疖肿成熟穿破；成熟者则用15％硝酸银腐蚀脓头促其溃破，亦可切开排脓，已溃破者局部消毒，促进引流，使用抗生素软膏保护伤口不使其结痂，妨碍脓液排出。

2) 按医嘱用药，给予足量抗生素、适当的镇痛剂，或辅以中药治疗。

(2) 恢复正常体温：密切观察体温变化，过高则需物理降温。

(3) 根除病因

1) 对于体质虚弱的患者，多方面、多角度改善健康状况。

2) 糖尿病患者，首先应治疗糖尿病，控制糖尿病的临床症状，和患者说明糖尿病和本病的关系，促其积极配合治疗。

(4) 密切观察病情，预防并发症：密切观察体温变化，有异常变化及时报告医生，并配合医生采取及时有效的措施，以防严重并发症的发生。合并有海绵窦血栓性静脉炎者，应请眼科和神经科医师协助处理，并严密观察生命体征，以防病情进一步发展。

考点： 鼻疖发生严重并发症的诊断及治疗、护理要点

5. 健康指导　教育患者戒除挖鼻、拔鼻毛等不良习惯，避免烟、酒、辛辣食物刺激。积极治疗鼻腔或全身原发性疾病。疖肿产生时切忌挤压，以免造成感染扩散至颅内。

（二）慢性鼻炎

 案例 7-1

患者，男，33 岁，3 年前出现鼻塞、流涕的现象，天气寒冷时加重。近一年来呈持续性鼻塞，脓涕不易擤出，并伴有头痛、嗅觉减退、耳闷塞感。检查：鼻黏膜肿胀，双下鼻甲表面不平呈结节状，1% 麻黄碱滴鼻后，下鼻甲未见明显缩。鼻腔内有脓性分泌物。

问题：

1. 该患者为何种疾病？具体依据是什么？

2. 对该患者还需做哪些护理检查？

3. 对该患者应采取哪些护理措施？

1. 概述　慢性鼻炎（chronic rhinitis）是发生在鼻腔黏膜和黏膜下层的慢性炎症，临床表现以黏膜充血肿胀、分泌物增多、病程持续数月以上或反复发作为特征，常无明确的致病微生物感染。一般分为慢性单纯性鼻炎和慢性肥厚性鼻炎，两者常有过渡型。

（1）病因尚未明确，多与下列因素有关：

1）局部因素，急性鼻炎反复发作或未获彻底治疗迁延而成；鼻腔解剖变异及鼻窦慢性疾病，如鼻中隔偏曲、慢性化脓性鼻窦炎等；邻近感染性病灶，如慢性扁桃体炎、腺样体肥大等；鼻腔用药不当或过久，如长期用萘甲唑啉滴鼻液或麻黄碱滴鼻液滴鼻可导致药物性鼻炎。

2）职业及环境因素：长期或反复吸入粉尘（如水泥、石灰、煤尘、面粉等）或有害化学气体（如二氧化硫、甲醛等），生活或生产环境中温度和湿度的急剧变化（如炼钢、烘熔、冷冻作业）均可导致本病。

3）全身因素：全身慢性疾病，如糖尿病，贫血，营养不良，心、肝、肾疾病或自主神经功能紊乱，可引起鼻黏膜血管长期淤血或反射性充血；内分泌失调、甲状腺功能减退也可引起鼻黏膜水肿。

4）其他因素：烟酒嗜好、长期过度劳累、先天或后天性免疫功能障碍。

（2）临床表现：患者主要表现为鼻塞、多涕，检查时可有下鼻甲肿胀，临床上分为单纯性（图 7-2）和肥厚性（图 7-3）两种类型（表 7-1）。

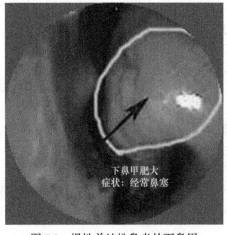

下鼻甲肥大
症状：经常鼻塞

图 7-2　慢性单纯性鼻炎的下鼻甲

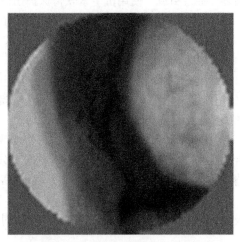

图 7-3　慢性肥厚性鼻炎的下鼻甲

（3）治疗原则：慢性单纯性鼻炎的治疗原则是根除病因，消除黏膜肿胀，恢复鼻腔通气功能。慢性肥厚性鼻炎则应通过手术缩小下鼻甲体积，恢复鼻腔通气功能。

2. 护理评估

（1）健康史：询问患者的居住条件、生活习惯、工作条件、从事的职业，了解既往病史及发病以来的治疗经过。

（2）身心状况：患者鼻黏膜充血肿胀，增生肥厚，双侧下鼻甲肥大，表现为鼻塞，分泌物增多，

表 7-1　慢性单纯性鼻炎与慢性肥厚性鼻炎的鉴别要点

症状与体征	单纯性鼻炎	肥厚性鼻炎
鼻塞	交替性、间歇性	持续性
鼻涕	黏液性，量较多	黏脓性或黏液脓性，量多
嗅觉减退	不明显	可有
闭塞性鼻音	一般无	有
头痛、头昏	可有	常有
耳鸣、耳闭	无	有
前鼻镜查下鼻甲	黏膜肿胀暗红，表面光滑、弹性好	黏膜肥厚暗红，表面结节状、硬实感无弹性
对麻黄碱反应	明显	不明显

考点：单纯性鼻炎和肥厚性鼻炎的临床特点比较

嗅觉减退，因长期慢性疾病困扰，影响患者学习生活，如果患者多年有烟酒嗜好难以戒断，或在有害环境中工作无法改变，可表现出焦虑、苦闷。

（3）实验室及辅助检查：可进行鼻腔内窥镜检查，进一步了解下鼻甲周边结构有无病理改变，有助于病情观察。

（4）治疗要点与反应：通过药物消除黏膜肿胀或手术缩小下鼻甲体积，恢复鼻腔通气功能，经过治疗和护理，患者能：①鼻腔通气状况改善或恢复正常。②保持或改善嗅觉功能。③避免并发症发生或发生时被及时发现。④说出慢性鼻炎的防治知识。

链接

鼻腔内窥镜检查对于慢性鼻炎患者的意义

鼻内窥镜分硬管镜和软管镜。可清晰地观察鼻腔各部，鼻咽及各鼻窦的开口，还可以在直视下进行相应的治疗操作。

3. 护理问题

（1）清理呼吸道无效　与鼻黏膜充血、肿胀、肥厚及分泌物增多有关。

（2）感知改变：嗅觉减退或丧失　与鼻塞或嗅觉神经末梢变性有关。

（3）有感染的危险：可并发鼻窦炎、中耳炎等　与鼻炎妨碍鼻窦引流及中耳通气有关。

4. 护理措施

（1）鼻腔通气状况改善或恢复正常

1）慢性单纯性鼻炎：向患者介绍正确的滴药方法，鼻内用减充血剂滴鼻，选用 0.5%～1% 麻黄碱液，或 0.05% 羟甲唑啉，每日 1～2 次，不可长期使用，否则可引起药物性鼻炎，一般不超过 7 天。盐酸萘甲唑啉（滴鼻净）可加重鼻塞，引起药物性鼻炎，故不宜滴用；也可使用鼻炎康、藿胆丸等中药口服；对鼻塞较重者也可行下鼻甲黏膜下硬化剂注射。

2）慢性肥厚性鼻炎对减充血剂不敏感，可采用手术治疗。如下鼻甲冷冻、激光、微波等疗法，或下鼻甲黏膜下组织切除术。按鼻部手术常规做好手术前的护理及手术后的护理。

（2）保持或改善嗅觉功能：针对不同类型的慢性鼻炎，正确及时应用药物治疗、采取

手术治疗，可有效控制炎症，使患者的嗅觉保持现有状态或者恢复正常。

（3）密切观察病情，预防并发症：密切观察药物及手术的治疗效果，特别注意观察邻近器官如眼部、耳部有无炎症的变化，并做好记录，有异常变化及时报告医生，并配合医生采取及时有效的措施，以防并发症的发生。

（4）减轻焦虑：鼓励患者说出苦恼的原因，促进患者与社会交往。帮助患者配合医师找出发病原因，及时治疗。

5. 健康指导　向患者进行宣传，提高身体抵抗能力，多到户外活动，预防上呼吸道感染。学会正确的擤鼻方法：紧压一侧鼻翼，轻轻擤出对侧鼻腔的鼻涕；或将鼻涕回吸经口咽部吐出。切忌紧捏双侧鼻翼用力擤鼻，以免引起鼻窦炎或中耳炎。积极寻找病因并坚持治疗。改善生活和工作环境，避免粉尘和有毒、有害气体刺激。避免长期滴用血管收缩剂，防止药物性鼻炎。

（三）变应性鼻炎

案例 7-2

患者，男，43岁，1年前出现喷嚏频发，主诉无明显诱因出现阵发性喷嚏、鼻炎、流清水样涕、双侧鼻塞1周。检查：鼻黏膜苍白水肿，大量清水样涕。

问题：

1. 该患者为何种疾病？具体依据是什么？

2. 对该患者还需做哪些护理检查？

3. 对该患者应采取哪些护理措施？

1. 概述　变应性鼻炎（allergic rhinitis，AR）又称过敏性鼻炎，是在变应原（抗原）作用下经免疫学机制产生的鼻黏膜变态反应性炎症。有季节性和常年性两种临床类型，并常伴有变应性鼻窦炎。发病率有明显增加趋势。本病以儿童、青壮年居多，男女性别发病无明显差异。

（1）病因：变应原为诱发本病的直接原因，患者多为易感个体，即特异性体质。季节性变应性鼻炎主要由树木、野草、农作物在花粉传播季节播散到空气中的植物花粉引起；常年性变应性鼻炎主要由尘螨、屋内灰尘、真菌、动物皮屑、羽绒引起。某些食物变应原，如牛奶、鱼虾、鸡蛋、水果也可引起本病。发病机制为 IgE 介导的 Ⅰ型变态反应。

（2）临床表现

1）症状：以鼻痒，阵发性、连续性喷嚏，大量水样鼻涕和鼻塞为临床特征。患者每天常有少则3个，多则十几个的喷嚏，甚至更多。季节性变应性鼻炎，患者每天鼻涕如水自流，眼部红肿，鼻塞一般较重，严重者夜不能寐，季节一过，症状缓解，不治而愈，次年于相同季节再次发作。

2）体征：鼻镜检查可见：鼻黏膜苍白水肿（图7-4），或呈淡蓝色，以双下鼻甲最为显著，鼻腔内可见水样分泌物，反复发作者，可发现中鼻道息肉（图7-5）。部分患者可有嗅觉减退，并发支气管哮喘、变应性鼻窦炎和分泌性中耳炎等。

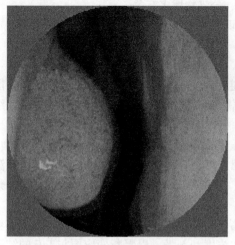

图 7-4　变应性鼻炎鼻腔黏膜苍白水肿

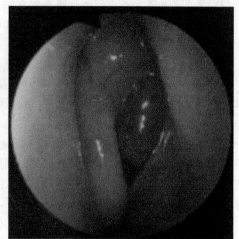

图 7-5　鼻息肉

（3）治疗原则：避免接触变应原，药物治疗，脱敏治疗，也可选用激光、微波、冷冻等方法降低鼻腔黏膜对变应原的敏感性。

2. 护理评估

（1）健康史：询问患者有无接触某种变应原即发生如支气管哮喘、荨麻疹等变态反应性疾病的病史或具有这类疾病的家族史。了解发病情况及治疗经过。

（2）身心状况：患者鼻黏膜苍白水肿，呈淡蓝色，双侧下鼻甲最为显著，鼻腔内水样分泌物，反复发作者可见中鼻道鼻息肉，表现为鼻痒、阵发性连续性喷嚏、大量水样鼻涕和鼻塞。大量连续的喷嚏和流涕可影响患者的正常生活、学习和工作效率。产生焦虑、睡眠障碍，甚至精神抑郁。

（3）实验室及辅助检查：变应原皮肤试验和鼻黏膜激发试验可为阳性，血液或鼻腔分泌物特异性 IgE 检测也呈阳性，鼻分泌物涂片检查见嗜酸性细胞增多。

（4）治疗要点与反应：患者通过抗过敏治疗或手术切除鼻息肉，改善鼻腔通气状况，减少鼻塞、流涕和喷嚏的发生。

链接

过敏性疾病常见的过敏原

1. 吸入式过敏原，如花粉、柳絮、粉尘、螨虫、动物皮屑、油烟、油漆、汽车尾气、煤气、香烟等。

2. 食入式过敏原，如牛奶、鸡蛋、鱼虾、牛羊肉、海鲜、动物脂肪、异体蛋白、乙醇、毒品、抗生素、香油、香精、葱、姜、大蒜及一些蔬菜、水果等。

3. 接触式过敏原，如冷空气、热空气、紫外线、辐射、化妆品、洗发水、洗洁精、染发剂、肥皂、化纤用品、塑料、金属饰品（手表、项链、戒指、耳环）、细菌、霉菌、病毒、寄生虫等。

4. 注射式过敏原，如青霉素、链霉素、异种血清等。

5. 自身组织抗原，如精神紧张、工作压力、受微生物感染、电离辐射、烧伤等生物、理化因素影响而使结构或组成发生改变的自身组织抗原，以及由于外伤或感染而释放的自身隐蔽抗原，也可成为过敏原。

3. 护理问题

（1）舒适改变：由鼻塞、鼻痒、多涕、打喷嚏所引起。

（2）清理呼吸道无效　与鼻黏膜充血水肿、分泌物增多有关。

（3）知识缺乏：缺乏变应性疾病的防治知识。

4. 护理措施

（1）改善鼻腔通气状况，喷嚏减少或停止，鼻塞减轻、分泌物减少。

1）避免接触变应原：明确变应原后尽量避免与变应原接触。花粉症患者在花粉播散季节尽量减少外出。对真菌、屋内灰尘过敏者居住地要通风、干爽等。对动物皮屑、毛绒过敏者应避免接触动物。

2）药物治疗：遵医嘱口服抗组胺药息斯敏、西替利嗪，治疗鼻痒、喷嚏和鼻分泌物增多；鼻腔局部应用减充血药改善鼻腔通气引流；肥大细胞膜稳定剂色甘酸钠；口服糖皮质激素地塞米松 7 天后，改为局部应用，如伯克纳（二丙酸倍氯米松）喷鼻。同时应密切观察药物的不良反应。

3）免疫治疗：对于花粉、尘螨过敏的患者，可协助医生选用皮肤试验阳性的相应变应原溶液，开始由低浓度皮下少量注射，渐加大浓度和剂量，以阻断变应原与 IgE 的结合，降低肥大细胞和嗜碱细胞的敏感性。

4）其他治疗：如激光、微波、冷冻可降低鼻黏膜对变应原的敏感性，鼻内选择性神经切断术（翼管神经、筛前神经）可使神经兴奋性降低产生一定的治疗作用。

（2）减轻焦虑：帮助患者分析病因，协助进行试验寻找变应原，告知患者药物的作用，取得患者理解和配合。

（3）观察病情，预防并发症：定期检查，观察鼻腔通气状况的变化，有鼻息肉发生时可采手术治疗，切除鼻息肉。

5. 健康指导　指导患者避免接触变应原；花粉传播季节，尽可能避免外出接近树木、花草，必要时戴口罩或易地居住；保持环境和家庭卫生，勤晒衣物、被褥，保持室内通风、清洁、干燥；勿养宠物，不用地毯，尽可能少接触动物皮革、羽毛制品，正确选择化妆品。抗敏药物应用时应注意的问题。

（四）急性鼻窦炎

　案例 7-3

患者，女，10 岁，感冒后出现鼻塞、脓涕增多，伴有嗅觉减退、头痛的现象，以早晨起床后最为明显，下午减轻。伴有发热、全身不适等。检查：鼻黏膜充血肿胀，中鼻道最为明显，并伴有脓性分泌物。X 线检查：双侧上颌窦窦腔黏膜增厚，窦内可见液平面。

问题：

1. 该患者为何种疾病？具体依据是什么？

2. 对该患者还需做哪些护理检查？

3. 对该患者应采取哪些护理措施？

1. 概述　急性鼻窦炎（acute sinusitis）是鼻窦黏膜的急性化脓性炎症，常继发于急性鼻炎。

（1）病因：急性鼻窦炎通常是多种致病菌的混合感染，鼻窦炎的病情与致病菌的种类和毒力密切相关。

1) 全身因素: 如过度疲劳、营养不良、维生素缺乏; 变应性体质; 全身性疾病如贫血、糖尿病; 感染性疾病如流感、麻疹、猩红热、白喉、结核等; 居住环境不良等, 可导致机体抵抗力的减弱而发病。

2) 局部因素: 鼻腔疾病, 急慢性鼻炎、鼻中隔偏曲等鼻腔其他疾病; 直接感染, 如游泳潜水的方式不当、飞机快速升降、鼻窦外伤后引起骨折、异物存留或血块感染等; 鼻腔内填塞物留置过久; 邻近器官源性, 如面部蜂窝织炎、颌骨骨髓炎、龋齿、腺样体肥大及扁桃体炎等。

常见致病菌多为化脓性球菌, 如肺炎链球菌和流感嗜血杆菌。牙源性鼻窦炎常为厌氧菌感染。

(2) 临床表现

1) 症状: 常有畏寒、发热、食欲减退、周身不适、精神委靡等表现。

鼻部症状为单侧或双侧间隙性或持续性鼻塞; 流脓性或黏性涕多难以擤尽, 牙源性感染者脓涕可有恶臭; 可因鼻塞或分泌物阻塞嗅裂处出现暂时性嗅觉减退或消失; 常伴头痛或局部疼痛, 各个鼻窦引起的头痛有不同的特点, 且有规律。简述如下:

A. 急性上颌窦炎: 前额部、同侧面颊部胀痛, 尖牙窝处牙痛, 疼痛上午轻, 下午重。

B. 急性额窦炎: 前额部疼痛, 眼眶内上角压痛明显。晨起疼痛, 逐渐加重, 中午达到高峰, 午后渐趋减轻, 晚上消失。次日以同样规律发作。

C. 急性筛窦炎: 内眦或鼻根部疼痛, 时间规律前组同额窦炎, 后组同蝶窦炎。内眦部可有压痛。

D. 急性蝶窦炎: 眼球后疼痛, 早晨轻, 午后重。

2) 体征: 前鼻镜检查见鼻黏膜充血、肿胀, 尤以中鼻甲和中鼻道黏膜明显。鼻腔积脓, 以 1% 麻黄碱棉片收缩鼻黏膜后见中鼻道积脓, 则提示前组鼻窦炎, 嗅裂积脓提示后组鼻窦炎。急性上颌窦炎表现为颌面、下睑红肿和压痛。急性额窦炎则额部红肿及眶内上角压痛和额窦前壁叩痛。急性筛窦炎偶在鼻根和内眦处红肿和压痛。

患者抵抗力下降时可并发急性咽炎、扁桃体炎、喉炎、气管炎、中耳炎, 甚至引起眶内和颅内的感染。

(3) 治疗原则: 消除病因, 保持引流通畅, 控制感染, 预防并发症发生。

2. 护理评估

(1) 健康史: 询问患者有无鼻部疾病或明确的诱发头痛的因素及规律、性质、特征, 了解治疗经过等。

(2) 身心状况: 患者鼻腔及鼻窦黏膜充血肿胀, 分泌物增多, 表现为畏寒发热食欲减退, 全身不适, 鼻部表现为持续鼻塞, 脓涕多难以擤鼻涕伴有头痛或局部疼痛。患者可因头痛、鼻塞、食欲减退等而影响正常生活, 产生焦虑心理。

(3) 实验室及辅助检查

1) 鼻内镜检查鼻道和窦口及其附近黏膜的病理改变, 包括窦口形态、黏膜红肿程度、息肉样变及脓性分泌物来源等。

2) 鼻窦的 CT 扫描可清楚显示鼻窦黏膜增厚、脓液及炎症范围等 (图 7-6)。

(4) 治疗要点与反应: 经过滴鼻, 理疗, 全身应用抗生素等治疗和护理, 患者能: ①头痛减轻或消失。②鼻塞症状改善、分泌物减少。③说出急性鼻窦炎的防治知识。

3. 护理问题

(1) 舒适改变　与疼痛、多涕、鼻塞、发热有关。

(2) 清理呼吸道无效　与鼻黏膜充血肿胀、鼻腔内脓涕过多有关。

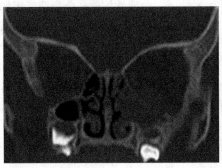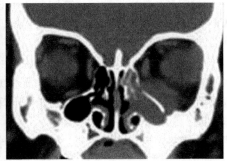

图 7-6　急性鼻窦炎的 CT 扫描

（3）潜在并发症：咽炎、扁桃体炎、喉炎、气管炎、中耳炎等感染　与机体抵抗力降低导致鼻窦炎症扩散有关。

4. 护理措施

（1）减轻疼痛

1）全身使用足量抗生素，及时控制感染，防止发生并发症或转为慢性鼻窦炎。

2）局部热敷、短波透热或红外线照射等物理治疗，可以促进炎症吸收并缓解疼痛；鼻腔冲洗清除分泌物，可选择：生理盐水，或生理盐水＋甲硝唑＋地塞米松。每日 1～2 次。

（2）改善鼻腔通气状况

1）鼻内滴用减充血剂和糖皮质激素，改善鼻腔鼻窦的通气与引流，指导患者正确滴药及体位引流。

2）可采用鼻窦负压置换疗法，促进引流通畅。

3）待全身炎症消退和局部炎症基本控制后方可施行上颌窦穿刺冲洗术，清除窦腔内分泌物。

（3）减轻焦虑：应耐心听取患者对头痛等症状的描述，理解患者并给予适当解释，使其积极配合治疗。

（4）密切观察病情，预防并发症：观察邻近器官有无病变，如有扁桃体炎、中耳炎的发生要及时治疗。

5. 健康指导　告知患者注意锻炼身体，生活规律，防寒保暖，增强体质以避免受凉感冒；改善工作环境，避免烟尘、粉尘及各种高浓度的化学物质刺激；积极治疗上呼吸道感染，防止炎症扩散；牙源性上颌窦炎者应治疗牙病；并教会患者正确的擤鼻及滴鼻方法。治疗应及时、彻底，避免迁延转慢性。

（五）慢性鼻窦炎

案例 7-4

患者，男，33 岁，3 年前出现鼻塞、流涕的现象，天气寒冷时加重。近一年来呈持续性鼻塞，脓涕不易擤出，"痰多"，并伴有头痛、嗅觉减退、耳闷塞感。检查：鼻黏膜肿胀，鼻腔内有脓性分泌物，X 线片显示双上颌窦密度增高，窦腔内有液平面。

问题：

1. 该患者为何种疾病？具体依据是什么？

2.对该患者还需采取哪些护理检查?

3.对该患者应采取哪些护理措施?

1.概述　慢性鼻窦炎(chronic sinusitis)是鼻窦黏膜的慢性化脓性炎症,常常继发于急性鼻窦炎,炎症可在单窦出现,多窦发病更为常见,称为多鼻窦炎或全鼻窦炎。

(1)病因:病因和致病菌与急性化脓性鼻窦炎相似,急性鼻窦炎反复发作或急性鼻窦炎、鼻炎治疗不当;引起急性鼻窦炎的局部或全身的因素持续存在;本病也可慢性起病。

目前认为引起慢性鼻窦炎的主要发病因素有细菌感染、变态反应、鼻腔或鼻窦的解剖变异。

(2)临床表现

1)全身症状:轻重不一,多表现为精神不振、倦怠、头昏、食欲缺乏、失眠、记忆力减退、注意力不集中、工作效率低等症状。

2)局部症状

A.脓涕:主要症状,黏脓性或脓性,前组鼻窦炎患者一般鼻涕易从前鼻孔排出,后组鼻窦炎患者分泌物多从后鼻孔流入咽部,牙源性上颌窦炎脓涕恶臭。

B.鼻塞:主要症状,持续性,可致嗅觉下降或丧失。

C.头痛:不定,一般为钝痛和闷痛。

链接

慢性鼻窦炎患者头痛的特点

(1)伴有鼻塞,流脓涕和嗅觉减退等症状。

(2)多有时间性和固定部位,多为白天重,夜间轻,前组鼻窦炎者多在前额部痛,后组鼻窦炎者多在枕部痛。

(3)休息、滴鼻药、鼻腔通气后头痛减轻,咳嗽、低头时头痛加重。

体征:鼻窦黏膜慢性充血、肿胀和肥厚(图7-7),中鼻甲或筛泡肥大及息肉样变,可伴发鼻息肉。前组鼻窦炎患者中鼻道可见脓性分泌物,后组鼻窦炎可在嗅沟、后鼻孔或鼻咽部有脓性分泌物(图7-8)。

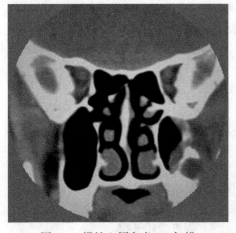

图 7-7　慢性上颌窦炎 CT 扫描

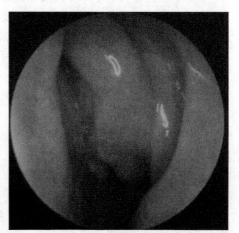

图 7-8　慢性鼻窦炎脓涕

(3) 治疗：适当应用抗生素抗感染，局部滴用减充血剂以通畅引流，选用上颌窦穿刺冲洗术或鼻窦置换疗法以清除脓性分泌物，必要时做鼻窦手术或辅助手术解除阻塞、改善鼻窦通气和引流。

2. 护理评估

(1) 健康史：询问患者有无体质虚弱多病，有无明确的诱发头痛的因素及规律、性质、特征，了解治疗经过等。

(2) 身心状况：患者鼻腔黏膜充血肥厚，中鼻甲肥大或息肉样变，中鼻道或嗅裂积脓，全身症状轻重不一，多表现为精神不振，倦怠，头昏，记忆力减退，局部主要为脓涕和持续性鼻塞，可有嗅觉减退或消失，少数患者伴视力减退。患者可因长期反复发病而明显焦虑，学习成绩下降，工作效率减低，社交不活跃，部分患者由于长期治疗效果不佳，对治疗缺乏信心，产生悲观情绪。

(3) 实验室及辅助检查

1) 鼻内镜检查：可观察窦口鼻道复合体区域的各种病理改变，并可发现前鼻镜不能窥视到的其他病变。

2) 口腔和咽部检查：牙源性上颌窦炎者可见牙齿病变，咽后壁有时可见到脓液或干痂附着。

3) 影像学检查：鼻窦 CT 扫描本病诊断亦有参考价值。

4) 上颌窦穿刺冲洗：通过穿刺可直接知道窦腔内脓液性质、多少及有无恶臭等，可做脓液细菌培养和药敏试验，以便判断病情及制定方案。

5) 鼻窦 A 型超声波检查：适用于上颌窦及额窦，用于发现窦内积液、息肉或肿瘤等。

(4) 治疗要点与反应：经过局部滴用减充血剂，全身应用抗生素治疗或手术治疗和护理，患者能：①鼻塞减轻或消失，鼻腔分泌物减少，嗅觉恢复。②疼痛减轻或消失。③减轻焦虑，情绪稳定。④保持最佳状态，表现为工作效率提高或学习成绩上升。⑤说出慢性鼻窦炎的防治知识。

3. 护理问题

(1) 清理呼吸道无效　与鼻塞及脓涕过多有关。

(2) 感知改变：嗅觉减退或消失，因鼻黏膜肿胀、肥厚或嗅器变性所致。

(3) 焦虑：由担心鼻窦手术可损及邻近器官或组织而引起。

(4) 有活动无耐力的危险　与慢性中毒及鼻腔阻塞有关。

(5) 慢性疼痛　与细菌毒素吸收引起的脓毒性头痛或窦口阻塞引起的真空性头痛有关。

(6) 潜在并发症：可引起中耳炎、鼻窦手术术后伤口出血或损伤周围组织和器官等并发症。

(7) 知识缺乏：缺乏慢性鼻窦炎的预防保健知识。

4. 护理措施

(1) 一般护理：患病时，应适当休息，多饮开水，进食易消化的食物，禁食辛辣、肥腻刺激性食品，戒除烟酒。告诫患者鼻塞时，不可强行擤鼻或捏住双侧鼻孔用力擤鼻，以防细菌经咽鼓管途径引起中耳炎。

(2) 治疗配合，减轻鼻塞，减少分泌物，促进嗅觉功能恢复或改善，减轻头痛。

1) 全身治疗：慢性鼻窦炎有急性发作征象者或有化脓性并发症的时候才给予全身应用抗生素。可配合中成药如鼻渊舒口服液、藿胆丸等，促进炎症吸收。

2) 局部治疗：鼻腔滴用减充血剂、皮质类固醇如伯克纳以通气引流，指导患者或家属正确滴鼻。上颌窦穿刺冲洗和鼻窦置换疗法可清除脓性分泌物，可同时注入抗生素、α 糜蛋白酶、减充血剂、糖皮质激素，使药物直接作用于窦腔黏膜。

3）物理治疗：如透热疗法、中、短波或超短波治疗，也可用散焦氦氖激光器照射窦腔，作用为生物刺激效应，能促进病变的组织修复再生。

4）手术治疗：手术治疗者，按鼻部术护理常规做好围术期护理，以减轻患者的焦虑，缓解术后不适，促进康复。

 链接

鼻窦内窥镜手术简介

鼻窦内窥镜手术（endoscopic sinus surgery, ESS）是在传统的鼻窦根治手术基础上新建的鼻窦微创手术，以切除中鼻道为中心区域的窦口鼻道复合体病变，恢复鼻窦口的引流和通气为关键，无需进行广泛的鼻窦黏膜切除。该手术具有照明清晰、全方位视野、创伤小、面部无瘢痕等优点，已成为鼻窦手术的主要方式。

（3）病情观察：密切观察患者治疗过程中的鼻塞、分泌物及术后填塞物的情况，评价治疗效果，以及及时预防各种并发症。

（4）减轻焦虑：指导患者了解本病的发展过程、不同治疗方法的目的和大致过程，促进患者能调节情绪，积极配合治疗。

5. 健康指导 说明预防本病的重要性。平时注意均衡营养，锻炼身体，提高抵抗力，预防感冒，彻底治愈急性鼻炎或鼻窦炎，避免病程迁延或反复发作。注意改善生活和工作环境，保持清洁和通风。养成良好的生活起居习惯，避免过度劳累，戒除烟酒嗜好。

 链接

鼻窦炎的发生与鼻窦的解剖特点有关

（1）窦口小，稍有狭窄或阻塞就可引起鼻窦通气障碍。

（2）鼻窦与鼻腔黏膜相连续，鼻腔黏膜病变常累及鼻窦。

（3）各窦窦口彼此相邻，发病时互相影响。

（4）上颌窦发育早容积大，开口高而窦腔低，开口小而窦腔大，故上颌窦炎发病率较高，儿童期即可发病。

二、鼻 出 血

 案例 7-5

患者，男，43 岁，今早晨起时感眩晕，继而出现一侧鼻腔出血，自行干棉球塞入鼻腔后，仍出血不止。检查：神志清楚，Bp 180/100mmHg，鼻腔内有血性分泌物，未见明显活动性出血灶。

问题：

1. 该患者的护理诊断是什么？

2. 制订出相应的护理措施。

（一）概述

鼻出血（epistaxis；nosebleed）是鼻窦、鼻腔常见疾病或全身性疾病引起的鼻腔血管破裂出血，是耳鼻咽喉科最为常见的急症之一，它既是鼻腔疾病，也是某些全身性疾病和邻近器官疾病表现在鼻腔的症状之一。

1. 病因　可分为局部原因和全身原因两大类。

（1）局部原因

1）外伤：为鼻出血最常见的原因，鼻骨、鼻中隔或鼻窦骨折及鼻窦压力骤变，挖鼻、用力擤鼻，剧烈喷嚏、鼻腔异物，鼻或鼻窦手术及经鼻插管等损伤血管或黏膜等均可引起鼻出血。严重的颌面外伤致颅底骨折，若伤及海绵窦甚或颈内动脉，可引起大量的或致死性鼻出血。

2）解剖异常：鼻中隔偏曲等。

3）炎性疾病：鼻腔和鼻窦各种特异性或非特异性炎症均可损伤鼻黏膜而致出血。

4）异物：常见于儿童，多为单侧脓性血涕。

5）肿瘤：鼻、鼻窦、鼻咽部恶性肿瘤早期可少量反复出血，晚期可因肿瘤组织侵犯大血管而引起大出血，良性肿瘤如鼻咽纤维血管瘤则出血量较多。

6）动脉瘤：硬膜外或颈内动脉海绵窦处的动脉瘤破裂，可以造成致命性的鼻出血，这类患者常有颅脑外伤或手术史，表现为突发单眼失明、脑神经症状和大量鼻出血。

（2）全身原因

1）急性发热性传染病：流感、出血热、麻疹、疟疾、鼻白喉、伤寒和传染性肝炎等均可引起鼻出血。

2）心血管疾病：高血压、动脉硬化和充血性心力衰竭、肺心病等。

3）血液病：凝血机制异常的疾病，如血友病；血小板量或质异常的疾病，如血小板减少性紫癜、白血病、再生障碍性贫血等。常为双侧鼻腔持续渗血，反复发生，并伴身体其他部位的出血。

4）营养障碍或维生素缺乏：维生素 C、维生素 K、维生素 P 或钙缺乏等。

5）其他：如肝、肾等慢性疾病和风湿热；磷、汞、砷、苯等中毒，长期使用水杨酸类药物；女性内分泌失调；遗传等。

2. 临床表现

（1）症状：鼻出血多为单侧，出血量不等，轻者仅涕中带血，重者可致休克。可间歇反复出血，亦可持续性或阵发性出血，反复出血可导致贫血。可伴有其他症状，如鼻塞、头痛、发热、休克等症状。

（2）体征：儿童青少年出血部位多位于鼻中隔前下方易出血区（图7-9），中老年则多发生于鼻腔后部的鼻腔上部鼻咽静脉丛和鼻中隔后部。若短时间内失血量达 500ml 时，患者可出现头昏、口渴、乏力、面色苍白等症状，血压进一步下降至 80mmHg 时，血容量已损失约 1/4。鼻腔检查是最直接的检查方法，借此可以初步了解出血部位，为下一步止血方法的选择提供依据。

3. 治疗原则　迅速采取有效措施止血，减少出血量。查找出血原因，全身应用止血药物和抗生素，补充体液并预防感染，防止再次出血。可给予镇静剂和精神安慰以消除患者的紧张情绪。

考点：鼻出血的常见原因、好发部位

（二）护理评估

1. 健康史　向患者或家属了解发病前的健康状况，有关的局部因素或全身性疾病，发病后的诊治经过等。

2. 身心状况 患者单侧或双侧鼻腔出血，出血量多少不一，全身症状差别较大，严重者可引起失血性休克。患者常因大出血或反复出血而情绪紧张和恐惧，患者家属往往情绪很激动，唯恐医护人员对患者诊治不及时，造成更严重的不良后果。因此，专科护士应在积极配合医生抢救的同时，注意评估患者及家属的情绪和心理状态，了解其对疾病的认知和期望。

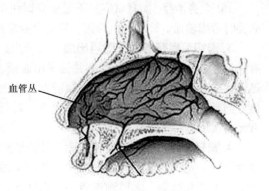

图 7-9　易出血区

3. 实验室及辅助检查

（1）鼻咽部检查：可以判断鼻咽部有无新生物、有无明确出血点。

（2）实验室检查：包括全血细胞计数、出凝血时间、凝血酶原时间、凝血因子等及其他相关检查，了解患者全身情况。

（3）必要时可做 CT 或 MRI 检查，排除鼻腔和鼻窦肿瘤。

4. 治疗要点与反应 经过局部或全身止血处理和护理，患者能：①鼻出血停止。②恐惧或焦虑感减轻。③自述由于填塞物引起的疼痛能忍受或消失。④鼻出血再次发生会采取一定的急救措施。⑤说出鼻出血的防治知识。

（三）护理问题

1. 恐惧 与反复出血、出血量较多及担心疾病的预后有关。

2. 舒适改变：口干、鼻塞、疼痛 与鼻腔填塞，张口呼吸有关。

3. 体液不足的危险 与鼻出血量较多有关。

4. 潜在并发症：失血性休克。

5. 知识缺乏：缺乏鼻出血的防治及自我保健知识、急救知识。

考点：鼻出血患者的常见护理问题

（四）护理措施

1. 安慰患者，减轻焦虑 热情接待、安慰患者，消除其紧张恐惧心理。取坐位或半坐位，休克者则取平卧位，嘱患者勿将口腔内血液咽下以免刺激胃黏膜引起恶心、呕吐，加重恐惧。必要时遵医嘱给予镇静剂。在住院期间，应保持环境安静，多平卧及安静休息，鼓励患者平时多食蔬菜和水果，食用富营养易消化的食物，保持大便通畅。

2. 止血护理，减少或消除鼻出血 向患者解释止血操作的必要性、大概的过程及可能带来的不适，做好各项准备工作准备，以取得患者的配合。

（1）紧急止血处理：先采用简便止血措施如指压双侧鼻翼 10～15min，冷敷前额及后颈，用浸以 1% 麻黄碱生理盐水的棉片置于鼻腔暂时止血。待出血稳定后再详细检查鼻腔，查明出血部位并给予止血处理。

（2）烧灼法：对于反复少量出血、出血点明确者，协助医生做好激光、射频、微波等烧灼止血措施。

（3）鼻腔填塞法：适用于出血较剧、渗血面较大或出血部位不明者。一般有以下方法：可吸收材料填塞、纱条填塞、前鼻孔填塞、后鼻孔填塞法、气囊或水囊填塞。

（4）血管结扎法：对严重出血的患者采用此法。

（5）血管栓塞法：对严重出血的患者可选用此法。

(6) 全身治疗: 如有血容量不足应立即纠正, 通常可给予生理盐水或林格液补充血容量, 必要时考虑输血。针对出血原因, 酌情全身应用止血药物和抗生素, 补充体液并预防感染。

3. 密切观察病情, 严防再出血　对于出血较剧、渗血面较大或出血部位不明者, 对疑有休克者, 应取正确体位, 观察并记录出血量、肤色, 密切监测脉搏、血压等生命体征变化, 迅速建立静脉通道, 遵医嘱给予镇静剂、止血药、补液、交叉配血、吸氧等, 并协助医师做好前鼻孔填塞或前后鼻孔填塞术止血。对行鼻内镜下止血的患者, 应特别注意观察术后有无再次出血。

4. 减轻疼痛、口唇干燥等不适　鼻腔填塞后患者的护理: ①嘱患者尽量取半卧位休息, 减少活动。定时向鼻腔内滴入液状石蜡润滑纱条, 加强口腔护理, 按医嘱使用抗生素, 防止嘴唇干裂和感染。②监测患者的生命体征, 密切观察鼻腔有无活动性出血, 后鼻孔纱球丝线的固定是否牢固, 有无断裂、松动, 并及时处理, 准备好床旁插灯、吸引器、鼻止血包, 以备患者再次出血时紧急处理。③嘱患者勿将后鼻孔的出血咽下, 防止刺激胃黏膜引起呕吐; 避免打喷嚏、咳嗽、用力擤鼻、弯腰低头, 防止纱条松动; 避免外力碰撞鼻部; 保持大便通畅, 勿用力摒气, 防止再次出血及后鼻孔纱球脱落而引起窒息。④鼻腔填塞物一般在 24～48 小时分次取出, 碘仿纱条可适当延长留置时间。

(五) 健康指导

(1) 查找病因, 积极防治, 纠正挖鼻等不良习惯。忌辛辣刺激性食物, 戒烟酒, 多吃蔬果, 保持大便通畅。

(2) 向患者介绍鼻出血的有关知识, 教会患者指压、冷敷等简便止血方法。

(3) 出院后避免用力擤鼻、重体力劳动或运动, 打喷嚏时张开嘴以减少鼻腔压力, 避免使用含水杨酸类的药物, 再次出血量多时应立即到医院就诊。

(4) 鼻腔黏膜干燥时, 应多饮水, 增加居室湿度, 或涂以抗生素软膏。

(5) 加强环境保护, 减少空气污染。

三、鼻腔异物

(一) 概述

鼻腔异物是指鼻腔中存在外来的物质, 容易引起鼻塞、鼻出血等症状, 儿童多见, 应予以重视。鼻腔异物常因儿童玩耍时塞入鼻腔内。近年来成人因工矿爆破引起的工伤、猎枪弹丸及军事演习所致的弹片误伤者也在增多。

1. 病因　鼻腔异物有内源性和外源性两大类:

(1) 内源性异物: 如鼻石、鼻痂、凝血块等。

(2) 外源性异物: 有动物性、植物性和非生物性三种。动物性异物, 如昆虫、蛔虫、蛆、毛滴虫、水蛭等; 植物性异物, 如果壳、花生、豆类、果核等; 非生物性异物, 如铁锈类异物、纽扣、玻璃珠、纸卷、玩具、石块、泥土及纱条、棉片等医源性异物之类。

2. 临床表现

(1) 症状: 儿童鼻腔异物主要症状为单侧鼻塞、鼻出血或流臭味脓涕。铁锈类异物要注意警惕破伤风的发生。昆虫等活体动物性异物常有爬行感。纸卷、纱条、花生米、凝血块等堵塞时可有头痛、鼻塞等症状。成年人多因工伤、误伤或战伤所致, 除外伤面部外, 还可有视神经 (管)、血管损伤而致视力障碍、大出血等。

(2) 体征: 经鼻镜检查常可发现异物。对碎石、金属类异物必要时行 X 线拍片 CT 检查定位。

3. 治疗原则　取出异物，防止感染。

（二）护理评估

1. 健康史　询问家长或患者，有无鼻腔异物进入史，了解患儿有无反复挖鼻、揉鼻动作，了解发现异物后的治疗经过。

2. 身心状况　典型症状为单侧鼻塞、臭味脓涕，可伴有少量出血。本病好发于儿童，多因害怕家长责骂而隐瞒病情，导致误诊误治，甚至出现感染等，失去最佳治疗机会。

3. 治疗要点与反应　通过明确诊断，取出异物，抗感染治疗，患者鼻塞鼻出血消失。

（三）护理问题

1. 有误吸的危险　与异物被吸入气管有关。

2. 有感染的危险　与异物刺激鼻腔黏膜致其充血肿胀、糜烂有关。

3. 清理呼吸道无效　与鼻腔内异物未取出有关。

（四）护理措施

根据异物的情况采取不同的方法取出：

（1）棉片、纱条等直接用镊子取出，豆类、花生米等用异物钩放入异物后方再向前钩出，切勿用镊子夹取。尤其是圆滑的异物可因夹取滑脱，将其推向后鼻孔或鼻咽部，甚至误吸入喉腔或气管内。

（2）活体动物性异物可先用 1% 丁卡因麻醉之，然后钳夹取出。

（3）因爆炸或战伤所致的金属异物，须在明确定位后，经过充分估计和妥善准备，选择相应的手术进路和方法，必要时需在 X 线荧光屏观察下，施行手术取除，方可减少危险性，提高成功率。

取鼻腔异物时要注意异物后落造成呼吸道异物等并发症的发生。异物取出后，用 1% 链霉素滴鼻剂、呋喃西林麻黄碱滴鼻液滴鼻，以消炎防腐，便于引流，改善鼻腔通气。

（五）健康指导

减少儿童玩耍和进食时积极采取防范措施，成人做好工作防护避免异物发生。一旦发生尽早取出异物，预防感染。

第 2 节　咽科患者的护理

案例 7-6

患者，女，48 岁，咽痛不适 3 天，咽干痒、干咳 3 年。患者近期感冒出现明显咽痛，自行含服润喉片未见明显好转，3 年来，经常觉得咽部干痒不适、时不时干咳，频频喝水，劳累过度时尤为明显。查体：体温 38.2℃，口咽部黏膜充血水肿，双侧扁桃体充血Ⅱ度肿大，咽喉壁淋巴滤泡增生肥厚。双侧下颌角淋巴结肿大压痛。

问题：

1. 该患者为何种疾病？具体依据是什么？

2. 请为该患者制订合理的护理计划。

一、慢 性 咽 炎

（一）概述

慢性咽炎（chronic pharyngitis）为咽黏膜、咽黏膜下及淋巴组织的慢性弥漫性炎症，可为上呼吸道慢性炎症的一部分。成年人多见，病程长，症状较顽固，反复发作。临床上常分为慢性单纯性咽炎、慢性肥厚性咽炎和慢性萎缩性咽炎三种。

1. 病因

（1）局部因素：常见有急性咽炎、急性扁桃体炎反复发作，各种鼻部疾病，阻塞性睡眠呼吸暂停低通气综合征等所致的长期张口呼吸，龋齿，牙周炎，烟酒过度，粉尘，空气污染，刺激性食物及胃食管反流性疾病等。

（2）全身因素：常见有贫血，营养不良，呼吸道慢性炎症，内分泌功能紊乱，糖尿病，维生素缺乏，免疫功能低下等。

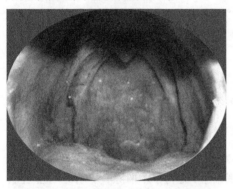

图7-10 慢性肥厚性咽炎淋巴滤泡增生

2. 临床表现 全身症状多不明显，但局部可呈多种表现，主要症状包括咽异物感、干痒、烧灼感、微痛、刺激性咳嗽、恶心等。据病理改变，临床可分3型。

（1）慢性单纯性咽炎：黏膜弥漫性充血，血管扩张，咽后壁有少量淋巴滤泡，可有黏稠分泌物附着在黏膜表面。

（2）慢性肥厚性咽炎：黏膜充血，呈暗红色，增厚明显，咽后壁淋巴滤泡增生显著，可融合成块，咽侧索充血肥厚（图7-10）。

（3）慢性萎缩性咽炎：黏膜干燥，萎缩变薄，颜色苍白，多附有黏稠分泌物或黄褐色痂皮，有臭味。

3. 治疗原则 去除病因，戒除烟酒等不良习惯，配合局部涂药或手术治疗。

案例 7-7

患者，女，56岁，1992年10月9日初诊。咽喉微痛，异物感一个多月，进食正常，口干苦，饮水不多，伴腰痛酸软。检查：咽黏膜稍红不肿，咽后壁淋巴滤泡少许增生。

问题：

1. 该患者的护理诊断是什么？

2. 制订出相应的护理措施。

（二）护理评估

1. 健康史 询问了解患者的居住条件、生活习惯、工作条件、既往病史，以及有无烟酒等特殊嗜好，有无理化因素的反复或长期刺激，有无鼻部、咽部及下呼吸道邻近组织器官的慢性炎症病史。

2. 身心状况 患者咽部黏膜暗红、淋巴滤泡增生肥大、咽反射敏感；表现为咽部不适、异物感。患者经常因咽部痛、痒、不适、异物感等久治不愈产生烦躁不安，甚至产生恐癌等恐惧心理，导致失眠、多疑、求愈心切，到处诊治。

3. 治疗要点及反应　通过根除病因，局部药物或手术治疗，患者能：①患者咽部异常感觉减轻或消失。②患者焦虑减轻或消失。③能说出慢性咽炎的有关护理及防治知识。

（三）护理问题

1. 舒适度改变：咽部干、痒、痛、异物感等　与咽部炎症有关。

2. 焦虑　与久治不愈的咽部异物感有关。

3. 知识缺乏：缺乏对慢性咽炎的防治知识。

（四）护理措施

1. 减轻咽部痒、痛、异物感

（1）一般护理：嘱患者多休息，多饮水，多吃清淡饮食，补充维生素 A、维生素 B_2、维生素 C、维生素 E，以促进咽部黏膜生长。戒掉嗜烟、酒等不良嗜好，保持周围环境空气清新，加强锻炼，增强体质，提高免疫力，积极治疗鼻炎、气管炎等呼吸道慢性炎症及其他全身性疾病。

（2）中医中药治疗：中医认为慢性咽炎为脏腑阴虚、虚火上扰，治宜滋阴清热，可用增液汤加减。祖国传统医学对慢性咽炎的治疗有独到之处，遵医嘱给予桂林西瓜霜、健民咽喉片、草珊瑚含片、金嗓子喉宝等含化剂，也可给予川贝枇杷膏等中成药治疗。

（3）局部治疗

1）慢性单纯性咽炎：常用多贝尔液等漱口液含漱，也可用华素片、薄荷喉片等口含片含化，可帮助缓解症状。

2）慢性肥厚性咽炎：除上述治疗外，对增生淋巴滤泡可用激光、微波、冷冻、电凝等治疗，减少增生组织，缓解症状，可分次进行，但治疗范围不宜过广。

3）慢性萎缩性咽炎：使用 2% 碘甘油涂抹咽部，可改善局部微循环，促进腺体分泌，减轻干燥不适症状。

2. 减轻焦虑，做好心理护理　耐心向患者解释本病的发生、发展和转归，尽量使其树立信心，解除焦虑情绪。也可通过喉镜、食管镜等检查，消除顾虑，解除恐惧心理以便于疾病的康复。

（五）健康指导

（1）积极治疗鼻咽部及全身的慢性炎症性病变，戒除烟酒，避免用嗓过度，预防慢性炎症急性发作。

（2）改善工作、生活环境卫生，减少粉尘、有害气体的刺激，加强锻炼，提高抗病能力。

二、急性扁桃体炎

案例 7-8

患者，女，37 岁。1989 年 11 月 22 日初诊。咽喉疼痛，吞咽时加剧，进食困难 3 天。伴发热恶寒、颈项头痛、腰痛、疲倦，口苦，大便通畅。经口服多柔比星、肌内注射青霉素等，发热虽退但咽痛无减轻，进食困难而来就诊。检查：体温 35.5℃，呼吸 80 次 / 分，急性痛苦面容。咽部黏膜充血明显，双扁桃体充血 Ⅱ 度肿大，表面脓点连成片状。双鼻黏膜稍红，通气欠佳。双颌下可扪及淋巴结肿大，触痛。血常规：白细胞 16.8×10^9/L。

问题：

1. 该患者的护理诊断是什么？
2. 制订出相应的护理措施。

（一）概述

急性扁桃体炎（acute tonsillitis）为腭扁桃体的急性非特异性炎症，可伴有咽部其他部位的炎症，是咽部极为常见的疾病之一。本病发病率高，尤其好发于青少年及儿童，春秋季节容易发病。临床上可分为急性卡他性扁桃体炎和急性化脓性扁桃体炎。

1. 病因

（1）致病原多为细菌感染。细菌感染主要为乙型溶血性链球菌，还有非溶血性链球菌、葡萄球菌、肺炎双球菌等。病毒感染主要为腺病毒、鼻病毒等。细菌和病毒混合感染也不少见。偶见厌氧菌感染。

（2）机体抵抗力下降：患者常由于受凉、劳累、烟酒过度等，进而使得原存于咽部和扁桃体隐窝内的某些病原体大量繁殖，产生毒素而发病。病原体可经飞沫或直接接触传播，但通常呈散发状发病。

2. 临床表现

（1）急性卡他性扁桃体炎：多为病毒感染所致。炎症限于扁桃体表面黏膜，扁桃体隐窝与实质多无明显炎症变化。全身症状较轻，可有低热、头痛、食欲差、乏力等，局部症状主要为咽痛和吞咽痛，检查可见扁桃体充血、肿胀。并发症较少。

（2）急性化脓性扁桃体炎：多为细菌感染或病毒感染后继发细菌感染所致。病变侵及腺体实质，起病急，可有畏寒、高热、周身不适、便秘等，咽痛剧烈，吞咽困难，疼痛可放射至耳部。小儿病情严重可出现抽搐、惊厥及呼吸困难等。检查见扁桃体充血、肿大、前、后弓充血明显，隐窝口有黄白色脓点，并可融合成片状假膜并容易擦去（图7-11）。可伴有下颌角淋巴结肿大。白细胞增高和中性粒细胞核左移。

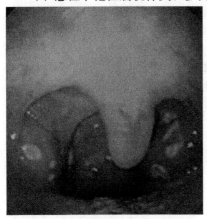

图 7-11　急性化脓性扁桃体炎

3. 治疗原则　抗炎，预防并发症。

（二）护理评估

1. 健康史　询问患者有无邻近器官组织急性炎症、扁桃体慢性炎症，近期有无感冒等病史。

2. 身心状况　患者咽黏膜、腭扁桃体充血肿胀或腭扁桃体表面有脓点，体温升高，表现为急性发热疾病面容、咽痛、唇干，表情痛苦，不愿意讲话，如有并发症发生则全身和局部症状加重。因急性扁桃体炎多见于青少年，起病急，症状重，常能引起家长重视。少数患者常因治疗不及时或不彻底产生严重并发症，影响学习、生活，从而产生紧张、焦虑心理。

3. 并发症　化脓性扁桃体炎可直接波及邻近组织，导致扁桃体周围炎、扁桃体周围脓肿、急性中耳炎、鼻炎、鼻窦炎、喉炎、颈淋巴结炎等；也可引起全身其他系统疾病，如急性风湿热、急性关节炎、急性肾炎、心肌炎等较为多见。全身并发症多与链球菌所致Ⅲ型变态反应有关。

4. 辅助检查

（1）血常规检查：白细胞总数及中性粒细胞常增加。

（2）细菌培养及药敏试验：便于查明病菌，针对性地选用有效抗生素。

5. 治疗要点及反应　通过药物治疗，患者能：①体温恢复正常。②咽部疼痛减轻或消失。③无并发症发生或并发症发生时能被及时发现。

（三）护理问题

1. 体温过高　与炎症期间吸收细菌毒素有关。

2. 急性疼痛　与急性扁桃体炎有关。

3. 潜在并发症：局部并发症有扁桃体周围脓肿、急性中耳炎等；全身并发症有风湿热、心肌炎、急性肾炎等。

（四）护理措施

1. 减轻疼痛

（1）一般护理：适当隔离，卧床休息，多饮水，进易消化流质食物，保持大便通畅。

（2）治疗配合：急性卡他性扁桃体炎可给予抗病毒药物和抗生素治疗；对急性化脓性扁桃体炎，应用抗生素治疗。常用的抗生素有青霉素、头孢曲松钠等，常多采用静脉滴注，每日一次，连用 5～7 天。必要时可用糖皮质激素治疗。局部应用复方硼砂漱口液含漱，保持咽部清洁。也可给予清热、解毒、泻火中药治疗，常用银翘甘桔汤、清咽防腐汤等。或给予西瓜霜、西地碘片等含服。剧烈疼痛者，应遵医嘱给予止痛剂或行下颌角封闭治疗。

2. 恢复正常体温　体温过高者给予物理降温，必要时应用解热镇痛药进行药物降温。

3. 病情观察　注意观察病情变化，若出现持续高热伴一侧咽痛加剧吞咽困难，语音含糊不清，张口受限，应检查有无扁桃体周围脓肿（图 7-12）。出现尿少、水肿、关节痛、心悸、胸闷等，应及时报告医生，并协助处理。

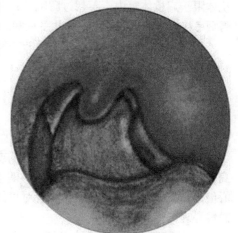

图 7-12　扁桃体周围脓肿

（五）健康指导

（1）本病具有传染性，对患者要适当隔离。建议患者卧床休息，多饮水，进半流质或流质饮食。

（2）注意劳逸结合，锻炼强体，提高抗病能力。

（3）反复急性发作者待炎症消退后可手术治疗。发生扁桃体周围脓肿时，待其治愈 2～3 周后行扁桃体切除术，以防复发。

三、慢性扁桃体炎

（一）概述

慢性扁桃体炎（chronic tonsillitis）是咽部常见疾病，青少年多见，多为急性扁桃体炎反复发作或扁桃体窝引流不畅，窝内细菌、病毒滋生感染而演变为慢性炎症。

1. 病因

（1）急性扁桃体炎反复发作，隐窝内上皮坏死、脱落，与细菌、炎症渗出物聚集，隐窝引流不畅，导致本病发生。链球菌和葡萄球菌是其主要致病菌。

（2）自身变态反应被认为与本病发生有关。

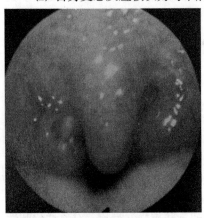

图7-13　慢性扁桃体炎扁桃体肿大

（3）也可继发于某些传染病如猩红热、白喉、流感等及鼻部炎症。

2. 临床表现

（1）多有反复急性发作病史。

（2）平时可有咽痛、咽干、异物感、刺激性咳嗽、口臭等。小儿扁桃体过度肥大可出现呼吸不畅、睡眠打鼾、言语障碍、吞咽障碍。有的患者可有低热、乏力、消化不良等全身症状。部分患者平时多无明显的自觉症状。

（3）检查可见扁桃体和腭舌弓呈慢性充血，黏膜暗红色（图7-13），用压舌板挤压腭舌弓，扁桃体隐窝口内可有脓或干酪样物溢出。扁桃体大小不一，表面可见瘢痕，常与周围组织粘连。下颌角淋巴结多有肿大。扁桃体大小可分为，Ⅰ度：扁桃体限于扁桃体窝内，不超过腭咽弓；Ⅱ度：扁桃体超越出腭咽弓；Ⅲ度：扁桃体超越出腭咽弓接近中线、两侧扁桃体几乎相触。

考点：慢性扁桃体炎的临床特点

3. 治疗原则　急性期抗炎，预防并发症。反复急性发作者可手术治疗。

（二）护理评估

1. 健康史　询问患者有无急性扁桃体炎反复发作史，有无发生常见并发症如风湿热、肾炎等。

2. 身心状况　患者腭扁桃体慢性充血、不同程度肿大，扁桃体隐窝口有黄白色脓栓附着，下颌角淋巴结肿大，表现为呼吸、吞咽或语言共鸣障碍，低龄患者可有持续性低热。慢性扁桃体炎尤其是病灶性扁桃体炎应早期手术，否则可引起全身并发症，严重影响患者的身心健康，易产生焦虑心理。故患者对可能发生的这些疾病或可能进行的扁桃体切除术产生恐惧心理。

3. 并发症　慢性扁桃体炎是常见的全身感染"病灶"之一，机体可能受扁桃体隐窝内病原微生物的影响而发生变态反应，产生各种并发症，如慢性咽炎、慢性喉炎、风湿热、风湿性关节炎、风湿性心脏病、肾炎等。有的患者手术后可出现伤口出血不止，感染等。

4. 实验室及辅助检查　检查血沉、抗链球菌溶血素"O"、心电图等，有助于尽早发现并发症。

5. 治疗要点及反应　以手术治疗为主，术后能达到：①患者疼痛减轻或消失。②患者焦虑减轻或消失，精神、情绪稳定。③感知觉恢复正常。④不发生并发症或发生时及早发现。

（三）护理问题

1. 疼痛　与慢性扁桃体炎的反复急性发作有关。

2. 焦虑　与慢性扁桃体炎的并发症、扁桃体摘除手术有关。

3. 感觉紊乱：咽部干、痒、疼痛，吞咽障碍等　与咽部慢性炎症刺激有关。

4. 潜在并发症：慢性咽炎、慢性喉炎、扁桃体周围脓肿、风湿热、风湿性关节炎、风湿性心脏病、肾炎等。

（四）护理措施

1. 减轻咽部干、痒、疼痛及异物感

（1）一般护理：嘱患者多休息，多饮水，多吃清淡饮食，戒烟酒，忌食辛辣刺激性食物。早晚用淡盐水含漱，保持口腔卫生。

（2）治疗配合

1）药物护理：术前应使用抗生素，防止因激惹局部而加重相关疾病。

2）手术护理：慢性扁桃体炎反复发作者原则上可行扁桃体切除术。若为全身性疾病的"病灶"，待相关疾病稳定后，应尽早手术。手术前协助医生做好辅助检查；手术前 6 小时禁食并给予适量的镇静剂。

扁桃体摘除术后护理要点：①手术后嘱患者卧床休息，局麻者取半卧位，全麻者取右侧俯卧位；②术后当天禁止漱口，次日起给予复方硼砂液漱口每日 2～3 次；③手术后 4 小时可进食冷流质，次日改为半流质，忌食辛辣刺激性食物；④术后要注意手术创面渗血情况，唾液中含有少量血丝属于正常情况，不需要处理，出血较多者应及时通知医生进行处理。⑤手术后常规静脉输液，预防感染、补充维生素及能量制剂。

链接

扁桃体对儿童机体有重要的保护作用，扁桃体切除可能影响其免疫功能，应严格掌握手术适应证。对有手术禁忌而不能手术者，可用保守疗法，如扁桃体隐窝冲洗等，祖国传统医学对一部分保守治疗病例也有良好的临床疗效，也可使用增强机体免疫力的药物。同时应加强锻炼，增强体质和抗病能力。

2. 减轻疼痛　急性发作期遵医嘱给予抗感染治疗控制炎症，减轻疼痛。手术后伤口疼痛等症状重者可用止痛药等予以对症处理。

3. 及时预防并发症的发生　观察有无关节疼痛、发热、尿液变化、药物的作用与不良反应情况及伤口的出血、感染等，并协助医生及时处理。

（五）健康指导

坚持预防为主，积极宣传慢性扁桃体炎的防治知识，重视对急性扁桃体炎患者尤其是反复急性发作者的防治。

四、阻塞性睡眠呼吸暂停低通气综合征

（一）概述

阻塞性睡眠呼吸暂停低通气综合征（obstructive sleep apnea hypopnea syndrome, OSAHS）是指睡眠时上气道塌陷阻塞引起的呼吸暂停和低通气，伴有打鼾、睡眠结构紊乱、频繁发生血氧饱和度下降、白天嗜睡等症状。成人定义为 7 小时夜间睡眠时间内，发生至少 30 次呼吸暂停（指每次发作时，口、鼻气流停止至少 10 秒以上）/低通气（为睡眠中呼吸气流强度较基础水平降低 50% 以上，并伴有动脉血氧饱和度下降 ≥ 4%。）或呼吸暂停指数（即每小时呼吸暂停的平均次数）大于 5。

1. 病因

（1）上呼吸道狭窄或阻塞：喉以上有 3 个部位相对容易出现狭窄和阻塞，包括鼻和鼻咽，

口咽和喉部。导致上呼吸道狭窄或阻塞的常见因素有鼻中隔偏曲，鼻息肉，肥厚性鼻炎，鼻腔及鼻咽肿瘤，腺样体和扁桃体肥大，颌骨畸形，喉软骨软化，喉蹼，软腭松弛、肥厚，咽侧壁肥厚，舌根后缩等。

（2）上气道扩张肌肌力异常：主要表现为颏舌肌、咽壁肌肉及软腭肌肉张力异常。

（3）全身性因素及疾病：如肥胖、甲状腺功能低下、糖尿病等，可影响上述两种因素而诱发本病。某些因素如饮酒、吸烟等可加重病情。老年期因肌肉松弛，张力减退导致咽部塌陷、松弛引起本病。

考点： 阻塞性睡眠呼吸暂停低通气综合征的常见病因

（4）多数病例是多因素作用的共同结果。

2. 临床表现 患者白天症状有晨起头痛、倦怠、嗜睡、注意力不集中、记忆力下降、性格乖戾、行为怪异等，夜间不能安静入睡，常有多梦、梦游、遗尿、阳痿、张口呼吸、呼吸暂停等。几乎所有的 OSAHS 患者全天都有高调打鼾声，常常影响他人休息。

3. 治疗原则 消除病因，解除上呼吸道阻塞症状，必要时进行手术治疗。

（二）护理评估

1. 健康史 询问了解患者的饮食、生活习惯、运动情况，有无鼻和咽部疾病，以及家族中有无鼾症患者。

2. 身心状况 患者大多数肥胖，随着年龄增加而逐渐加重，因睡眠中反复呼吸暂停，因此晨起头痛，白天嗜睡，记忆力减退，注意力不集中。也可表现为性格行为怪异，儿童常有遗尿、生长发育迟缓等，病程较长者可并发高血压、心律失常、心绞痛等严重疾病。OSAHS 患者因有高调打鼾声，呼吸暂停，除引起家人担心外，还常常影响他人休息，给自己精神心理上造成一定的压力。患者白天嗜睡、精神不振、工作效率差、工作压力大。严重的 OSAHS 患者，有潜在生命危险，患者过度焦虑。

3. 并发症 长期持续发作的患者可并发高血压、心律失常、心肺功能衰竭等。心律失常是导致 OSAHS 患者猝死的主要原因。

4. 实验室及辅助检查

（1）多导睡眠描记仪检查：多导睡眠描记仪除心电监护和肺功能测试外，还可记录脑电图、眼电图、肌电图、血氧饱和度等。应用多导睡眠描记仪对 OSAHS 患者进行整夜连续的睡眠监测和观察，以便了解患者睡眠期间机体的变化，确定睡眠呼吸暂停的性质和程度等。多导睡眠描记仪检查是目前 OSAHS 诊断过程最重要的指标。

（2）内镜检查：常规进行鼻内镜、纤维鼻咽镜等检查，以便了解上呼吸道阻塞的原因、病变部位、性质和阻塞程度。

（3）影像学检查：主要对患者鼻咽、喉、颈部、颅底等部位的 X 线摄片、CT 扫描或 MRI 检查，是评估上气道阻塞部位常用的手段。

5. 治疗要点及反应 通过改变生活习惯、适当使用滴鼻剂、抗抑郁药、舌保护器、鼻腔持续正压通气、手术等方法缓解症状，患者能：①睡眠型态恢复正常。②患者焦虑减轻或消失，人际关系改善，精神、情绪稳定。③无并发症发生或发生时能被及时发现。④能说出 OSAHS 的有关护理及防治知识。

（三）护理问题

1. 睡眠结构紊乱 与上呼吸道阻塞性病变、环境的改变有关。

2. 焦虑 与打鼾、呼吸暂停、心理负担过重等有关。

3. 潜在性并发症： 高血压、心律失常、呼吸暂停、心肺功能衰竭等。

4. 知识缺乏：缺乏对 OSAHS 的防治知识。

（四）护理措施

1. 减轻上呼吸道狭窄或阻塞症状

（1）一般护理

1）调整睡眠姿态：采用侧卧位，减少舌根后坠，便于减轻打鼾声音和呼吸暂停。

2）控制饮食，减肥：适当控制饮食，加强体能锻炼，便于减肥和改善呼吸功能。

3）戒掉烟酒：抽烟可以加重上呼吸道阻塞症状，喝酒可以降低肌张力，使睡眠时呼吸暂停加重。应劝患者戒掉烟酒。

（2）治疗配合

1）药物治疗：轻者遵医嘱睡前服用抗抑郁药普罗替林可能有效。本品可致口干、尿潴留和心律紊乱等，故临床应用受限。

2）鼻腔持续正压通气（nasal continuous positive airway pressure，NCPAP）睡眠时通过密闭的面罩将正压空气输入气道，空气流速调为 100L/min，压力维持在 5 ～ 15cmH$_2$O，主要以持续正压通气来维持睡眠中正常呼吸。

3）手术护理：明确病因者可针对不同的狭窄部位，采用不同的手术治疗，如扁桃体、腺样体切除，鼻息肉摘除，鼻中隔偏曲矫正等。对有手术指征的患者，要完善术前准备，尽快进行手术治疗。对于重症患者，尤其是某些心肺功能差、血氧饱和度低的患者，气管切开术是一种有效的治疗方法。

2. 改善人际关系　改善休息环境，减少对他人的影响；多参加群体活动，增加人际交流，保持良好心态，积极配合治疗。

3. 积极预防并发症的发生　定期测量血压，加强夜间巡视，密切观察呼吸困难的症状和体征，必要时做好心电监护，备好抢救药物，预防呼吸暂停或猝死等并发症的发生。切忌随意应用镇静安眠等中枢神经系统抑制药，以免直接导致睡眠窒息的发生。

（五）健康指导

1. 减肥　合理调整饮食，加强户外运动，避免过度肥胖，戒掉烟酒，积极治疗原发病。

2. 禁忌高危作业　由于 OSAHS 患者注意力不集中，不宜从事驾驶、高空作业等危险工作，以免发生意外。

3. 定期随访患者　对患者的血压、心肺功能等及时监测，防止其并发症的发生。

五、鼻咽癌患者的护理

（一）概述

鼻咽癌（carcinoma of nasopharynx，NPC）是我国高发恶性肿瘤之一，华南沿海地区为高发区，尤以两广地区最为高发。40 ～ 50 岁为高发年龄组，男性发病率为女性的 2 ～ 3 倍，发病率超过 1/10 万。

1. 目前认为可能与以下因素有关

（1）遗传因素：本病有种族及家族聚集现象，已发现人类白细胞抗原（HLA）的遗传因素与鼻咽癌发生相关。

（2）病毒因素：EB 病毒在鼻咽癌患者有较高的感染率，多种证据证明鼻咽癌的发病与 EB 病毒的感染密切相关。

（3）环境因素：微量元素镍在鼻咽癌高发区水和食物中发现含量较高，动物实验证实镍可以促进亚硝胺诱发鼻咽癌。

（4）其他：如有嗜烟等不良习惯者，因烟草中致癌物质较多，鼻咽癌发病率较不吸烟者为高。

2.临床表现 因解剖部位隐匿，鼻咽癌的早期症状不明显，增加了临床早期诊断的难度，常被误诊为卡他性中耳炎、鼻出血等。尤其在散发地区，因相关意识的淡漠，更易将某些临床表现忽视而漏诊，应特别提高警惕。

（1）症状

1）鼻部症状：早期可表现为回缩涕中带血，多从口中吸出，时有时无，而不被患者重视，晚期可出现大出血。鼻塞始为单侧，可发展为双侧。

2）耳部症状：肿瘤堵塞压迫咽鼓管口，可出现耳鸣、耳闷、听力下降、鼓室积液等。

3）颈淋巴结肿大：半数以上早期患者以此为首发症状就诊，最初多为颈部Ⅱ区淋巴结的肿大，可进行性增大、质硬、活动受限，初为单侧，可发展为全颈淋巴结的广泛转移。

4）脑神经症状：肿瘤侵犯破坏颅底结构或由咽隐窝经破裂孔侵入颅内，可出现顽固性头痛。累及第Ⅴ、Ⅵ对脑神经后，再侵犯第Ⅳ、Ⅲ、Ⅱ对脑神经，出现头痛、面部麻木、复视、上睑下垂、眼球活动受限等症状。肿瘤侵犯或颈部转移肿块压迫第Ⅸ、Ⅹ、Ⅻ对脑神经，可出现软腭麻痹、声嘶、呛咳、伸舌偏斜、吞咽困难等症状。

5）远处转移：鼻咽癌晚期可出现肝、肺、骨骼等远处转移，并出现相应器官受累的症状，晚期患者常可出现恶病质的表现。

（2）体征：因为病变位置隐匿，早期症状常不明显，出现鼻、耳、眼、颈部症状时，必须仔细检查鼻咽部。首选间接喉镜检查，咽隐窝黏膜粗糙不平、小结节及肉芽肿物，可发展为菜花状或溃疡类型等新生物。

3.治疗原则 放射治疗作为首选，晚期结合化学药物治疗，放射治疗后颈部或鼻咽部仍有残灶者可考虑手术治疗。

病例 7-9

患者，男，49岁，1987年1月2日初诊。患者因鼻涕带血丝、左耳鸣月余，于1986年7月确诊为鼻咽癌，行放射治疗。症见：咽干，口渴多饮，进食时需汤水伴饮才能咽下，睡眠多梦，微有咳嗽。检查鼻咽部有少许干痂，未见新生物，黏膜干燥。

问题：

1.该患者的护理诊断是什么？

2.制订出相应的护理措施。

（二）护理评估

1.健康史 询问患者有无回吸性血涕，家族有无人患本病。

2.身心状况 咽隐窝黏膜粗糙、菜花状新生物。早期可出现涕中带血、鼻塞、耳鸣、耳塞感、听力下降等症状；晚期可表现为颈上深部淋巴结肿大等症状。鼻咽癌早期症状不明显，患者常不注意。当出现典型症状时已进入中、晚期，给患者造成恐惧、痛苦和精神压力。部分患者需反复多次活检才能确诊，也给患者造成极大的痛苦。

3.实验室及辅助检查

（1）鼻咽镜、纤维鼻咽镜或鼻内镜检查：可见鼻咽顶后壁或咽侧壁、咽隐窝有结节状或肉芽肿样隆起（图7-14）。对早期病变如黏膜充血、血管怒张或一侧咽隐窝较饱满应特别重视。

（2）颈部触诊：可触及颈上深部无痛、质硬、活动性差或不活动性肿大淋巴结。

（3）EB病毒血清学检查：EB病毒壳抗原-免疫球蛋白A（VCA-IgA）及EB病毒核抗原-免疫球蛋白A（EBNA-IgA）等抗体测定，有助于鼻咽癌的诊断。

（4）细胞学检查：取鼻咽病变处分泌物作涂片，可发现脱落的癌细胞，对其诊断有一定的帮助。

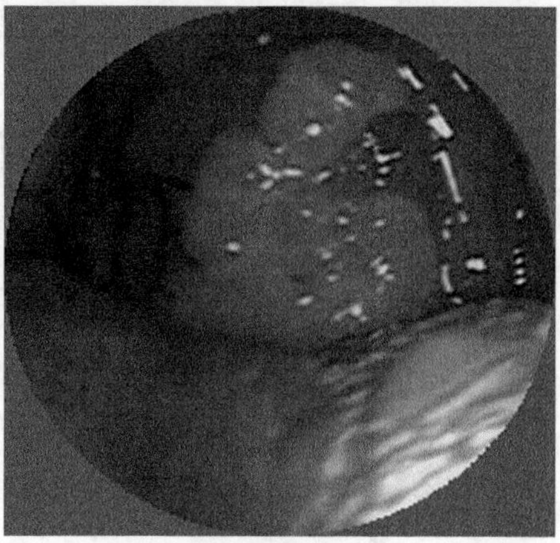

（5）病理学检查：对可疑病变应及时进行活检，

图7-14　咽部菜花状肿瘤

以便于对鼻咽癌的确诊。少数患者需多次活检才能明确诊断，必要时可施行颈部转移淋巴结的穿刺抽吸活检或切除活检以协助诊断。

（6）影像学检查：CT、MRI检查有利于了解肿瘤侵犯的范围及颅底骨质破坏的程度。

4. 治疗要点及反应　经过治疗和护理，患者能：①头痛减轻或消失。②焦虑、恐惧减轻。③无出血等并发症发生或发生时能被及时发现。④能说出鼻咽癌的有关护理及防治知识。

（三）护理问题

1. 头痛　与肿瘤侵犯脑神经有关。

2. 焦虑、恐惧　与鼻咽癌预后不良有关。

3. 有出血的危险　与肿瘤侵犯血管有关。

4. 知识缺乏：缺乏有关鼻咽癌早期症状的认知及防治知识。

5. 自我形象紊乱　与颈部包块、复视、上睑下垂等有关。

（四）护理措施

1. 减轻恐惧心理　鼓励患者说出恐惧的原因及心理感受，让患者了解病情及其进展情况和注意事项，并采取疏导措施，以减轻恐惧、焦虑心情。促使患者树立信心，战胜疾病。

2. 对症处理　顽固性头痛影响睡眠者，可遵医嘱给予镇静止痛药物；放射治疗后患者一般鼻腔通气功能、听力有所改善，若鼻腔痂皮较多即行鼻腔冲洗，每周1～2次，发生放射性中耳炎出现鼓室积液时，尽早行鼓膜穿刺抽出积液，以改善听力；鼻腔大量出血者，应积极采取止血措施并做好血型鉴定，做好输血准备。

（五）健康指导

（1）积极宣传鼻咽癌的防治知识，用放松疗法转移情感，分散恐惧，树立信心，战胜疾病，争取家庭、社会关心，给予心理支持。养成良好的饮食习惯，少吃咸食、腊肉及腌制品，消除诱发因素。

（2）若发现剧烈头痛、回缩涕中带血、耳鸣耳聋等症状之一者，应尽早到医院就诊，常规检查鼻咽部，以免漏诊。

（3）定期排查：对有家族遗传史等易感人群，应尽早进行鼻咽癌筛查，如鼻咽部检查、免疫学检查等。

（4）首选放射治疗，多采用 ^{60}Co 或直线加速器等高能放疗。可结合中医中药及免疫治疗。鼻咽部或颈部放疗后，残余病灶及复发病灶可考虑行挽救性手术，手术可提高患者的生存率，但不能改善生存质量。放射治疗时，注意出血、骨髓抑制、消化道反应等并发症。应加强口腔卫生，定期检查血常规，进行中医调理等。改善营养状况，增强机体的免疫力和抵抗力。

（5）保持定期门诊就诊及随访。

第3节 喉科患者的护理

链接

如何保护好嗓音？

嗓音是人类表达情感的重要器官，保护嗓音要做好以下几点：①经常锻炼身体，预防上呼吸道感染；②保证充足休息，保持良好的饮食习惯，不可暴饮暴食，少吃多糖、干燥、刺激性食物；③用声前后禁用烟酒；④培养良好的用声习惯，切勿过度用嗓；⑤正确应用呼吸，善于利用共鸣器官。

一、急性会厌炎

（一）概述

急性会厌炎（acute epiglottitis）又称急性声门上喉炎（acute supraglottitis），是以会厌为主的声门上区的喉部急性炎症，具有起病急、进展快容易发生喉阻塞等特点。成人、儿童全年均可发生，发病多见于冬春季节。

1. 病因

（1）感染：主要是细菌感染，常见致病菌为乙型流感杆菌、葡萄球菌、链球菌、肺炎双球菌等，也可与病毒混合感染，各种致病菌可由呼吸道吸入、血行传染或由邻近器官蔓延。

（2）变态反应：外界物质中的变应原与会厌软骨黏膜接触，易使局部发生Ⅰ型变态反应而形成急性会厌炎。

（3）其他：外伤、异物损伤、有害气体的刺激等亦可引起本病。

2. 临床表现

（1）症状：起病急骤常有寒战、高热，伴周身不适。多数患者常在夜间出现剧烈咽喉痛，吞咽时疼痛加剧。自觉喉部有肿物堵塞，说话含糊不清，但少有声音嘶哑的表现。由于会厌水肿常可引起吸气性呼吸困难，严重者可发生窒息。

（2）体征：间接喉镜检查可见会厌舌面高度充血肿胀，严重者可形成会厌脓肿，呈球状（图 7-15）。对不合作的幼儿需做直接喉镜检查，检查时动作要轻，避免挤压脓肿使脓肿破裂引起误吸，从而加重呼吸困难的程度，甚至窒息。

3. 治疗原则 控制感染，保持呼吸道通畅，必要时行气管切开术。

（二）护理评估

1. 健康史 询问患者有无急性鼻炎、咽炎发作、过度疲劳等，有无邻近器官的细菌性感染，或外伤、变态反应等。

2. 身心状况 患者会厌舌面急性充血肿胀，甚至化脓、膨大呈球形，口咽部分泌物增多，表现为起病急骤、畏寒发热，喉痛剧烈导致吞咽困难，语音含糊不清，严重者引起吸气性呼吸困难，甚至发生窒息。患者因喉痛、吞咽困难等急性发作而产生烦躁不安，及时就诊，缺乏知识，意识不到其严重性，而不愿住院治疗观察，导致病情加重，出现恐惧心理。

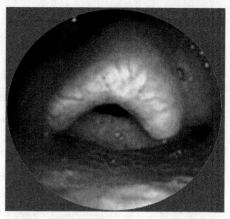

图 7-15 急性会厌炎（会厌急性充血肿胀）

3. 实验室及辅助检查

（1）实验室检查：血常规检查可见白细胞总数及中性粒细胞比例升高。

（2）影像学检查：对检查不合作的儿童，可行颈部 X 线侧位片或 CT 扫描，常显示会厌肿胀。

4. 治疗要点及反应 经过及时应用抗生素、激素，必要时气管切开术，通过治疗和护理，患者能：①喉痛减轻或消失。②无并发症发生或发生时能被及时发现。③能说出急性会厌炎的有关护理及防治知识。

（三）护理问题

1. 疼痛：喉痛 与会厌部充血肿胀有关。

2. 体温过高：因急性炎症重度感染所致。

3. 潜在并发症：窒息。

4. 知识缺乏：对急性会厌炎的危险性认识不够，缺乏相关的医学防治知识。

（四）护理措施

1. 减轻疼痛，降低体温

（1）一般护理：进食困难者应给予清淡、高营养、易消化的半流质饮食，忌食辛辣刺激性食品，保持大便通畅。

（2）对症治疗

1）减轻喉痛遵医嘱及时给予抗生素、激素等药物静脉滴注或蒸汽雾化吸入。必要时可酌情使用镇痛剂。

2）降低体温：患者体温过高时应用物理降温或药物降温，并注意进食前后用复方硼砂漱口液漱口，减轻不适症状。

2. 及时治疗窒息等潜在并发症

（1）卧床休息：取坐位或半坐卧位，有呼吸困难者禁忌平卧，以免使病情加重，引起窒息。

（2）药物治疗：联合应用抗生素和激素，是其主要治疗措施。

（3）脓肿切开：患者若形成会厌脓肿时，应切开排脓，并注意及时用吸引器吸出脓液，防止窒息。

（4）观察生命体征的变化：密切观察呼吸形态及其他生命体征的变化，必要时吸氧，配合医生做好气管切开术的准备。

（五）健康指导

(1) 积极开展对急性会厌炎相关知识的宣传教育，提高患者及家属对本病的认识。

(2) 加强锻炼，提高抗病能力，防止急性上呼吸道感染。

(3) 告诉患者应重视本病的危害性，一旦复发应及时到医院就诊。

二、急性喉炎

（一）概述

急性喉炎（acute tonsillitis）为喉部黏膜的急性卡他性炎症，是一种常见的急性呼吸道感染性疾病，是声音嘶哑的最常见原因。本病冬春季节容易发病，成人、儿童均可发生，但小儿急性喉炎好发于 6 个月～3 岁的儿童，病情远较成人为重，若不及时治疗可导致喉阻塞而危及生命。

考点：小儿急性喉炎容易引起喉阻塞的解剖特点

1. 病因

(1) 感染：常发生在急性鼻炎之后，先是病毒感染，后继发细菌感染。开始为鼻腔、鼻咽、口咽部逐渐向下扩展为喉黏膜的急性卡他性炎症。小儿多继发于某些急性传染病，如麻疹、流感、百日咳等。

(2) 用声过度：大声喊叫，说话过多，剧烈久咳等。

(3) 诱发因素：吸入粉尘、有害气体（如氨气、氯气等）或烟酒过度，食物刺激等为其诱发因素。

2. 临床表现

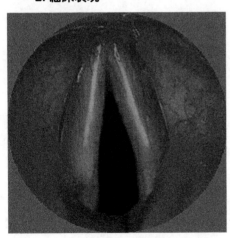

图 7-16 急性喉炎（喉腔黏膜急性充血肿胀，喉腔狭窄）

(1) 症状：急性喉炎通常继发于急性鼻炎之后，固有鼻塞、流涕、咽痛、畏寒、发热、乏力等症状。除上述症状外，急性喉炎的局部症状尚有：喉痛、声音嘶哑、咳嗽、咳痰。小儿急性喉炎时，起病较急，主要症状为声音嘶哑、犬吠样咳嗽、吸气性喉喘鸣和吸气性呼吸困难。在实际工作中遇到小儿有声嘶，"空"、"空"样咳嗽声应立即想到本病。

(2) 体征：间接喉镜检查可见喉黏膜呈弥漫性充血、肿胀，声带由白色变为红色或粉红色，有时可见黏脓性分泌物附着，发音时声门闭合不全，但两侧声带运动正常（图 7-16）。小儿应在喉内镜或直接喉镜下检查，可见声门下黏膜肿胀向中间隆起喉腔呈一细小裂隙。由于小儿合作性较差，在临床上很少对小儿进行喉镜检查，以防加重呼吸困难的程度。

3. 治疗原则 禁声、抗炎、结合局部雾化治疗。必要时行气管切开术。

案例 7-10

　　患儿，女，3 岁。发病 3 天，3 天前咽痛，接着出现高热，咽内痰多，哮喘声明显，不时出现呛咳。

　　问题：

　　1. 该患者的护理诊断是什么？

　　2. 制订出相应的护理措施。

（二）护理评估

　　1. 健康史　询问家属，患儿有无感冒、上呼吸道感染病史，成人受凉和疲劳导致机体抵抗力下降，说话过多、大声喊叫、剧烈久咳等可引起本病。

　　2. 身心状况　患者喉腔黏膜急性充血肿胀，小儿主要为声门下区黏膜炎症肿胀，主要表现为喉痛、声音嘶哑，由于吸气性呼吸困难机体出现缺氧、软组织凹陷等一系列症状。因急性喉炎起病急，患者常以喉痛、声嘶等而急诊。少数患者对本病缺乏认识，误认为是普通感冒，不加重视，长期反复发作形成慢性喉炎，或延误诊治而危及生命。

　　3. 治疗要点及反应　通过清除喉腔分泌物，及时应用抗生素和激素、雾化吸入消除喉腔黏膜肿胀，吸氧改善机体缺氧状况，必要时行气管切开术改善呼吸状况，经过治疗及护理，患者能：①体温恢复正常；②喉部疼痛减轻或消失；③无并发症发生或发生时能被及时发现；④能说出急性喉炎的有关护理及防治知识。

（三）护理问题

　　1. 体温过高　与会厌急性感染有关。

　　2. 疼痛：喉痛　与急性喉炎有关。

　　3. 潜在并发症：窒息。

　　4. 知识缺乏：缺乏嗓音保健知识。

（四）护理措施

　　1. 恢复正常体温

　　（1）密切观察体温变化：认真观察体温变化，持续高热时及时给予物理降温或遵医嘱使用清热解毒药物，儿童患者应防止高热惊厥。

　　（2）适当应用静脉补液：应用静脉输液，便于补充液体，维持水、电解质平衡。

　　（3）合理使用镇静药物：合理的、适当地使用镇静药物，可以使儿童患者避免哭闹，保持安静，减少体能消耗。

　　2. 减轻喉痛，禁声

　　（1）禁声：嘱患者禁声或用耳语、笔谈等，尽量少说话，使声带保持充分休息。

　　（2）治疗配合：①遵医嘱给予抗生素如青霉素、头孢类治疗控制感染，用糖皮质激素如地塞米松等减轻和消除喉黏膜的肿胀。儿童患者如有重度喉阻塞，药物治疗无效者，应及时配合医生行气管切开术。②超声雾化吸入：常用庆大霉素和地塞米松作为雾化药液，每日 1～2 次，或在热水中加入薄荷、复方安息香酊慢慢吸入并结合喉片含化等局部治疗。③中医药护理：可遵医嘱给予黄氏响声丸、金嗓子喉宝、枇杷膏等中成药治疗。

3. 预防窒息等并发症的发生

（1）病情观察：密切观察呼吸、脉搏等生命体征的变化，如有呼吸困难者应及时报告医生并配合医生做好应急处理。

（2）保持安静：应遵医嘱酌情给予镇静止咳药，尽量减少患者特别是儿童患者的哭闹，避免使用苯巴比妥等有抑制呼吸作用的药物，以免加重病情引起窒息。

（3）吸氧：对喉阻塞严重者，应注意吸氧，床边备气管切开术包，经药物治疗无效者行气管切开术。

（五）健康指导

（1）积极宣传急性喉炎的防治知识，加强户外锻炼，增强抗病能力。

（2）注意正确的发音方法，告诉患者避免持续、大声喊叫，防止声带小结、声带息肉及本病的发生。

（3）儿童患者发生感冒应及时就医，以免发生严重的呼吸困难。

三、喉　阻　塞

（一）概述

喉阻塞（larngeal obstruction）又称喉梗阻，是指因喉部或其邻近组织病变，喉部通道阻塞而引起以吸入性呼吸困难为主要表现的临床急症。由于小儿喉腔狭小，黏膜下组织疏松，喉部气流途径弯曲，喉部神经易受刺激而致痉挛故更易发生喉阻塞，若不及时抢救，可窒息死亡。

1. 病因

（1）炎症：如急性会厌炎、小儿急性喉炎、喉脓肿、咽后脓肿等。

（2）外伤：喉部烧灼伤、毒气或高热蒸汽吸入、气管插管或气管镜检查引起损伤等。

（3）异物：喉部、气管异物既可造成机械性阻塞，又可引起喉痉挛。

（4）水肿：主要见于变态反应。

（5）肿瘤：喉癌、喉咽肿瘤、甲状腺肿瘤等。

（6）畸形：先天性喉喘鸣、喉瘢痕狭窄等。

（7）声带瘫痪：各种原因引起的两侧声带外展瘫痪。

2. 临床表现

（1）吸气性呼吸困难：是喉阻塞的主要症状。声门裂简称声门，是两侧声带之间裂隙，为呼吸道的最为狭窄之处。吸气时气流将两侧略向上倾斜的声带斜面向下、向内推压，且同时伴声带外展运动，使声门裂开大，故正常情况下呼吸仍能通畅。当声门狭窄时，因吸气期气流的推压，使本来狭窄的声门更窄，导致吸气性呼吸困难。表现为吸气时间延长，吸气深而慢，但通气量并不增加，若无明显缺氧，则呼吸频率不变。呼气时气流将两侧声带向上、向外推开，较吸气时声门裂变大，故能呼出气体，呼气困难并不明显。应与气管支气管炎、支气管哮喘等引起的呼气性、混合性呼吸困难加以区别（表7-2）。

表 7-2 三种阻塞性呼吸困难的鉴别要点

	呼气性呼吸困难	吸气性呼吸困难	混合性呼吸困难
病因	小支气管阻塞性病如支气管哮喘、肺气肿	咽喉部及气管上段的阻塞性疾病如咽后脓肿、喉炎、肿瘤	气管中、下段或上、下呼吸道同时患阻塞性疾病如喉气管支气管炎、气管肿瘤
呼吸深度与频率	呼气期延长，呼气运动增强，吸气运动略增强	吸气期延长，吸气运动增强，呼吸频率基本不变或减慢	呼气与吸气均增强
四凹征	无	吸气时明显	不明显。若以吸气性呼吸困难为主者则有之
呼吸时伴发声音	呼气期哮鸣	吸气期喉喘鸣	一般不伴发明显声音
检查	肺部有充气过多的体征	咽喉部有阻塞性疾病，肺部有充气不足的体征	可闻及呼吸期哮鸣音

(2) 吸气性喉喘鸣：为吸气时，气流通过狭窄的声门裂形成气流漩涡反击声带，声带颤抖所发出的尖锐的喉喘鸣音。其声音大小与喉阻塞的程度成正比。

(3) 吸气性软组织凹陷：因吸气困难，吸气时胸部扩张但肺叶不能相应膨胀，胸腔负压增加，使软组织如锁骨上窝、锁骨下窝、胸骨上窝、胸骨剑突下或上腹部、肋间隙等向内凹陷，形成"四凹征"。

(4) 声嘶：病变累及声带时，常有声嘶、失声等症状。

(5) 发绀：因缺氧面色发绀烦躁不能入睡。晚期可出现脉搏细速、心律不齐、心力衰竭，终致昏迷而死亡。

根据喉阻塞所导致的喉源性呼吸困难的病情轻重，常将喉阻塞分为 4 度：

Ⅰ度：安静时无呼吸困难，活动或哭闹时，出现轻度的吸气性呼吸困难，稍有吸气性喉喘鸣和软组织凹陷。

Ⅱ度：安静时有轻度的吸气性呼吸困难、吸气性喉喘鸣和软组织凹陷，活动时加重，但不影响睡眠、进食，无缺氧症状。

Ⅲ度：安静时有明显的吸气性呼吸困难、吸气性喉喘鸣和软组织凹陷如"四凹征"，并出现脉搏加快，血压升高，烦躁不安，不易入睡，厌食，口唇轻度发绀等缺氧症状。

Ⅳ度：呼吸极度困难，患者坐卧不安，口唇发绀，出冷汗，心律不齐，脉搏细弱，血压下降，昏迷，大小便失禁，定向力丧失等。如不及时抢救，则很快发生窒息死亡。

3.治疗原则 迅速解除呼吸困难，根据其病因和呼吸困难的程度，采用药物或手术治疗。

（二）护理评估

1. 健康史 询问了解患者近期有无上呼吸道感染史，有无喉外伤史或有害粉尘等物质接触史。对于小儿患者，尤其要重视有无异物接触史，并注意观察患者咳嗽、呼吸困难的特征。

2. 身心状况 吸气性呼吸困难是喉阻塞的主要特征，程度不同有相应的喉部和全身症状。程度越重声嘶、喘鸣越重，可因严重缺氧和二氧化碳潴留，出现心、肺、脑、肾等重要脏器功能衰竭，甚至危及生命。喉阻塞引起的吸气性呼吸困难，可使人窒息、死亡，严重影响患者的身心健康，易产生焦虑心理。多数患者尚能重视，少数患者不了解病情进展，对早期症状不重视，耽误治疗的最佳时机。

3. 实验室及辅助检查

(1) 喉镜检查：纤维喉镜或直接喉镜检查有助于诊断和治疗本病。检查中怀疑为肿瘤者，应取活组织送病理科检查；发现喉异物则随即取出。

(2) 影像学检查：喉部 X 线侧位片或 CT 扫描，有助于炎症、外伤、水肿、肿瘤、异物、畸形等病因的诊断。

4. 治疗要点及反应　通过应用抗生素、激素，吸氧、超声雾化吸入改善呼吸困难及机体缺氧的状况，必要时可行气管切开术、心肺复苏等急救方法挽救生命，经过治疗和护理，患者能：①声音嘶哑减轻或消失，能进行正常的语言交流和生活自理；②已解除呼吸困难状态，恢复正常的呼吸形态；③呼吸道通畅，呼吸困难减轻或消失，无窒息的危险。

（三）护理问题

1. 语言沟通障碍：声音嘶哑、失声　与喉阻塞或气管切开术有关。

2. 低效型呼吸型态　与喉阻塞引起的吸气性呼吸困难有关。

3. 有窒息的危险　与喉阻塞有关。

（四）护理措施

1. 一般护理　嘱患者安静，采取半坐卧位，卧床休息。根据病情轻重、治疗需要安排日常饮食起居，通常给予富营养易消化的流质或半流质饮食，保持大便通畅。尽量减少探视人次，减少其活动量，有利于呼吸困难状态的改善。及时观察、详细记录生命体征和缺氧状况，遵医嘱做好相关护理。

2. 结合治疗、对症护理　根据其病因和呼吸困难的程度，采用药物治疗或气管切开术等手术治疗，病情轻者先行检查，明确诊断后再进行相关护理；重者要争分夺秒，及时抢救，解除呼吸困难后，再做进一步的护理。

Ⅰ度呼吸困难：积极查找病因，针对原发病进行治疗。发现异物应及时取出；若为喉外伤可行超声雾化吸入，以减轻喉部水肿；若为炎症应使用足量抗生素、糖皮质激素进行抗炎处理等。患儿在诊治时，应注意头、颈、胸的位置不可扭转或过度前俯后仰，以免受挤压加重呼吸困难。

Ⅱ度呼吸困难：密切观察呼吸情况，积极消除病因，对症治疗，依病情做好气管切开术等手术的术前准备工作。如喉外伤、喉肿瘤、双侧声带麻痹等应先考虑气管切开术。必要时给予镇静剂。

Ⅲ度呼吸困难：由炎症所致喉阻塞时间较短者，先行药物治疗，并做好气管切开术的准备。对于喉痛、咳嗽、高热的患者，应遵医嘱给予解热镇痛止咳药和物理降温等。呼吸困难明显，有缺氧症状者，可给予低流量持续吸氧。若全身情况较差，药物治疗无效时，应尽早行气管切开术。如果是肿瘤患者，则应立即行气管切开术，如呼吸道分泌物多无力咳出。对于躁动不安的患者，要防止坠床或碰伤。

Ⅳ度呼吸困难：立即行气管切开术。若病情危急，可先行环甲膜穿刺、环甲膜切开术或先气管插管，再行气管切开术。手术后无法进食的患者，应插胃管鼻饲高热量富营养的流质。护士应迅速、及时、准确执行各项医嘱，忙而不乱，严密观察病情，及时报告。

（五）健康指导

(1) 指导患者及其家属日常生活、饮食等方面的注意事项，如吃饭时不要大声说笑，为危重患者或气管切开术后的小儿喂食时，注意防止异物掉进气管套管内而引起窒息等。

(2) 需要带管出院的患者，应教会患者及其家属正确取出和放入、清洗与消毒内套管，以及重新放入的方法、意外脱管的处理，并嘱咐定期到医院复诊。

(3) 介绍喉阻塞的防治知识。

四、喉　异　物

（一）概述

喉、气管与支气管异物是耳鼻咽喉科的常见急重症之一，多发生于 5 岁以下儿童，成人偶见。气管与支气管异物是指外界物质或自身的牙齿、血块、鼻痂等被误吸进入气管与支气管。异物存留一般以气管异物最多，其次是右支气管异物、左支气管异物，右侧发病率高于左侧。喉部异物虽较咽部异物为少，但声门为呼吸道最狭窄处，一旦异物嵌塞，易致喉阻塞，立即引起呼吸困难，若不及时抢救可很快窒息死亡。

1. 病因

（1）幼儿口含物品玩耍或用力吸食湿滑食物如果冻等不慎将异物误吸入呼吸道。

（2）儿童牙齿发育不全，不能将硬食物如瓜子、花生等嚼碎。喉的反射功能亦不健全，当进食此类食物遇到哭、笑、跌倒、惊吓时，易将食物吸入呼吸道，是喉、气管与支气管异物最常见的原因。

（3）较小的异物可因喉部痉挛而停留在喉腔，或尖锐的异物停留于喉部，引起声嘶、喉痛、呼吸和吞咽困难。较大异物堵塞声门，引起吸气性呼吸困难，可很快发生窒息死亡。

（4）其他：如鼻腔异物钳取不当；全麻或昏迷患者护理不当等可将异物误入呼吸道。有的医生手术粗心，使一些本不该脱落的物块滑落入呼吸道成为异物，甚至酿成医疗事故，如扁桃体摘除术部分组织块不慎脱落进入呼吸道，取鼻腔异物时不慎从后鼻孔滑入呼吸道，拔牙、补牙时不慎将脱落的牙齿、义齿、修补材料等误吸进入呼吸道等之类，均会给患者造成"二次损伤"。

常见的异物有鱼骨、果核、瓜子、花生米、果冻等。成人偶有不慎将别针、铁钉等异物误吸进入呼吸道。

2. 临床表现　异物进入喉部，部分阻塞喉腔时，可致呛咳、喉鸣、声嘶、喉痛。较大的异物阻塞声门区或声门下区时，可在短时间内引起吸气性呼吸困难，出现"四凹征"、口唇发绀、吸气性喉喘鸣、窒息，严重者导致死亡。临床上通过喉镜检查、X 线喉侧位片进行定位确诊。

考点：发生喉异物的常见原因有哪些

典型病例在吸入异物进入气管时，异物刺激黏膜突发剧烈呛咳和反射性喉痉挛而出现憋气、口唇发绀等。气管黏膜损伤者可咯血。较小异物可贴附于气管壁，症状不明显。轻而光滑的异物如瓜子等则随呼吸气流在气管内上下活动导致阵发性咳嗽，若被气流冲向声门下时产生拍击声，用听诊器在颈部气管前可听到异物撞击声，触诊时可有撞击感。较大异物阻塞部分气管腔时，气流经过狭窄的气道可产生哮鸣音。异物进入支气管后咳嗽减轻或消失，可有一段时间的安静期。但若为植物性异物，脂酸刺激引起支气管黏膜炎症，可引起咳嗽、痰多、喘鸣、发热等全身症状。一侧支气管有异物时，多无明显呼吸困难。双侧支气管均有异物时，可出现呼吸困难。继发感染时，听诊有肺不张、肺气肿，病侧呼吸音降低或闻及湿啰音等表现。

3. 治疗原则　尽早取出异物，抗炎和保持呼吸道通畅。

（二）护理评估

1. 健康史　询问家属或患者有无异物吸入史，在进食玩耍时有无可能吸入异物，观察聆听有无吸气性喘鸣。若吸入异物较小或较少，就诊不及时，也容易被忽略，延误病情。

2. 身心状况　呼吸道狭窄引起吸气性喘鸣、软组织凹陷，表现为不同程度的呼吸困难引起的一系列症状，严重者可危及生命。

因本病多数为儿童患者,病史说不清,有的症状又不典型家长容易忽视而延误诊治,有的医生警惕性不高,责任心不强,未及时救治,导致严重后果。有的患者及家属担心异物取出困难,对手术缺乏了解,特别是做气管切开术,顾虑重重。或者本病起病急骤,未及时进行检查与抢救即因窒息、呼吸及循环衰竭而突然导致死亡,给家属带来巨大痛苦。

尽早取出异物,抗炎和保持呼吸道通畅。

3. 并发症　病程较久可并发肺炎、肺脓肿、脓胸、支气管扩张、慢性肺源性心脏病等。

4. 实验室及辅助检查

(1) 胸部 X 线透视、摄片:胸部 X 线摄片检查可发现不透光金属异物,可透光异物不能显示,早期肺部透视也可基本正常,若出现肺气肿、肺不张、纵隔摆动、肺部感染等间接征象对于推断可透光异物的有无及位置有重要参考意义。

(2) 经过上述检查不能明确诊断,而又疑为气管、支气管异物时,可考虑行支气管镜检查,以便确诊。

5. 治疗要点及反应　经过治疗和护理,患者是否:①异物已经取出,呼吸道通畅,没有窒息的危险。②无感染或感染发生时得到有效控制。③能掌握喉、气管与支气管异物的防治知识。

(三)护理问题

1. 有窒息的危险　与异物阻塞喉、气管与支气管有关。

2. 有感染的危险　与异物损伤刺激呼吸道黏膜继发感染有关。

3. 知识缺乏:缺乏对呼吸道异物的防治知识。

(四)护理措施

1. 喉部异物患者的护理　密切观察患者的呼吸情况,使其安静,避免加重呼吸困难的程度。准备好氧气、负压吸引、气管切开包等急救物品,完善术前准备,与手术室联系,做好气管、支气管镜检查的准备。喉部异物应尽早在间接喉镜或直接喉镜下取出。若有严重的呼吸困难时,先行环甲膜穿刺术,待缓解后再在喉镜下取出异物。若为声门下较大异物也可在气管切开处向上取出。术后要给予抗炎治疗。

2. 气管、支气管异物患者的护理　气管、支气管异物是危及生命的急症,应及时诊断,尽早用直接喉镜、支气管镜及纤维支气管镜等取出异物,以保持呼吸道通畅。若有呼吸困难,应立即行气管切开术。术后注意观察病情,给予抗生素及糖皮质激素类药物,以便控制感染,防止喉水肿及其他并发症的发生。待呼吸困难缓解后,再行手术取出异物。全麻术后,麻醉尚未清醒前,设专人护理,头偏向一侧,防止误吸分泌物;及时吸净患者口腔内及呼吸道分泌物,保持呼吸道通畅。

(五)健康指导

(1) 积极宣传喉、气管与支气管异物的防治知识,做到预防为主,防治结合。

(2) 5 岁以下的儿童吃鱼先去净肉中鱼刺,吃西瓜先将瓜子去掉,应避免把瓜子、花生、小玩具等物品放在口中嬉戏,进食时不要大声哭笑、打骂或恐吓,以免误吸误食。

(3) 如咽内有异物,绝不可用手指挖取,也不可用大块食物咽压,可设法诱其吐出。疑有呼吸道异物者应及时到医院就诊检查,避免漏诊误诊,耽误最佳治疗时机。

(4) 帮助患者及家属正确认识呼吸道异物的危险性及预后。

附：气管切开术患者的护理

气管切开术（tracheotomy）是指将颈段气管前壁切开，通过切口将适当大小的气管套管插入气管的手术，患者可以直接经气管套管（图7-17）进行呼吸，是一种抢救危重患者的急救手术。

【适应证】

1. 喉阻塞　Ⅲ度～Ⅳ度的喉阻塞，特别是原因不明又不能及时解除者，应及时行气管切开术。

2. 下呼吸道分泌物阻塞　如昏迷、颅脑病变、呼吸道烧伤等所致的喉肌麻痹、喉反射消失，引起下呼吸道分泌物潴留，或呕吐物进入气管不能咳出者。

3. 某些手术的前置手术　如咽、喉、口腔、颌面部手术时，为了防止血液流入下呼吸道或术后局部肿胀阻碍呼吸，行预防性气管切开术。

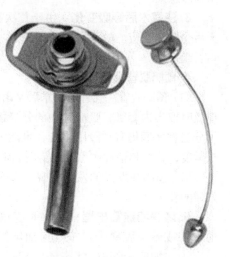

图 7-17　气管套管

各气管套管号别和按年龄选用情况见表7-3。

表 7-3　气管套管选用参考标准

号别	00	0	1	2	3	4	5	6
内径（mm）	4.0	4.5	5.5	6.0	7.0	8.0	9.0	10
长度（mm）	40	45	55	60	65	70	75	80
适用年龄	1～5个月	1岁	2岁	3～5岁	6～12岁	13～18岁	成年女子	成年男子

【术前准备】

（1）备好灯光及手术器械如甲状腺拉钩手术刀、止血钳、吸引器等。

（2）按年龄选用合适的气管套管。

（3）备好氧气、麻醉喉镜、气管插管及抢救药品。

【术后护理】

1. 一般护理　患者采用平卧位或半坐卧位，术后1周内给予流质或半流质饮食，应鼓励多饮水，耐心领会患者用文字、手势所表达的情感和要求，克服暂时性的语言交流障碍。昏迷、全喉切除术等患者采用鼻饲流质饮食。生活不能自理者应有专人护理。

2. 保持呼吸道通畅

（1）及时吸除套管内的分泌物：用吸引管插入套管内，边吸引边将导管转动退出，将分泌物吸引干净，每次吸引都要更换新的吸引管，预防呼吸道和肺部感染。

（2）定期清洗内套管：内套管易被分泌物形成的干痂所阻塞，故应每4～6小时清洗1次。换下的内套管彻底清洗干净，再煮沸消毒30分钟，便于备用，最好备两个同型号消毒的内套管交替使用。取内套管时应固定好外管，以防脱出。术后第二周后改为每日清洗内套管1次，用无菌生理盐水冲洗后，重新插入。

（3）湿化呼吸道：①保持适宜的室内温度和湿度。温度宜在22～25℃，相对湿度在85%以上。②套管口覆盖双层无菌湿纱布。③经套管内定时滴入生理盐水加抗生素、α糜蛋白酶制成的药液，并进行超声雾化吸入等以稀释痰液，便于咳出，保护呼吸道黏膜，预防肺部感染。

3. 注意术后呼吸变化　由于首次接触套管，气管黏膜反应较大，引起刺激性咳嗽，1天后会慢慢适应。故术后应密切观察呼吸功能变化，以防气管套管脱出，分泌物堵塞呼吸道引起窒息。

4. 预防脱管及并发症的发生

（1）预防脱管：气管切开术后又出现烦躁不安，呼吸困难，可能为脱管或套管内堵塞。应及时取出内套管，吸净其中的分泌物，再检查内套管是否被干痂、分泌物等堵塞。排除了分泌物堵塞仍有呼吸困难者，可能为脱管，应告诉医生迅速处理。随时调节套管系带的松紧度，儿童和精神病患者，要用绷带包裹手掌，以便预防其将套管拔出。

（2）预防并发症的发生：观察有无皮下气肿、纵隔气肿、气胸、出血、伤口感染等并发症的发生。

5. 堵管和拔管护理　堵管时应遵医嘱备好用线固定好的不同型号（1/3、1/2、全塞）的木塞或硬橡胶塞子，按号递加堵管，并密切观察呼吸变化。若有呼吸困难，即刻拔出塞子。如完全堵管 24～48 小时，未发现呼吸困难，可拔除气管套管。拔管后应清洁伤口，用蝶形宽胶布将伤口拉紧，若患者呼吸、睡眠、发音均正常，数日后即可痊愈出院。

6. 带管出院患者的护理　带气管套管出院者，应告诉患者及家属注意以下几点：

（1）经常检查套管系带的松紧度，是否固定牢固，预防外套管脱出发生意外。

（2）禁止随意取出外套管，防止窒息的发生。

（3）不能淋浴和游泳，防止水溢入套管内危及生命。

（4）尽量少去人多的地方，呼吸道感染。

（5）套管口用纱布覆盖，防止异物落入。

（6）教会患者及家属内套管的清洗消毒、更换敷料的方法。

（7）定期到医院复查，依病情恢复情况决定拔管时间。

第 4 节　耳科患者的护理

耳科疾病是以耳部炎症性疾病和听觉或平衡功能受到影响后发生的疾病。耳部包括外耳、中耳和内耳，外耳和中耳主要为炎症性的疾病，内耳主要是听觉和平衡功能受到影响引起的疾病。听觉是人体的重要感觉器官，听力下降现象非常普遍，主要原因为慢性中耳炎、药物中毒、迷路炎、梅尼埃病、老年性聋和突发性聋，其中突聋的发病率有逐年上升的趋势。

一、耳 部 炎 症

案例 7-11

患者，男，12 岁。述近一周来耳朵听力下降，并伴耳鸣、耳闷胀感。患儿一周前曾感冒，在家自行买药治疗后未见明显好转。检查见右外耳道无明显充血，鼓膜周边部及锤骨柄充血明显，鼓膜中央见一液平面。左耳正常。

问题：

1. 该患者为何种疾病？诊断依据是什么？

2. 对该患者采取的护理措施有哪些？

（一）概述

耳部分为外耳、中耳和内耳，耳部炎症主要包括外耳炎症和中耳的急慢性炎症。

1. 外耳道炎　是指主要由细菌感染引起的外耳道皮肤或皮下组织的弥漫性炎症，常见于热带的潮湿地区。根据病情可分为急性弥漫性外耳道炎和慢性外耳道炎，本病常见于成年人。当外耳道异物或挖耳导致外耳道壁损伤后，致病菌容易进入导致弥漫性外耳道炎症。急性外耳道炎患者发病急，耳内灼热感、疼痛较剧，耳内分泌物可先为稀薄的浆液性渗出，继而黏稠变为脓性。若患者有全身慢性病，特别是糖尿病或机体抵抗力下降时，疾病可迁延为慢性。检查可见典型的耳郭牵拉痛和耳屏压痛，外耳道皮肤弥漫性充血、肿胀、糜烂，但鼓膜可大致正常。皮肤肿胀严重者，可使外耳道狭窄，甚至遮蔽鼓膜。慢性外耳道炎患者病程长，主要症状为耳痒、外耳道有少量分泌物。检查见外耳道皮肤充血或增厚，或覆盖有痂皮，取下痂皮可见少许脓液或碎屑，有时会发生出血。防治原则是清洁外耳道，保持外耳道干燥，选择广谱抗生素滴耳液滴耳，也可

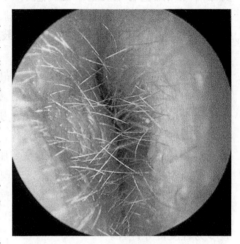

图 7-18　外耳道炎

适当使用糖皮质激素，如泼尼松滴耳液。教育患者养成良好习惯，不随意挖耳，在外耳道炎症期不要去游泳，也不要在脏水中游泳（图 7-18）。

2. 分泌性中耳炎　是指一类以中耳鼓室积液及听力下降为主要特征的中耳黏膜非化脓性炎症性疾病。本病青少年发病率相对较高，是青少年耳聋的最常见原因，属于传导性聋。本疾病因及发病机制复杂，目前看来与多种因素有关：咽鼓管功能障碍为常见原因，常见于腺样体肥大、慢性鼻窦炎、后鼻孔填塞等，使咽鼓管口不能正常开放，导致中耳腔负压形成，继而发生病理变化，黏膜下腺体分泌增加，形成中耳腔积液；急性上呼吸道炎症时，一些低毒性的细菌进入中耳腔或Ⅲ型变态反应，引起中耳黏膜炎症，继而导致中耳腔积液；变态反应可刺激中耳腔黏膜下腺体的分泌增强，使咽鼓管黏膜肿胀，导致鼓室积液。鼓室积液可呈浆液、黏液或胶冻状物质，儿童或成人均可发病。临床上按病程长短不同分为急性和慢性。患者急性期常主诉轻微耳痛，耳闷胀感，听力下降伴耳鸣，自听增强，捏鼻鼓气时耳内可出现气过水声，检查见鼓膜周边部及锤骨柄放射状充血，有时鼓膜上可见发丝状液平面，偶可见到气泡，鼓膜呈淡黄色。慢性期诉耳闷塞感，听力下降，可有低音调或高音调耳鸣，儿童常表现听力欠佳，对呼唤反应迟钝，学习成绩下降，检查见鼓膜内陷，光锥消失，或鼓膜增厚，混浊，钙化，萎缩。治疗原则为恢复咽鼓管通气，清除中耳积液，控制感染和消除病因。

考点：分泌性中耳炎的最主要病因

3. 急性化脓性中耳炎　是指中耳黏膜的急性化脓性炎症。病变主要位于鼓室，本病常继发于上呼吸道感染，多见于儿童，年龄越小，发病率越高。正常鼓室内无菌，上呼吸道感染时，呼吸道黏膜表面的致病菌可沿咽鼓管进入鼓室；鼓膜穿孔时，皮肤黏膜表面的细菌可沿外耳道经穿孔的鼓膜进入到鼓室；偶尔还见身体某处的化脓性病灶的细菌经血液循

环进入鼓室。如上呼吸道感染时用力擤鼻，游泳时呛水，给婴幼儿哺乳时呛奶；鼓膜外伤处理不当，严重细菌感染等。常见致病菌有金黄色葡萄球菌、溶血性链球菌、肺炎链球菌、流感嗜血杆菌。本病的临床表现以鼓膜穿孔为分界点：鼓膜穿孔前，鼓室积脓，鼓室内压力增高，压迫鼓膜引起剧烈耳痛，婴儿表现为哭闹不安、拒绝哺乳、抓耳，若细菌毒素吸收则易引起寒战、高热等全身症状；鼓膜穿孔后，外耳道脓液流出，耳痛及全身感染症状有所减轻，患者听力稍下降。婴幼儿时期鼓室上壁岩鳞裂尚未闭合，感染可向颅内扩散引起剧烈呕吐，嗜睡，惊厥。检查见鼓膜弥漫性充血，向外膨出，正常解剖标志不清，或可见鼓膜紧张部穿孔，并有黄白色脓液自穿孔处溢出。治疗原则为通畅引流和控制感染。全身及时应用足量有效抗生素控制感染。鼓膜穿孔前用2%酚甘油溶液滴耳消炎止痛；穿孔后先用3%双氧水溶液彻底消除外耳道脓液，再使用无耳毒性或肾毒性的抗生素滴耳液，穿孔后禁用2%酚甘油溶液，以免腐蚀鼓室黏膜。使用减充血剂喷鼻，如1%麻黄碱溶液通畅鼻腔，有助于咽鼓管功能恢复。

考点：急性化脓性中耳炎最常见的感染途径

4. 慢性化脓性中耳炎　是指中耳黏膜、黏膜下组织、骨膜，甚至深达骨质的慢性化脓性炎症，是最常见的耳源致聋性疾病。多因急性化脓性中耳炎治疗不当迁延而来，若化脓性中耳炎治疗2个月未愈应考虑本病；机体抵抗力下降，营养不良，疲劳过度，寒冷受凉易导致慢性化脓性中耳炎反复急性发作。致病菌种类较多，近年还发现两种以上细菌引起的混合感染。慢性化脓性中耳炎的主要临床特点是长期耳道流脓，鼓膜穿孔，听力下降。一般根据病变性质、病理改变和临床表现，将其分为3型：单纯型、骨疡型和胆脂瘤型。

（1）单纯型：最多见，病情最轻，病变局限于中耳黏膜。表现为间歇性耳流脓，上呼吸道感染时流脓量增多，脓液呈黏液性或黏脓性，一般无臭味。鼓膜紧张部穿孔，听力检查多为轻度传导性聋。

（2）骨疡型：病变深达骨质，听小骨受损，中耳腔可有肉芽组织增生。表现为持续性耳流脓，脓液黏稠，常有臭味，或混有血丝。鼓膜中央性大穿孔或边缘性穿孔，锤骨柄破坏、残缺，鼓室内可有肉芽组织增生，较大者可脱出堵塞外耳道，听力检查多为重度传导性聋。

考点：慢性化脓性中耳炎三型的临床表现

（3）胆脂瘤型：骨质破坏严重的一种化脓性炎症，来自鼓膜及外耳道皮肤的扁平上皮及上皮脱落产生的角化物质堆积而成的炎症团块，常伴有腐败菌生长及胆固醇结晶，称为胆脂瘤。胆脂瘤不断增大，对周围骨质有压迫作用，易引起严重的耳源性颅内、外并发症。表现为长期耳流脓，量少而臭。鼓膜紧张部边缘性大穿孔，甚至只有少许萎缩鼓膜残留，鼓室内可见白色豆腐渣样物质，奇臭难闻，听力检查多为重度传导性聋或混合性聋。

链接

胆脂瘤

胆脂瘤是由外耳道扁平上皮或鼓膜脱落上皮在中耳腔堆积而成的囊性结构。由于囊内物质含有胆固醇结晶，所以称胆脂瘤。但并非真正的肿瘤。胆脂瘤有类似肿瘤的特点，随着堆积物不断增加，压迫周围的骨组织，且能产生溶酶体酶、前列腺素、胶原酶及肿瘤坏死因子等化学物质，致使周围骨壁破坏、骨质脱钙，炎症由此处向周边扩散，易导致一系列颅内、外并发症。

治疗原则为单纯型应控制感染，消除病因，修复鼓膜，防止复发；骨疡型和胆脂瘤型应充分畅通引流，尽早进行手术治疗，彻底清除病灶，维持或提高听力。

5. 耳源性并发症　是由于化脓性中耳炎炎症破坏周围骨质，导致感染扩散至周围邻近结构，引发一系列颅内、外并发症。急、慢性化脓性中耳炎均可引起耳源性并发症，其中以骨疡型和胆脂瘤型多见。常见的颅外并发症有耳后骨膜下脓肿、迷路炎、耳源性面瘫；颅内并发症有乙状窦血栓性静脉炎、耳源性脑脓肿、耳源性脑膜炎等。如出现下列表现时提示有并发症的可能：耳道流脓甚多，拭而不净，或突然增多、减少者；出现弛张热、血常规升高，或长期低热、体温不升、脉搏缓慢、血压升高者；出现头痛者，而夜间加重，用一般止痛剂不能缓解者；急性炎症或慢性炎症急性发作久治不愈或反而加重者；出现耳后红肿，触痛明显者；出现眩晕、耳鸣、恶心呕吐、精神、意识和运动等异常表现者。

疑有颅内、外并发症时，及时进行眼底检查、耳部影像学检查，以便提供重要诊断依据。防治原则为积极有效治疗化脓性中耳炎，去除病因，给予抗生素和激素控制感染和全身支持对症处理，降低死亡率，并适时采取手术治疗。

考点：最容易引起颅内外并发症的中耳炎类型

（二）护理评估

1. 健康史 询问了解患者的既往病史，尤其有无鼻、咽部炎症性疾病史，了解患者耳痛、耳流脓、耳闷、耳鸣、眩晕等症状发生时间、性质和特点。

2. 身心状况 外耳道炎有局部充血、红肿。分泌性中耳炎有听力下降。急性化脓性中耳炎患者体温升高，耳痛，耳道流脓，全身和局部症状突出。慢性化脓性中耳炎有耳流脓、鼓膜穿孔、耳聋等体征。其中单纯型病情较轻，有时不能引起患者重视，导致缺乏规范治疗。患者常因耳痛、耳流脓、耳胀而烦躁不安，因听力下降而影响生活学习，因担心穿孔不能治愈而焦虑。

3. 辅助检查 急性炎症抽血，查血常规示白细胞总数增多，白细胞分类中性粒细胞增多。听力下降患者常规做音叉检查和纯音乐听阈测试判断耳聋程度及性质。声导抗检查对分泌性中耳炎患者有重要的诊断价值，必要时可做纤维鼻咽镜、CT、MRI 检查，了解有无鼻部炎症。慢性化脓性中耳炎的骨疡型和胆脂瘤型做 CT 检查常提示有不同程度骨质破坏。

（三）护理问题

1. 感知改变：听力下降 与鼓室积液过多、骨膜穿孔、听小骨破坏有关。

2. 疼痛：耳痛 与炎症刺激或耳部手术损伤有关。

3. 体温过高 与鼓室内细菌感染、细菌毒素释放有关。

4. 缺乏知识： 对耳部炎症病情发展、诊治及预后不了解。

5. 潜在并发症： 颅内、外感染。

6. 焦虑： 担心听力下降及治疗效果。

（四）护理措施

1. 心理护理 急性炎症和手术患者均会有焦虑或恐惧感，向患者及家属解释病情，消除患者紧张焦虑情绪，焦虑严重者遵医嘱给予镇静剂，听力下降明显者可使用助听器。术前向患者及家属说明手术的必要性及手术可能出现的反应，做好心理护理。

2. 观察病情 观察局部疼痛、体征及体温，出现病情加重，提示引起并发症的可能，应及时报告医生并协助处理。术后密切观察病情变化，出现剧烈头痛、呕吐、面瘫、眩晕等应及时报告医生，遵医嘱给予抗感染、镇静、止痛治疗。

3. 治疗护理 遵医嘱给予局部或全身抗生素控制感染，采用呋麻滴鼻液、盐酸羟甲唑啉等收缩鼻腔及咽部黏膜，畅通咽鼓管。高热患者用乙醇稀释擦浴等物理降温。指导并协助患者正确清洁外耳道及滴耳药，尽早控制感染。

4. 用药护理 病程较长、效果较差患者应留取中耳脓液标本送实验室做细菌培养及药敏试验，有助于医生正确选用敏感抗生素。

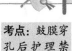

考点：鼓膜穿孔后护理禁忌证

5. 手术护理 鼓膜成形术和乳突根治术前常规做好手术备皮，排除手术禁忌证，观察患者有无上呼吸道感染及严重心、脑、肝、肾疾病，糖尿病，血液病等。术后伤口每天换药，注意观察切口有无红肿及耳道渗液情况，5～7天拆线，10～14天逐步取出耳内碘纺纱布条。

（五）健康指导

（1）养成良好习惯，不随意挖耳，不到脏水里游泳，耳部有疾患不游泳，污水入耳后应及时拭净，保持外耳道清洁干燥。积极治疗慢性病、原发病，如化脓性中耳炎、糖尿病、贫血等。

（2）指导患者正确擤鼻涕，坚持体育锻炼增强体质，运用捏鼻吞咽法或捏鼻鼓气法改善中耳通气。分泌性中耳炎久治不愈时应警惕鼻咽癌的可能。

（3）指导初产母亲正确哺乳，哺乳时不宜平卧或哺乳过饱，防止乳汁鼻腔反流经咽鼓管进入中耳，诱发急性化脓中耳炎。

二、鼓膜外伤

案例 7-12

患者，男，38岁。自行挖耳后出现耳痛、耳胀，门诊检查见外耳道少许血痂，3%过氧化氢清洗外耳道后，见鼓膜充血，鼓膜边缘穿孔。

问题：

1. 该患者为何种疾病？

2. 对该患者采取的具体护理措施有哪些？

（一）概述

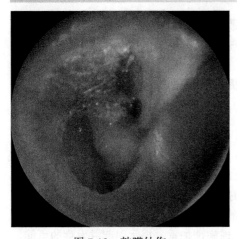

图 7-19　鼓膜外伤

鼓膜外伤是指直接或间接外力作用导致的鼓膜损伤。直接外力表现为小虫飞入耳道，患者挖耳、医生给患者取外耳道耵聍及异物等引起鼓膜机械性损伤；间接外力表现为拍打耳部导致颞骨骨折，放鞭炮、爆破、潜水等引起气压伤。临床表现为耳痛、耳胀，检查见鼓膜不同程度损伤，或伴有耳道血痂。治疗原则为保持耳道清洁、干燥，禁止洗耳、滴耳，口服抗生素预防感染，促进鼓膜愈合，穿孔1个月不愈者可择期行鼓膜修补术（图7-19）。

（二）护理评估

1. 健康史 有无鼓膜外伤史及致伤原因，患病后有何治疗措施，有无药物过敏史。

2. 身心状况 受伤时突感剧烈耳痛，随后可伴有听力下降、耳鸣、外耳道少量出血。间接外力可通过听骨链传至内耳，出现恶心、眩晕。患者常感焦虑不安，甚至恐惧。鼓膜检查常呈不规则或小孔状穿孔，穿孔边缘有少量血痂。

3. 辅助检查 听力检查患耳属轻、中度传导性耳聋。

（三）护理问题

1. 疼痛，耳痛 与鼓膜损伤穿孔有关。

2. 感知觉改变：耳鸣、听力下降 与鼓膜穿孔、内耳受损有关。

3. 有感染的危险 与鼓膜穿孔有关，鼓膜破裂后，耳道进水或滴药易引发急性化脓性中耳炎。

（四）护理措施

1. 心理护理 对患者解释病情，一般穿孔在鼓膜损伤后 3～4 周可自行愈合，消除患者焦虑心情。

2. 观察病情 若出现耳痛加重或耳道流脓，应立即就诊。

3. 治疗护理 外耳道口放置消毒干棉球，防止污水灰尘进入耳道，再次损伤鼓膜或中耳腔。

4. 用药护理 耳郭及外耳道口用 75% 乙醇溶液消毒，遵医嘱给予抗生素预防感染。

（五）健康指导

（1）加强卫生宣教，切忌自行用硬器挖耳，挖耳时身旁不可有人，取耵聍或外耳道异物时观察判断仔细，动作轻巧，不可粗暴。

（2）不可拍打耳部。

（3）远离爆破爆炸场所，或用手指塞耳、戴防护耳塞，避免间接损伤鼓膜。

（4）疑似鼓膜外伤者，及时到医院就诊。

三、梅尼埃病

案例 7-13

患者，女，42 岁。1 个月前午休起床时突感天旋地转，头昏耳鸣，不敢睁眼和转头，伴恶心、呕吐、出冷汗。持续 10 分钟后缓解。1 周后上述症状再次发作，伴耳鸣、耳闷胀感、头胀及听力下降，持续半小时后缓解。此次是第 3 次发作，来院就诊。检查：患者强迫体位，面色苍白，意识清楚，脉搏迟缓。听力检查为轻度感音神经性耳聋。自发性眼震 (+)，水平状。

问题：

1. 该患者诊断为何病？

2. 对该患者应采取哪些护理措施？

（一）概述

梅尼埃病是指不明原因的，以发作性眩晕、伴耳鸣、耳聋、耳闷胀感为特征的内耳疾病。本病初次发作常见于青壮年，多为单耳发病，常反复发作。目前认为本病可能与内耳微循环障碍、变态反应、病毒感染、维生素缺乏、内分泌失调、精神因素等所致内淋巴生成过多和（或）内淋巴吸收减少有关。主要病理变化为膜迷路积水，导致囊斑、壶腹嵴、螺旋器受压，患者出现发作性眩晕、耳鸣、耳闷胀感，继而听力下降等症状。治疗原则为解除内耳积水，改善内耳微循环，调节自主神经功能。

考点： 梅尼埃病主要病理改变

（二）护理评估

1. 健康史 询问患者既往有无眩晕发作史，工作性质及环境，有无全身慢性疾病，有无药物过敏史。

2. 身心状况 表现为突然发生的剧烈旋转性眩晕、倾倒感或颠簸感，常伴有高音调耳鸣、耳胀、听力下降，以及恶心呕吐、面色苍白、出冷汗、脉搏细缓、血压下降等症状，一般持续数分钟至数小时，发作时意识清楚，睁眼或转头时加重，闭目卧床可减轻。间歇期症状可完全消失，若反复多次发作可导致永久性耳鸣，听力下降逐渐加重，最终导致不可逆耳聋。患者初次发病或突然发作者，常因眩晕、恶心、呕吐产生恐惧感，急于求诊。而反复发作、久治不愈者，产生焦虑感。

考点：梅尼埃病患者眩晕发作的特点

3. 辅助检查 耳镜检查见外耳道及鼓膜正常。前庭功能检查，发作期可见到旋转性水平性自发性眼震。闭目直立试验阳性。听力检查为感音神经性聋。

（三）护理问题

1. 感知觉紊乱：眩晕、耳鸣，听力下降 与膜迷路积水有关。

2. 恐惧 与剧烈眩晕、呕吐有关，患者意识清楚，备感痛苦。

3. 有受伤的危险 与眩晕发作时身体平衡失调有关。

4. 知识缺乏：缺乏梅尼埃病的发病特点及防治知识。

📚 **链接**

眩　晕

眩晕是人体平衡功能和空间定向能力失调所产生的一种运动性错觉或幻觉，是一种主观感觉异常，可分为两类：前庭系统性眩晕和非前庭系统性眩晕，前者又称真性眩晕，后者又称头晕。眩晕是一个症状，而不是一种独立的疾病。除耳科疾病以外，其他循环系统疾病、血液病、内分泌及精神科疾病等均可引起眩晕。因此，临床上需详细了解病史和进行相关的专科检查，做出眩晕的定位和定性诊断。

（四）护理措施

1. 心理护理 向患者解释眩晕的有关知识，多关心安慰患者，消除其恐惧心理，特别是久病、频繁发作伴神经衰弱的患者更需要多耐心解释，使其主动配合治疗和护理。

2. 治疗护理 发作期嘱患者闭目卧床休息，进食低盐、高蛋白、高维生素、低脂肪饮食，适当控制饮水量。保持病房安静，全程协助患者进行必要的辅助检查，防止摔倒。协助医生进行中医药及针灸治疗，缓解眩晕发作。

3. 用药护理 遵医嘱给予利尿脱水剂，如静脉注射50%葡萄糖溶液和维生素C消除或减轻内耳膜迷路积水。给予血管扩张剂，如丹参注射液、右旋糖酐40，或口服山莨菪碱，以解除内耳血管痉挛，改善内耳微循环。适当给予镇静剂，如异丙嗪对症治疗，使眩晕得以缓解和控制。

如保守治疗无效，患者有手术指征，可选择内耳手术，如迷路切除术、内淋巴囊减压术等。

（五）健康指导

（1）向患者讲解本病的发作特点及相关知识。

（2）指导患者保持良好的心态，生活和工作有规律，保证充分的睡眠，避免受凉、劳累过度及精神紧张。

（3）对发作频繁者，避免从事高空作业、驾驶等职业，不要单独外出。

（4）眩晕发作时，应就地坐下或躺下，以防摔倒。

（5）积极查找病因并治疗，以降低复发率。

四、耳聋的预防

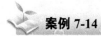

案例 7-14

患者，男，58 岁。述今晨起床后突觉左耳听力下降，并伴耳鸣、耳闷塞感、眩晕。3 天前曾感冒，自行买药在家治疗基本好转。检查见左外耳道无明显充血，鼓膜标志清楚，纯音测听检查提示：左耳感音神经性聋。

问题：

1. 该患者应诊断为何病？

2. 该患者应有的护理措施有哪些？

（一）概述

耳聋为不同程度的听力下降，是人听觉系统发生器质性或功能性改变而导致的听力损失的总称。耳聋病因比较复杂，可发生于任何年龄阶段。若 2 岁以前出现双耳重度听力障碍，会使语言学习受到影响，成为聋哑人。因此，耳聋的预防十分重要。

1. 耳聋的分类

（1）传导性聋：由于外耳或中耳发生病变，导致声音不能正常传导到内耳所产生的听力下降。如耵聍栓塞、鼓膜外伤、先天性外耳道闭锁、各种中耳炎等。

（2）感音神经性聋：由于听觉中枢、内耳或听神经发生的病变，导致传导路径及声波换能障碍或不能分辨声音所产生的听力下降。常见于迷路炎、梅尼埃病、药物中毒、听神经瘤、老年性聋和突发性聋等。

（3）混合性聋：声音传导或识别均发生障碍所产生的听力下降。可由于耳的传音或感音结构先后或同时发病导致，常见于中耳炎合并老年性聋、耳硬化症中期、颞骨骨折等。

2. 耳聋的分级　1980 年世界卫生组织公布的耳聋分级标准，是以 500Hz、1000Hz、2000Hz 的平均听阈为准，将耳聋分为 5 级：轻度、中毒、中重度、重度聋及全聋作为听力损失的程度（表 7-4）。

表 7-4　耳聋分级与临床表现

耳聋程度	耳聋表现	纯音听力损失程度（平均听阈）/ dB
轻度聋	听低音说话感到困难	26 ～ 40
中度聋	听正常语音感到困难	41 ～ 55
中重度聋	需大声说话才能听清楚	56 ～ 70
重度聋	仅能听到在耳旁的高声呼喊声	71 ～ 90
全聋	听不到任何声音	＞ 90

（二）护理评估

1. 健康史　有无耳部疾病史，有无耳毒性、肾毒性药物使用史，有无药物过敏史。

2. 身心状况　患者听力减退，无论是突发的，还是渐进性的，通常会焦虑不安，甚至恐惧。常伴有耳鸣。

3. 辅助检查　鼓膜检查正常或鼓膜混浊、内陷。听力检查属不同程度的耳聋，可为传

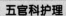

导性聋或感音神经性聋。

（三）护理问题

1. 感知觉改变：听力下降，耳鸣 与中耳受损或内耳受损有关。

2. 缺乏知识：对耳聋病情发展、诊治及预后不了解。

3. 焦虑：担心听力下降及治疗效果。

（四）护理措施

1. 心理护理 对患者解释病情，以消除恐惧焦虑。

2. 观察病情 监测患者听力。

3. 治疗护理 以恢复听力治疗为主，立足于早发现、早确诊，积极去除病因，规范治疗，全聋患者可行人工耳蜗植入。重度耳聋者及早使用助听器利用残余听力进行听觉康复训练，达到聋而不哑的目的。可通过手语训练提高其交流的能力，为参与社会生活活动创造条件。手语训练需要专门学习，长时间练习，才能够达到熟练程度。

4. 用药护理 临床上常用血管扩张剂、降低血黏度、营养神经和补充维生素等方法，早期糖皮质激素治疗，发病时间稍长后配合高压氧或声讯息治疗。

5. 手术护理 配合医生行人工耳蜗植入术，术后要经过较长时间的"听觉 - 语言"康复训练。

（五）健康指导

（1）广泛宣传耳聋防治知识，禁止近亲结婚，降低遗传性聋儿出生率。加强妇女孕期预防保健，避免感染呼吸道病毒性疾病，如风疹、带状疱疹等，以降低新生儿耳聋的发病。

（2）开展新生儿听力筛查，对婴幼儿耳聋做到早发现、早治疗。积极治疗耳聋性疾病，耳部其他感染性疾病或全身的慢性疾病如糖尿病。

（3）禁止滥用抗生素及其他化学药物，严格掌握耳毒性药物应用的适应证，加强用药期间的听力监测，发现耳鸣、眩晕等中毒征兆者立即停药并积极治疗。高危人群避免使用耳毒性、肾毒性药物。

（4）营养均衡，保持身心健康，减慢耳的自然老化过程。改善劳动条件，加强个体防护，减少噪声等有害理化因素的刺激。避免长时间听耳机，控制音响强度。开展对耳聋患者的康复和指导等。

📚 链接

助听器与人工耳蜗

助听器与人工耳蜗都是助听设备，通过特殊的电子设备改善听力，但两者的工作原理不同：助听器是一种利用电源振动放大声音响度，再传入听力障碍者的耳道内，从而使听力障碍者能够听到这种"放大"了的声音，就像我们平时使用的扬声器。而人工耳蜗实质上是将环境中的机械声信号转换为电信号，电信号传到耳蜗，直接刺激窝神经产生听觉。人工耳蜗可绕过耳内受损的部分，用电流直接刺激窝神经，可使患者重获听觉，这是助听器无法做到的。两者的适用人群不同，助听器适用于轻度至重度听力损失的患者，而人工耳蜗适用于双侧重度或极度感音神经聋患者。适合人工耳蜗植入的儿童，如果短期内因各种原因无法进行手术植入，多建议先选配助听器，助听器虽不能达到应用交流水平的听力，但可刺激听觉和言语中枢的发育，为人工耳蜗植入奠定更好的基础。

> **小结**
>
> 　　本节重点讲述了耳科常见疾病及多发疾病。外耳道炎和鼓膜外伤的护理措施，分泌性中耳炎和急性化脓性中耳炎的护理评估及护理措施，慢性化脓性中耳炎的病理分型及各型的鉴别要点、并发症及护理措施，梅尼埃病和耳聋的临床特征及护理措施是学习的重点内容。

第5节 食管、气管及支气管异物患者的护理

　　消化道、呼吸道异物是耳鼻咽喉科的急危重症之一，多见于小儿，特别是3岁以下的婴幼儿。异物的种类很多，有外源性和内源性之分，以外源性常见，包括矿物性、植物性及化学合成物等，其中又以植物性异物为最多见，常见于儿童，如各种豆类、瓜子、花生仁等。内源性异物常见于其他人群，系呼吸道伪膜、血凝块、脱落痂皮等存留在呼吸道内。

一、食管异物

　　案例 7-15

　　患儿，男，5岁。不愿进食伴流涎半天，由内科转入耳鼻咽喉科门诊。家属述患儿午饭时曾喊咽痛，未予重视，患儿继续进食，随即午睡，患儿哭闹反常，遂来医院内科就诊。追问病史，患儿午饭进食了排骨，内科医生怀疑其为食管异物，遂转入耳鼻咽喉科，检查见患儿口角流涎，不愿喝水，咽部淡红。食管镜检查发现食管入口处有一5mm长的鱼刺嵌顿在食管壁上，立即将其取出。

　　问题：

　　1. 该患者为何种疾病？

　　2. 对该患者采取的护理措施有哪些？

（一）概述

　　食管异物为耳鼻咽喉科常见的急症。可发生于任何年龄，多与进食匆忙有关。异物如未能及时取出，可引起许多并发症，如食管周围化脓、食管穿孔等，严重时可危及生命。治疗原则是尽早取出异物，预防感染及并发症。

（二）护理评估

　　1. 健康史 进食过快或注意力不集中，误将混在食物中的硬块咽下所致。小儿口中含物玩耍，其咽反射尚未健全，易将含于口内之物吞下。老人咀嚼功能减退，口腔黏膜感觉欠敏感，义齿过松等而致。口中含物，在睡眠、酒醉、昏迷、或全麻时发生误咽。少数精神患者或企图自杀者故意吞下异物。

　　2. 身心状况 可发生吞咽疼痛和不同程度的吞咽困难，患者多能及时就医；少数患者强行吞食物或大量饮醋企图将异物咽下的方法，常延误诊治，易增加异物取出难度或产生并发症；部分患者恐惧食管镜检查，不愿及时就医。病轻者可进食流质或半流质食物，异物较大者，患者流涎，面容痛苦，不能进食。更大的食管异物还可压迫气管后壁，引起呼

吸困难甚至窒息。合并感染者有发热，损伤血管则可有吐血或黑便，甚至休克。

3. 辅助检查　通过食管吞钡透视或照片，可大致明确有无异物存留及存留部位，是首选检查方法。食管镜检查是确诊的方法，同时可取出异物。如未能确诊，但症状典型，疑似食管穿孔、出血，应采用食管碘油造影或胃镜检查，以明确诊断。

（三）护理问题

1. 吞咽障碍　与异物阻塞食管、吞咽疼痛有关。

2. 潜在并发症：异物刺伤食管后易引起咽后脓肿、脓胸，刺伤颈动脉或主动脉容易破裂大出血。

3. 知识缺乏：缺乏食管异物的预防及正确处理的知识。

（四）护理措施

1. 心理问题　使患者安静，卧床休息，向患者及家属解释手术治疗的必要性，争取患者配合治疗和护理。

2. 观察病情　密切观察病情，预防并发症，入院后，测量患者生命体征，注意观察患者是否出现发热、胸痛、呕血、黑便或呼吸困难等新情况，患者吞咽疼痛和吞咽困难是否加重。出现异常情况，应立即报告医生并协助护理。

3. 治疗护理　在食管镜检查前应禁食4小时。异物取出后，吞咽疼痛和吞咽困难消失，术后4小时可进食流质或半流质食物，无其他并发症状者，可逐步恢复正常饮食。

4. 用药护理　遵医嘱酌情给予止咳药，但忌用有呼吸抑制作用的镇咳药，如吗啡、可待因等。遵医嘱给予阿托品及镇静剂。术后遵医嘱给予抗生素及糖皮质激素，预防感染及喉黏膜水肿。

5. 手术护理　协助医生在全麻下行食管镜检查，取出异物。

（五）健康指导

（1）食管异物重在预防，提倡文明进食，细嚼慢咽，以减少食管异物发生。

（2）一旦发生食管异物应尽早就医，及时取出，食管异物发生后饮醋或强行吞咽食物都是错误的。食管异物多在发病后第2周出现并发症，时间越长越危险。

（3）要及时修复松动的义齿，以免进食时脱落被误吞。

（4）教育儿童不要将玩物含于口内玩耍，以免发生误吞。

二、气管及支气管异物

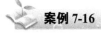

案例 7-16

患儿，男，3岁。晚餐时发生呛咳，面色青紫、呼吸困难。来院就诊，询问病史，患儿哭闹进食，且进食黄豆。患儿既往体健。临床诊断：气管异物。

问题：

1. 该患者为何种疾病？

2. 对该患者采取的护理措施有哪些？

（一）概述

气管及支气管异物是耳鼻咽喉科常见的急危重症之一，指外界物质或自身的牙齿、血块、鼻痂等被误吸进入气管与支气管。该病多见于5岁以下小儿。小儿咀嚼功能差，不易将较硬食物嚼碎，导致食物误吸入下呼吸道，常见的有各种豆类、瓜子、玉米粒、花生仁等；全麻或昏迷患者咽反射弱，易将唾液吸入下呼吸道；口鼻部治疗操作不当可引起医源性异物吸入。异物进入气管、支气管后，主要引起呼吸困难，重者可窒息而死亡。异物存留部位一般以气管最多，其次是右支气管、左支气管。治疗原则为及时取出异物，控制感染，保持呼吸道通畅。

考点：气管及支气管异物的治疗原则

（二）护理评估

1. 健康史 有无异物误吸史，有无支气管哮喘病史，支气管肺炎，有无食物药物过敏史。

2. 身心状况 临床表现为突发剧烈呛咳，憋气，吸气性呼吸困难，面色青紫。若气管黏膜损伤可致咯血。症状较轻者不易引起家长重视。体征为气管触诊活动性异物有撞击感，听诊时于颈下段或胸骨上端可闻及"拍击音"，两肺呼吸音无明显差异，有时可听到因气道狭窄而产生的喘鸣音。若异物进入支气管则咳嗽减轻，改变体位或异物活动时，则出现痉挛性高声呛咳，异物停留和继发感染，会再度引起咳嗽，痰多，气喘，发热。继发感染后因久治不愈又容易引起家长焦虑不安。

3. 辅助检查 X线检查可发现不透光金属异物，肺气肿，肺不张改变，最可靠的确诊方法是支气管镜检查。

（三）护理问题

1. 清理呼吸道无效 与气管及支气管异物存留和继发感染有关。

2. 有窒息的危险 与较大异物阻塞气管及支气管有关。

3. 有感染的危险 与异物损伤、刺激气管及支气管黏膜继发感染有关。

4. 知识缺乏： 缺乏气管与支气管异物的相关防治知识。

（四）护理措施

1. 心理问题 使患者安静、卧床休息，向患者及家属解释手术治疗的必要性，争取配合治疗护理。

2. 观察病情 严密观察患者呼吸情况，如呼吸困难突然加重，立即报告医生，及时施行有效的救治措施，如环甲膜切开术或气管切开术。

3. 治疗护理 准备好抢救物品，如负压吸引器、气管插管、气管切开包、呼吸兴奋剂等，配合医生尽快做好直接喉镜或支气管镜检查的各项准备，术前禁食4小时。检查有无松动牙。全麻患者清醒前应将头偏向一侧，防止舌后坠及误吸分泌物阻塞气道。

4. 用药护理 遵医嘱酌情给予止咳药，但忌用有呼吸抑制作用的镇咳药，如吗啡、可待因等。遵医嘱给予阿托品及镇静剂。术后遵医嘱给予抗生素及糖皮质激素，预防感染及喉黏膜水肿。

5. 手术护理 协助医生在全麻下行直接喉镜或支气管镜检查，取出异物。

（五）健康指导

（1）气管及支气管异物是完全可以预防的，应加强宣教，向人们讲解预防知识。向患者及家属、幼儿园保育员等介绍气管及支气管异物的相关知识，做到预防为主，管理好小孩的食物及玩具，避免给3～5岁以下的婴幼儿吃花生、瓜子、豆类等带硬壳的食物。纠正小儿进食时的各种不良习惯，引导文明进食。小孩进食时不要对其责备、挑逗、追逐，防止因哭、笑、跌倒而误吸。教育小儿不要口中含物玩耍，若发现后应婉言劝说，让其自觉吐出，切忌恐吓或用手指强行挖取，以免引起哭闹而误吸入呼吸道。成人要纠正口中含物（针、钉及扣等）作业的不良习惯。

(2) 帮助患者及家属正确认识气管、支气管异物的危险性及预后，积极配合治疗及护理。

(3) 重视全身麻醉及昏迷患者的护理，防止呕吐物吸入下呼吸道，活动义齿应取下。

(4) 疑似支气管及支气管异物的患者应及时就诊，做相关检查，以免漏诊。

小结

本节主要介绍了消化道和呼吸道的异物。处理异物应及时，主要在于预防，重点掌握食管、气管及支气管异物的护理措施及健康宣教内容。

（王建平　许必芳）

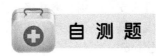

自 测 题

单选题

1. 不符合慢性单纯性鼻炎的临床特征是

   A. 鼻塞呈交替或间歇性

   B. 嗅觉正常或稍减退

   C. 下鼻甲肥厚呈结节状

   D. 对减充血剂敏感

   E. 鼻腔分泌物黏液性

2. 慢性单纯性鼻炎与慢性肥厚性鼻炎临床上最主要的鉴别点是

   A. 头痛程度　　　　B. 鼻分泌物性质

   C. 有无鼻音　　　　D. 有无咽痛

   E. 对血管收缩剂的反应

3. 对1%麻黄碱不敏感的是

   A. 慢性单纯性鼻炎　B. 正常鼻黏膜

   C. 慢性肥厚性鼻炎　D. 变应性鼻炎

   E. 急性鼻炎

4. 变应性鼻炎鼻腔分泌物的特点是

   A. 黏液性分泌物　　B. 水样分泌物

   C. 脓性分泌物　　　D. 血性分泌物

   E. 浆液性分泌物

5. 急性化脓性鼻窦炎首选治疗是

   A. 滴1%麻黄碱　　B. 全身抗生素

   C. 热敷　　　　　　D. 滴抗生素鼻药

   E. 鼻窦负压置换

6. 下列哪项护理措施对急性鼻窦炎高热、头痛时不宜

   A. 上颌窦穿刺　　　B. 全身抗生素

   C. 局部使用抗生素　D. 理疗

   E. 局部应用1%麻黄碱滴鼻液

7. 哪项不属于慢性上颌窦炎的临床表现

   A. 鼻塞　　　　　　B. 头痛明显

   C. 流脓涕　　　　　D. 嗅觉障碍

   E. 中鼻道可见脓液

8. 下列哪项不是上颌窦穿刺后注入窦腔内药物

   A. 抗生素　　　　　B. 止血剂

   C. α 糜蛋白酶　　　D. 减充血剂

   E. 糖皮质激素

9. 鼻出血的健康指导不包括

   A. 查找病因

   B. 教会患者指压、冷敷等简便止血方法

   C. 出院后避免用力擤鼻、重体力劳动或运动

   D. 鼻腔黏膜干燥时，应多饮水，增加居室湿度

   E. 避免接触宠物

10. 患儿，女，6岁，因持续鼻塞、流涕半年，误认为鼻炎多方治疗无效。来我科检查，见左侧鼻腔有大量脓涕，吸除脓涕后发现鼻腔有一黑褐色物嵌顿，钩取出一塑料模块。该患者应诊断为

    A. 咽异物　　　　　B. 喉异物

    C. 鼻腔异物　　　　D. 急性鼻窦炎

    E. 慢性鼻窦炎

11. 上颌窦穿刺进针点在哪个位置

    A. 上鼻道　　　　　　B. 嗅裂

    C. 下鼻道　　　　　　D. 下鼻甲

    E. 鼻底

12. 患者，男，40岁，主诉每进食辣椒时，均引起咽痛。被诊断为慢性咽炎。其主要的护理措施是

    A. 大剂量抗生素　　　B. 止痛剂

    C. 加强锻炼　　　　　D. 戒除辛辣食物刺激

    E. 做好心理护理

13. 关于急性扁桃体炎下列说法错误的是

    A. 急性扁桃体炎的主要致病菌是乙型溶血性链球菌

    B. 急性扁桃体炎的局部症状主要表现为咽痛

    C. 急性扁桃体炎多发生于儿童和青年

    D. 临床上将其分为急性单纯性扁桃体炎和急性化脓性扁桃体炎

    E. 急性单纯性扁桃体炎的全身及局部症状均较重

14. 慢性扁桃体炎术后护理错误的是

    A. 手术后4小时可进食热流质饮食

    B. 术后要注意手术创面渗血情况

    C. 唾液中含有少量血丝属于正常情况，不需要处理

    D. 手术后伤口疼痛重者可用止痛药

    E. 术后应给予抗炎治疗

15. 鼻咽癌治疗的首选方案是

    A. 手术　　　　　　　B. 药物

    C. 放疗　　　　　　　D. 中药

    E. 综合

16. OSAHS患者睡眠姿势应取

    A. 半卧位　　　　　　B. 平卧位

    C. 头低脚高位　　　　D. 侧卧位或半坐卧位

    E. 俯卧位

17. 关于食管异物，错误的是

    A. 食管异物的发生与饮食习惯、食管疾病等因素有关，与年龄、性别无关

    B. 多为进食匆忙、注意力不集中误吞所致

    C. 食管异物多停留于食管入口处

    D. 食管狭窄等可因食物潴留形成异物

    E. 食管异物停留于第二狭窄处可造成致命性大出血

18. 最容易形成颅内外并发症的中耳炎是

    A. 胆脂瘤型中耳炎　　B. 急性中耳炎

    C. 分泌性中耳炎　　　D. 肾病性中耳炎

    E. 单纯型中耳炎

19. 有关咽的生理功能，不包括以下哪一项

    A. 吞咽功能　　　　　B. 免疫功能

    C. 反射功能　　　　　D. 言语形成功能

    E. 摒气功能

20. 喉阻塞的常见原因不包括

    A. 炎症　　　　　　　B. 外伤

    C. 水肿　　　　　　　D. 肿瘤

    E. 吸烟

21. 以下哪项不是急性会厌炎的临床表现

    A. 起病急骤　　　　　B. 常有寒战、高热

    C. 声音嘶哑　　　　　D. 伴周身不适

    E. 自觉喉部有肿物堵塞，说话含糊不清，但无声音嘶哑的表现

22. 呼吸极度困难，患者坐卧不安，口唇发绀，出冷汗，心律不齐，脉搏细弱，血压下降，昏迷，大小便失禁，定向力丧失等。根据上述喉阻塞所导致的喉源性呼吸困难的病情情况，喉阻塞应为几度

    A. Ⅰ度　　　　　　　B. Ⅱ度

    C. Ⅲ度　　　　　　　D. Ⅳ度

    E. Ⅲ度～Ⅳ度

23. 患者，男，2岁半，两天前出现发热，体温38.5℃，咳嗽，咽喉痛，今天开始声音嘶哑，咳痰。喉部检查喉黏膜充血，声带水肿，声门关闭不全。最大的可能是

    A. 急性喉炎　　　　　B. 急性会厌炎

    C. 急性咽炎　　　　　D. 急性扁桃体炎

    E. 以上都是

24. 喉癌中以下哪种类型多见

    A. 声门型　　　　　　B. 声门上型

    C. 声门下型　　　　　D. 声门旁型

    E. 喉部继发癌

25. 在拔除气管套管前，要求堵管后至少观察多长时间

    A. 2小时　　　　　　B. 8小时

    C. 12小时　　　　　　D. 24小时

    E. 48小时

26. 气管异物临床表现不应有的是
    A. 剧烈呛咳、憋气　　　B. 两肺呼吸音不一致
    C. 拍击音　　　　　　　D. 哮鸣音
    E. 窒息

27. 患者出现剧烈呛咳和吸气性呼吸困难，并伴有声音嘶哑、喉痛、吸气性喉喘鸣及发绀等，可考虑下列何种异物
    A. 鼻腔异物　　　　　　B. 咽部异物
    C. 喉部异物　　　　　　D. 气管异物
    E. 食管异物

28. 有关喉的应用解剖，上呼吸道最狭窄的部位是
    A. 喉入口　　　　　　　B. 声门裂
    C. 喉室　　　　　　　　D. 喉前庭
    E. 声门下区

29. 喉阻塞的临床表现不包括
    A. 吸气性呼吸困难　　　B. 呼气性呼吸困难
    C. 声音嘶哑　　　　　　D. 喉喘鸣
    E. 发绀

30. 咽鼓管阻塞最容易导致
    A. 咽炎　　　　　　　　B. 扁桃体炎
    C. 鼻炎　　　　　　　　D. 鼻窦炎
    E. 分泌性中耳炎

31. 急性化脓性中耳炎的感染途径主要为
    A. 鼓膜　　　　　　　　B. 咽鼓管
    C. 血行　　　　　　　　D. 乳突区
    E. 以上均不是

32. 化脓性中耳炎穿孔后禁用
    A. 2% 酚甘油　　　　　B. 氯可滴耳液
    C. 3% 过氧化氢　　　　D. 0.3% 泰利必妥
    E. 林地滴耳液

33. 有耳毒性的药物除外
    A. 青霉素　　　　　　　B. 链霉素
    C. 卡那霉素　　　　　　D. 新霉素
    E. 丁胺卡那

34. 婴幼儿突然发热 39℃一天，吵闹不安，抓耳摇头，拒哺乳，首先考虑
    A. 耳内异物　　　　　　B. 急性乳突炎
    C. 急性扁桃体炎　　　　D. 急性化脓性中耳炎
    E. 脑膜炎

35. 梅尼埃病的主要病理变化是
    A. 耳石膜脱落　　　　　B. 膜迷路积水
    C. 外淋巴积水　　　　　D. 自身免疫异常
    E. 以上均不是

36. 患儿，2 岁，6 天来反复阵发性剧烈咳嗽、发热，胸片见右肺全肺不张，最可能的诊断是
    A. 支气管异物　　　　　B. 支气管炎
    C. 肺炎　　　　　　　　D. 胸膜炎
    E. 肺脓肿

37. 某人午餐时误吞鱼骨，3 小时后经检查证实鱼骨在食管上段，应做如何处理
    A. 用饭团或韭菜强行下咽
    B. 含饮食醋
    C. 用阿托品解痉
    D. 食管镜下取出异物
    E. 以上均可

38. 婴幼儿多见气管、支气管异物的主要原因
    A. 年龄太小
    B. 喜欢将小物品放入口内
    C. 咀嚼功能不完善
    D. 对异物的危害性无经验
    E. 喜欢食用瓜子及豆类

39. 食管异物疑有穿孔者应给予治疗
    A. 补液　　　　　　　　B. 流质
    C. 软食　　　　　　　　D. 禁食
    E. 鼻饲

第三篇 口腔科护理

口腔颌面部为人体最显露、最具有特征性的部位，极易遭受损伤，也容易早期发现；由于血供丰富，组织疏松，受伤后出血较多，但同时由于血管丰富，伤口愈合也较快；口腔颌面部解剖关系复杂，有面神经、三叉神经，损伤后可能发生面瘫、面部麻木及唾液瘘等并发症，影响正常形态及功能。因此掌握熟悉其解剖生理特点，了解口腔颌面部疾患与全身的关系，正确认识、评估、护理口腔科疾病，可使人体的健康状况和生活质量得以改善和提高。

第1节 口腔应用解剖生理

口腔位于颌面部区域内，由牙、颌骨及唇、颊、腭、舌、口底、唾液腺等组织器官构成，口腔是消化道的起始端，同时具有发音、感觉和辅助呼吸功能。当上下颌牙齿咬合时，以牙列为界口腔可分为口腔前庭和固有口腔两部分（图8-1）。

一、口腔前庭

口腔前庭为位于唇、颊与牙列、牙龈及牙槽黏膜之间的蹄铁形潜在腔隙。唇颊黏膜移行于牙槽黏膜的沟，称为前庭沟，口腔局部麻醉及口内手术切口常选此处。当患者牙关紧闭或颌间固定时，口腔前庭可借第三磨牙后方的间隙与固有口腔相通，经此通道可输入流质食物。

（一）唇

唇分上唇和下唇，上下唇间的裂隙称口裂，两侧联合处构成口角。上唇中央有一纵行的浅沟，称为人中沟；人中沟的上中 1/3 处为人中穴，按压此穴位可抢救昏迷患者。上下唇皮肤与黏膜的移行区，称唇红；唇红与皮肤的交界处为唇红缘，呈弓背形，又称唇弓，唇弓最高点为唇峰。口腔前庭沟中线上扇形或线性的黏膜小皱襞称

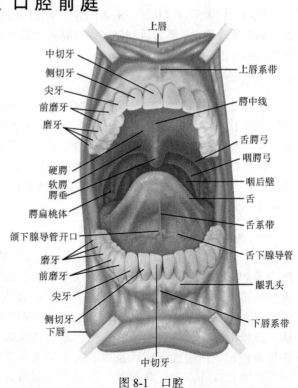

图 8-1 口腔

上唇
中切牙
侧切牙
尖牙
前磨牙
磨牙
硬腭
软腭
腭垂
腭扁桃体
颌下腺导管开口
磨牙
前磨牙
尖牙
侧切牙
下唇
中切牙
上唇系带
腭中线
舌腭弓
咽腭弓
咽后壁
舌
舌系带
舌下腺导管
龈乳头
下唇系带

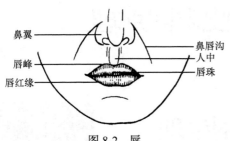

图 8-2 唇

唇系带。唇结构松软、血运丰富、感觉灵敏，是面部疖、痈、血管瘤、痣及痤疮的好发部位（图 8-2）。

（二）颊

颊位于面部两侧，构成口腔外侧壁，由皮肤、肌肉和黏膜构成。上界起于颧骨下缘，下界止于下颌骨下缘，前至鼻唇沟，后至嚼肌前缘。颊由内向外分为 6 层，分别为黏膜、黏膜下层、颊肌、颊筋膜、皮下组织和皮肤，颊组织疏松，富有弹性。腮腺导管开口位于平对上颌第二磨牙的颊侧黏膜上，在面颊部手术时，注意不要损伤导管。大张口时，上、下后牙 殆 面间颊黏膜上的三角形隆起，称颊垫。颊垫深面为颊脂垫，由脂肪组织构成。颊垫的垫尖为下牙槽神经阻滞麻醉进针点的重要标志。

链接

颊脂垫切除术

颊脂肪垫在婴儿时期吸奶时可以防止颊部塌陷，故颊脂肪体在孩童比较发达，他（她）们的脸总是胖胖圆圆的。术前检查时用手捏住颊部皮肤，让患者用力咬紧牙关，以鉴别局部饱满是由于皮下脂肪过多还是由于颊脂垫充盈。颊脂垫的去除手术是在口腔内做切口，无手术瘢痕。该手术的关键是去除的脂肪量要适度，以免损伤面部神经和腮腺导管，因此该手术有一定风险性。

二、固有口腔

固有口腔为闭口时从牙列的舌侧到咽部之间的腔隙。其上界为硬软腭，下界为舌和口底，前界和两侧界为上下牙列，后界为咽门（图 8-3）。

（一）腭

腭构成固有口腔的上界，分隔口腔和鼻腔，由前 2/3 硬腭与后 1/3 软腭构成。软腭后缘正中，有一小舌样物体，称为悬雍垂（腭垂），软腭后部向两侧形成舌腭弓和咽腭弓，其间容纳腭扁桃体。通过腭肌和咽肌的协调运动，完成腭咽闭合，对呼吸、吞咽、言语等功能起重要作用。

（二）舌

舌以骨骼肌为基础，表面为黏膜。舌运动灵活，有搅拌食物、参与吞咽和语言的功能。舌的上面为舌背，下面为舌腹。

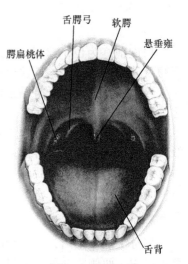

图 8-3 固有口腔

以人字沟为界，舌前 2/3 为舌体，活动度大，后 1/3 为舌根，活动度小。舌背黏膜有许多乳头状突起，当缺乏维生素 B 族或严重贫血时，可见舌乳头萎缩，舌面光滑。舌乳头有丝状乳头、菌状乳头、轮廓乳头和叶状乳头（图 8-4）。舌尖部对甜、辣、咸味敏感，舌缘对酸味敏感，舌根对苦味敏感。舌腹面黏膜平滑而薄，折返与口底黏膜相连，在中线形成舌系带。初生婴儿舌系带发育不全，难以判断是否过短。当舌不能伸出口外，向上卷起时，舌尖不能抵及硬腭前部，或舌前伸时舌尖部形成沟状切迹，则为舌系带过短，发育异常会限制舌的运动，造成吸吮、咀嚼及语言障碍，需行舌系带修矫正手术，矫正时间以 1～2 岁为宜。正常舌质为淡红色，舌面上有舌苔，舌是观察全身某些疾病的重要窗口，观察其变化，可作为疾病诊断的依据之一。

（三）口底

口底，又称舌下部，位于下颌舌骨肌和颏舌骨肌之上，舌体和口底黏膜之下，下颌骨体内侧面与舌根之间的部分（图 8-5）。舌下腺、颌下腺、舌神经、舌下神经、舌下动脉等重要结构位于口底软组织之中。口底组织疏松，外伤或感染时易形成水肿、血肿或脓肿等，将舌推压向上，易引起呼吸和吞咽困难甚至造成窒息，应特别注意。

考点：口底的解剖特点

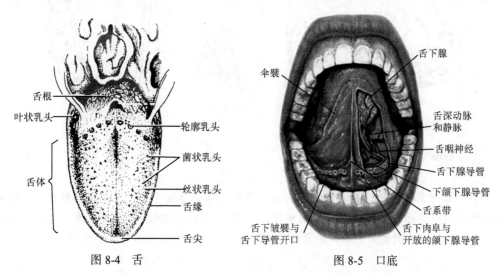

图 8-4　舌　　　　　图 8-5　口底

第 2 节　牙体及牙周组织应用解剖生理

一、牙　齿

牙齿是人体最坚硬的器官，有咬切、磨碎食物和辅助发音的作用。

（一）牙的发育

人的一生中有两副天然牙齿，根据萌出的时间和形态不同，分为乳牙和恒牙，其特点见表 8-1。

表 8-1　乳、恒牙的区别

	乳牙	恒牙
数目	20 颗	28～32 颗
萌出时间	6 个月～2 岁半出齐	6～7 岁换牙，12～13 岁出齐（智齿除外）
名称	分上下左右四区，从中线起向两旁，分别为：乳中切牙、乳侧切牙、乳尖牙、第一乳磨牙、第二乳磨牙	分上下左右四区，从中线起向两旁，分别为：中切牙、侧切牙、尖牙、第一前磨牙、第二前磨牙、第一磨牙、第二磨牙、第三磨牙（少数人缺如）
表示方法	用罗马数字表示：Ⅰ、Ⅱ、Ⅲ、Ⅳ、Ⅴ	用阿拉伯数字表示：1、2、3、4、5、6、7、8

牙的发育过程分为发生、钙化和萌出三个阶段。牙齿由牙胚发育而来，包埋于上下颌骨内。随着颌骨的生长发育，牙胚也钙化发育，逐渐穿破牙囊，突破牙龈而显露于口腔。牙胚破龈而出的现象称出龈，从牙冠出龈到咬合接触的全过程称为萌出（图8-6）。

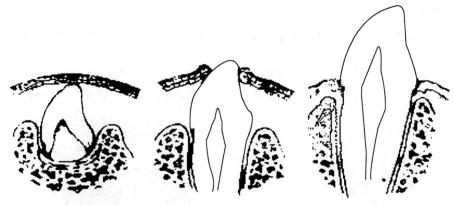

图 8-6　牙的萌出

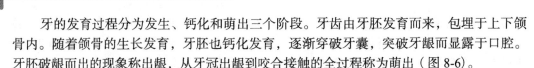链接

六　龄　牙

六龄牙即第一磨牙，在6岁左右萌出，是最先萌出的恒牙，不替换任何乳牙。六龄牙在磨牙中的位置居中，承担大量的咀嚼任务，还可刺激咀嚼肌和颌骨的发育，并且是保持恒牙正常排列的关键牙齿。故六龄牙对颌面部的发育和咀嚼过程具有重要作用。

（二）牙位记录

乳牙　右　$\dfrac{\text{V IV III II I} \mid \text{I II III IV V}}{\text{V IV III II I} \mid \text{I II III IV V}}$　左

考点：牙的名称，牙位记录法

恒牙　右　$\dfrac{87654321 \mid 12345678}{87654321 \mid 12345678}$　左

图 8-7　部位记录法记录牙位

（1）部位记录法：通常用"+"符号将牙列分为A、B、C、D四区，以被检查者的方位为准，A为右上区，B为左上区，C为右下区，D为左下区，即$\dfrac{A\mid B}{C\mid D}$。

$\sqrt{V}$可记作VD，读为左下颌颌第二乳磨牙；$\sqrt{2}$也可记作2D，读为左下颌侧切牙；以此类推（图8-7）。

（2）国际牙科联合会系统法：国际牙科联合会系统（FDI）采用二位数记录牙位。用1、2、3、4分别表示恒牙右上区、左上区、左下区、右下区；5、6、7、8分别代表乳牙右上区、左上区、左下区、右下区（图8-8）。

（三）牙齿的形态

牙齿由牙冠、牙根与牙颈三部分组成。

1. 牙冠　是牙齿暴露在口腔内的部分。每个牙齿的牙冠分五个面，即近中面、远中面、舌（腭）面、唇（颊）面和咬合面（切缘）。牙冠的形态及命名因其功能而不同，切牙的牙冠边缘扁平锐利，用于咬切食物；尖牙呈楔形如锥状，用于撕咬食物；磨牙的牙冠大，呈方形，咬合面多尖呈凹陷和隆起两部分，用于磨碎食物。

2. 牙根　包埋于牙槽骨中，其形态与数目各不相同，切牙、尖牙为单根；上颌第一前磨牙多为双根（颊根、舌根），其余前磨牙多为单根；下颌磨牙为双根（近、远中根），上颌磨牙为三根（近中根、远中根、腭侧根），第三磨牙牙根变异大，多为融合根，也有双根和多根。乳牙与恒牙压根不同（图8-9）。

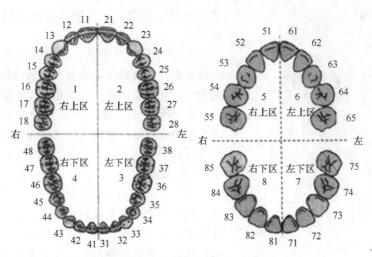

图 8-8　FDI 法记录恒牙牙位与乳牙牙位

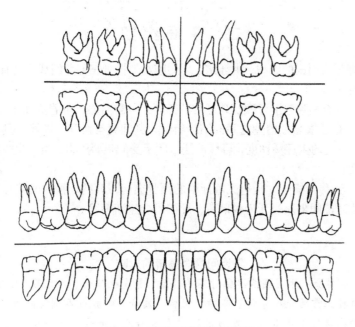

图 8-9　乳牙压根和恒牙压根

3. 牙颈　是牙冠与牙根的交界处，也是牙釉质与牙骨质的分界处。此处覆盖组织薄，是龋病好发部位。

（四）牙的组织结构

牙齿由牙釉质、牙骨质、牙本质三种钙化的硬组织和牙髓腔内的软组织牙髓构成（图 8-10）。

1. 牙釉质　位于牙冠表面，是乳白色、半透明的组织。牙釉质钙化程度很高，含无机物 96%～97%，是人体最硬、最耐磨的组织。牙釉质在窝沟处较薄，牙颈部最薄，切缘、牙尖处最厚。

2. 牙骨质　牙根表面覆盖的结缔钙化组织，呈淡黄色，比较硬，与全身其他部位的骨

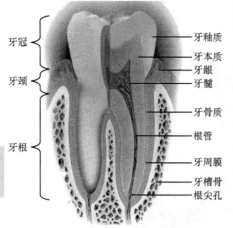

考点：牙的组织结构及其特点

图 8-10　牙体及牙周组织

质相比硬度稍低。牙骨质在牙颈部较薄，根尖处较厚。

3. 牙本质　牙釉质、牙骨质内包含的组织，呈淡黄色，内有神经末梢分布，遇冷热酸甜会出现刺激痛。在牙本质内有一空腔，称牙髓腔。

4. 牙髓　是充填于髓腔内的疏松结缔组织，内含神经、血管、淋巴等，其功能是形成牙本质和营养牙体组织。

链接

牙髓内神经为无髓鞘纤维，对外界刺激异常敏感，稍受刺激即可引起剧烈疼痛，且无定位能力。牙髓内发生炎症时，髓腔压力增高，会造成牙髓内血运障碍，牙髓逐渐坏死，牙本质和牙釉质也会因得不到营养而失去光泽，牙体受外力易崩裂。

二、牙周组织

牙周组织即牙齿周围的组织，由牙龈、牙周膜和牙槽骨三部分组成，具有支持、固定、营养牙齿的功能。

1. 牙龈　是口腔黏膜包围牙颈及牙槽骨的部分，分游离龈、附着龈和龈乳头。

2. 牙周膜　是牙根与牙槽骨之间的结缔组织，其间含有血管、神经，具有感觉、营养作用。牙周膜有一定的生理活动度，可缓冲牙齿所承受的咀嚼压力，当发生炎症或脓肿时，会导致牙齿松动。

3. 牙槽骨　又称牙槽突，是包围着牙根的颌骨突起，容纳牙根的凹陷称牙槽凹，两牙之间的牙槽骨称牙槽间隔。当牙齿脱落后，牙槽骨会逐渐萎缩。

链接

牙齿问题对健康的影响

(1) 危害口腔健康：牙列拥挤错位时不易清洁，易发生龋齿、牙结石、牙龈炎牙周病等。

(2) 影响口腔正常功能：牙列不齐时，咀嚼、发音、呼吸或吞咽功能都受影响。

(3) 影响颌面部发育：如生长发育过程中发生错牙合畸形，会影响口腔及面部软硬组织的正常发育。

(4) 影响全身健康：可导致消化不良或胃肠疾病，有损身体健康。

(5) 影响心理健康：牙齿缺陷引人注目，让人在社交中处于不利地位，久之影响心理健康。

第3节　颌面部应用解剖生理

一、颌面部范围

颜面部上起额部发际，下至下颌骨下缘或颏下点，两侧至下颌支后缘或颞骨乳突之间。以两眉弓连线、两侧口角连线，将颜面部三等分，即上 1/3、中 1/3、下 1/3。上 1/3 为颅面部，中 1/3 和下 1/3 两部分组成的区域为颌面部（图 8-11）。

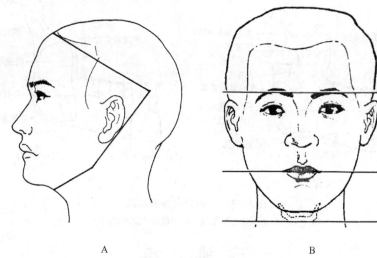

图 8-11 颌面部范围及分区

A.颌面部范围；B.面上、中、下部

二、颌　骨

（一）上颌骨

上颌骨是颜面部中 1/3 最大的骨，左右各一，互相对称，形态不规则，由"一体"（上颌骨体）、"四突"（额突、颧突、腭突及牙槽突）组成。体的中央形成空腔称上颌窦。上颌骨血运丰富，抗感染能力强，骨折愈合快，但外伤骨折时出血较多（图 8-12）。

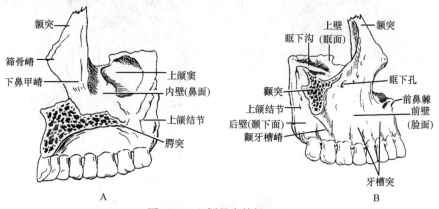

图 8-12 上颌骨内外侧面观

A.上颌骨内侧面观；B.上颌骨外侧面观

（二）下颌骨

下颌骨由下颌骨体和升支构成，位于面部下 1/3，是颌面部唯一可活动且最坚实的骨骼。下颌骨体分为内外两面和上下两缘，升支分为内外两面和上下前后四缘。升支的上端为喙突（前方）和髁状突（后方）。体内有下颌管，内有下牙槽神经和下牙槽动脉等重要结构。下颌骨的正中联合、颏孔区、下颌角等骨质薄弱，是骨折的好发部位，下颌骨血运较上颌骨为差，且周围有致密肌肉和筋膜包绕，当炎症化脓时不易引流，因此骨髓炎多见，且愈合也较上颌骨慢（图 8-13）。

考点：下颌骨的解剖特点

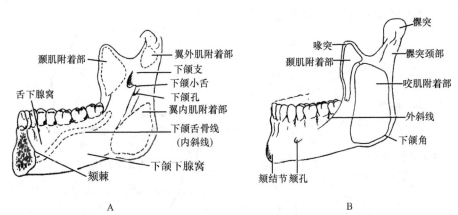

图 8-13　下颌骨内外侧面观

A.下颌骨内侧面观；B.下颌骨外侧面观

三、肌　　肉

颌面部肌肉分为表情肌和咀嚼肌，具有咀嚼、语言、表情等功能。

表情肌与咀嚼肌是构成颌面部肌肉的两大肌群。口轮匝肌、眼轮匝肌、上下唇方肌、笑肌等表情肌具有表情功能，协同运动时可表达喜怒哀乐等表情；咀嚼肌（图 8-14）左右成对，包括咬肌、翼内肌、翼外肌、颞肌，主要受三叉神经的运动纤维支配。

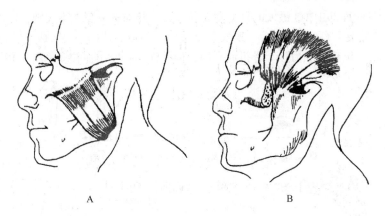

图 8-14　咀嚼肌

A.咬肌；B.颞肌

四、神　　经

颌面部的运动神经有面神经、舌下神经和三叉神经第三支的前支发出的运动神经，分别支配表情肌、舌与咀嚼肌的运动。感觉神经主要是舌咽神经与三叉神经，三叉神经分为眼神经、上颌神经和下颌神经。上颌神经又分出鼻腭神经、腭神经、上牙槽前中后神经，分布于上颌牙、牙周膜、牙龈与牙槽骨；下颌神经又分出舌神经、下牙槽神经、颊神经，分布于下颌牙、牙周膜、牙龈与牙槽骨。

五、血　　管

口腔颌面部血供来自颈总动脉和锁骨下动脉，颈总动脉在颈部分为颈内动脉和颈外动脉，在分叉处有颈动脉窦和颈动脉小球，是人体重要解剖结构。颌面部静脉与动脉伴行，形成深浅静脉网。面静脉走行于肌肉中，且其内缺乏瓣膜，又与颅内海绵窦相通，尤其是鼻根至两侧口角的危险三角区发生疖痈时，如处理不当，感染可通过静脉逆行至颅内引发蔓延，形成严重的海绵窦血栓性静脉炎等并发症而危及生命。

六、涎　腺

涎腺又称唾液腺，人体有三对大唾液腺，为腮腺、颌下腺和舌下腺。涎腺可分泌无色无味唾液至口腔，具有湿润口腔黏膜、消化食物、杀菌等功能。

考点：危险三角区与海绵窦血栓性静脉炎的关系

小结

　　口腔是消化道的起始端，以牙列为界，分为口腔前庭和固有口腔两部分。牙齿是人体最坚硬的器官，分为乳牙和恒牙，乳牙20个，恒牙28～32个。牙齿按形态分为牙冠、牙颈和牙根三部分，其周围的牙周组织由牙龈、牙周膜和牙槽骨三部分组成。颌面部最大的骨是上颌骨，其血运丰富，抗感染能力强，骨折愈合快，但外伤骨折时出血多。

（张治艳）

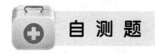 自 测 题

单选题

1. 下牙槽神经阻滞麻醉进针点的重要标志是
　A. 牙槽突　　B. 颊垫的垫尖　　C. 腭垂
　D. 舌腭弓　　E. 咽腭弓

2. 临床上为记录牙位采用牙位记录法，5A是指
　A. 中切牙　　　　　　B. 侧切牙
　C. 右上区第一前磨牙　 D. 右上区第二前磨牙
　E. 左上区第一磨牙

3. 具有支持、固定牙齿功能的是
　A. 牙周组织　B. 口腔前庭　　C. 固有口腔
　D. 唇颊部　　E. 舌腭部

4. 唯一位于颌面部可活动又很坚实的骨骼是
　A. 上颌骨　　B. 下颌骨　　　C. 颧骨
　D. 眶骨　　　E. 牙槽骨

5. 下列哪项不是下颌骨易发生骨折的薄弱部位
　A. 下颌骨　　B. 颏孔区　　　C. 下颌角
　D. 喙突　　　E. 下颌颈

6. 颜面部中 1/3 最大的骨是
　A. 下颌骨　　B. 颧骨　　　C. 腭骨
　D. 上颌骨　　E. 鼻骨

7. 六龄牙是指
　A. 中切牙　　B. 侧切牙　　C. 尖牙
　D. 第一前磨牙　E. 第一磨牙

8. 腮腺导管开口位于
　A. 正对上颌第一磨牙的颊黏膜上
　B. 正对上颌第二磨牙的颊黏膜上
　C. 正对上颌第三磨牙的颊黏膜上
　D. 正对上颌第一前磨牙的颊黏膜上
　E. 正对上颌第二前磨牙的颊黏膜上

9. 牙体组织中附着在牙根表面的硬组织是
　A. 牙骨质　　B. 牙本质　　C. 牙釉质
　D. 牙髓　　　E. 牙周膜

10. 牙体组织中最坚硬的是
　A. 牙骨质　　B. 牙本质　　　C. 牙釉质
　D. 牙髓　　　E. 牙周膜

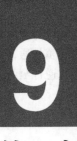

第9章　口腔科患者护理概述

"民以食为天，食以齿为先"，口腔疾病在人群中的发病率非常高，且有逐年递增的趋势，人们对口腔科诊疗服务的要求也不断提高。因此掌握口腔科患者的护理评估及常见护理问题、口腔科诊疗感染的控制与常规工作程序，熟悉口腔科常用护理技术操作，才能为口腔科患者提供高效优质的服务。

第1节　口腔科患者的护理评估及常见护理问题

一、基本特征

（一）易损伤

口腔颌面部位于人体显露部位，极易遭受损伤。随着社会的进步和发展，交通事故等意外伤的增多，颌面部创伤的发生率逐年上升且伤情复杂、损伤广泛，以出血、肿胀、张口受限、语言功能障碍等为主要特点，常合并颅脑损伤、呼吸道梗阻、休克、感染等。因此，口腔科护士应有急救意识和敏锐观察力、判断力及解决问题的能力，做到常用仪器设备使用娴熟、应急反应快、抢救技术熟练。

（二）易感染

颌面部手术多是经口途径的手术或创伤伤口与口腔相通，故术前、术后的口腔护理极为重要。颌面部手术后，因口腔机械性自洁作用受限，加上口内分泌物、食物残渣的滞留及组织损伤等诸多因素的影响，口腔不洁加重，极易造成口内伤口的感染，因此口腔护理对颌面部手术及外伤患者尤为重要。

（三）与全身疾病关系密切

口腔颌面部解剖关系复杂，窦腔多，手术难度大，手术范围涉及面广，可涉及如颅脑、眼、耳、鼻、咽、喉等诸多部位。口腔疾病可引起全身疾病，如口腔内感染灶可引起细菌性心内膜炎；某些全身疾病也可在口腔中表现出相应症状，如血液疾病可引起牙龈出血。

二、护理评估

口腔患者的护理评估是确定护理诊断、制订护理计划的依据，在评估时，不但要了解患者的身心状况，还要关心他的社会、文化、经济等情况，才能做出全面的评估，为护理诊断、护理计划及护理实施提供系统的、完整的、可靠的资料。

（一）健康史

1. 患病经过　了解发病的诱因、起始情况、时间、主要症状体征，包括部位、性质、程度、症状出现和缓解的规律等。

2. 检查及治疗经过　以往检查、用药情况及疗效，目前治疗情况，包括正在使用的药物种类、剂量和用法，以及特殊的治疗、饮食等。

3. 个人史　出生地、生活地、年龄、文化层次、职业、口腔卫生及饮食习惯、口腔保健知识等，如龋病患者是否有良好的刷牙习惯。

4. 既往史　了解患者既往的健康状况及口腔卫生状况，注意口腔疾病与全身性疾病的关系，估计将来可能出现的并发症。

5. 家族史　如复发性口疮常有家族遗传史。

（二）身心状况

1. 身体状况

（1）牙痛：是口腔科常见的症状之一，刺激痛多为龋病、牙髓炎、牙本质过敏症；自发痛、阵发性、夜间剧烈放射痛多为急性牙髓炎；自发性持续性钝痛、咬合痛多为急性根尖周炎；剧烈跳痛可能为急性化脓性根尖周炎；口腔黏膜自发性疼痛可能为复发性口疮、疱疹性口炎等。

> 📚 **链接**
>
> 牙痛怎么办?
>
> 　　牙痛也是病！牙痛是牙齿龋坏后，炎症波及牙髓的重要表现之一。引起牙痛的牙齿疾病主要有：牙髓炎、根尖周炎、冠周炎等，常表现为"冷热刺激痛、夜间自发痛"。牙髓发生炎症后不能自行好转，服用抗生素、消炎药、止痛药只能暂时缓解症状，不经正规治疗会向牙髓坏死方向发展，久之，细菌、毒素还可通过根尖孔向外扩展，引起根尖周炎等。所以发生牙痛一定要去医院进行正规治疗。

（2）口腔黏膜病损：主要评估病损的部位和特点。牙龈红肿呈暗红色，多为牙龈炎及牙周炎；口腔黏膜溃疡多为复发性口疮；口腔黏膜白斑多为口腔念珠菌病。

（3）牙龈出血：引起牙龈出血的疾病很多，常见的有牙龈炎、牙周炎等局部病变；血液病、肝硬化、脾功能亢进及维生素C缺乏等全身病变。

（4）牙齿松动：正常情况下牙齿有轻微生理动度（约1mm），超过生理动度常见原因为牙周炎、根尖周炎等，也可见于颌骨内囊肿及肿瘤所波及的牙位。

（5）张口受限：正常张开度为3.7mm，凡不能达到正常张口度者，即为张口受限。一般为累及颞下颌关节或闭口肌群的炎症、肿瘤所致。如冠周炎、颌面蜂窝织炎、颌骨骨折、颞下颌关节损伤或强直等均可引起张口受限。

（6）口臭：引起口臭的原因有：口腔卫生不良、牙垢、牙石堆积、口腔黏膜糜烂或溃疡、龋病或残冠、残根的存在、牙龈炎、牙周炎和脓肿、智齿冠周炎以及某些全身性疾病的局部表现，如消化不良、糖尿病、尿毒症等。

（7）牙齿颜色改变：长期喝茶、吸烟，可致牙齿表面有黄色或褐色色素沉着；牙齿发育期间受环境或药物影响，可导致全口牙齿变色，如四环素牙及氟斑牙；牙齿受外伤或治疗时使用某些药物，可使个别牙齿变色。

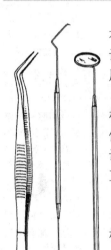

四环素牙

四环素牙是指在牙发育矿化期，服用四环素族药物，被结合到牙组织内，使牙着色。四环素对牙的主要影响是着色，外观呈棕褐色或深灰色，也可合并牙釉质发育不全。故孕妇、哺乳期妇女及8岁以下儿童不宜服用四环素、多西环素等药物。

2. 心理状况 口腔疾病引起的疼痛，治疗中的疼痛和不良感受，以及牙科器械发出的声音和陌生的环境等因素可引起患者恐惧、紧张、痛苦。患者因牙齿缺失影响其美观和发音，给其社会交往、工作、生活及学习带来不便，导致患者心理压力增加，因此容易表现为焦虑、失眠、悲观、情绪低落、孤独等心理失衡。

三、常 用 检 查

口腔颌面部检查是诊断和治疗口腔科疾病的前提和基础，也是指导护理活动的客观依据，因而检查应力求全面、仔细，有整体意识，检查时要动作轻柔，有顺序且主次分明。

（一）检查前准备

1. 环境准备 诊室布置要光线明亮，保持整洁、舒适、安静，若有条件可配置背景音乐，使患者在温馨的环境下接受治疗。器械、设备及材料要严格消毒、摆放合理，既方便操作又不违反无菌操作原则。

2. 患者准备 为了便于进行口腔检查，首先要调节好患者的椅位，根据检查部位不同，椅位的调整也不同：诊治上颌牙时，应将椅背后仰，使患者张口后的上颌牙平面与地面成45°，其高度平齐医生的肘关节；诊治下颌牙时，要使下颌平面与地面大致平行，椅背与座位平面大体垂直，略向后仰。

3. 器械准备 口腔科常用检查器械有口镜、探针和镊子（图9-1）。

（1）口镜由镜头和镜柄组成，镜头带一小圆镜，可增加局部照明和检查不能直视的部位，还可用来牵拉唇颊，镜柄叩诊牙齿。

（2）探针一端为镰形，另一端为双角形，可用于探测牙周袋深度及瘘管方向，检查牙齿（牙合）面、邻面的龋洞及发现敏感痛点等。

（3）镊子用于夹持异物、药物、敷料及叩诊牙齿。

考点：口腔科常用器械及其功能

图9-1 口腔科常用检查器械

（二）常用检查方法

1. 基本检查 对患者做一般性观察，如患者的意识和精神状态是否正常，体质、发育、营养状况、皮肤色泽、身体及颌面部有无畸形等。

2. 问诊 主要针对患者的主诉、现病史、既往史、家族史和用药史进行询问。

3. 视诊 着重观察颌面部发育是否对称，有无畸形、肿胀，下颌运动情况，上下颌骨关系是否正常，有无龋齿，充填材料的种类，修复体情况，口腔黏膜的颜色及完整性等。

4. 探诊 利用探针检查和确定牙齿的病变部位、范围、疼痛反应，确定龋洞的部位、深度、牙髓暴露及反应情况，充填物边缘的密合度、有无继发龋，牙周袋深度和瘘管方向。

5. 叩诊 利用镊子或口镜柄末端叩击牙冠，根据患者的感觉判断根尖牙周膜的反应。

6. 触诊　用戴指套的手指按压患部，依患者的反应和感觉进行判断。了解病变的硬度、范围、形状、活动度，有无触痛、波动感等。

7. 嗅诊　通过嗅觉进行检查，牙髓坏疽和坏死性牙龈炎均有腐败性恶臭。

8. 冷热诊　正常牙齿对 20～50℃的温度刺激不产生反应，当牙髓病变时，常对温度刺激产生一定的敏感性。如牙本质过敏，牙髓充血时，对冷刺激敏感，除去刺激物，疼痛立即消失；急性牙髓炎早、中期，冷刺激时会引起剧烈疼痛；急性化脓性牙髓炎或慢性牙髓炎时牙髓已化脓，对热刺激疼痛敏感，冷刺激却能减轻疼痛。

9. X 线检查　是一项重要的辅助检查手段，分口内牙片、口外摄片及造影等。可用于牙体、牙周、关节、涎腺及颌骨等部位疾病的检查，以了解病变范围、部位、程度及阻生齿的方向、位置等。

考点：口腔科常用检查方法及检查前准备

（三）口腔前庭检查

1. 唇　注意其色泽、形态、运动，有无肿胀、疱疹、皲裂，口角有无红肿、糜烂，有无新生物、色素沉着、色斑等。健康人口唇呈淡粉红色，口唇苍白时见于营养障碍、贫血、虚脱等，青紫多为缺氧、慢性心脏病、汞中毒等。

2. 颊　注意颊部色泽，对称性，颊部有无肿胀、变硬、压痛、瘘管，有无感觉障碍、感觉过敏等。颊黏膜的变化常可反映全身疾病，如麻疹患者的颊黏膜上会出现 0.5～1mm 大小的斑点，周围伴有红晕，称克氏斑。正常人两颊对称，颊黏膜不对称可见于先天性畸形，还可见于外伤、骨折、瘢痕、下颌关节脱臼、面瘫等。

3. 牙龈　注意观察牙龈有无红肿、出血、增生、萎缩，牙周袋内有无溢脓、瘘管等，牙龈点彩有无减少或消失。

4. 系带　观察其数目、形状、位置及其附着情况，对口腔运动及修复体有无影响。

5. 腮腺及导管开口　检查腮腺局部有无压痛、肿胀、硬结，导管口有无充血、水肿、溢脓、触痛等。

（四）固有口腔检查

1. 腭　观察有无腭裂、缺损，黏膜下骨质有无异常；黏膜有无充血、溃疡、假膜、白斑等异常变化。

2. 舌　观察舌质的色泽、舌苔的变化，以协助诊断其他全身性疾病。

3. 口底　可用视诊和触诊了解有无淋巴结浸润、压痛和硬结，检查舌系带有无异常。

4. 口咽部　观察有无充血、水肿、糜烂、溃疡，有无咽腔缩小，是否影响呼吸及吞咽功能。

（五）牙齿检查

1. 视诊　先检查主诉部位，再观察牙齿的数目、形态、色泽、位置、牙体、牙周组织等。

2. 探诊　用牙科探针或口腔镊子探测有无龋洞及其深度、大小，探痛是否明显，牙周破坏情况及瘘管方向等。还可用钝头探针探测牙周袋的深度、牙周袋内牙石情况等。

3. 触诊　手指轻压牙周组织进行触诊，轻压牙龈观察有无脓液流出，触诊根尖部的牙龈注意有无压痛及波动感。

4. 叩诊　分垂直叩诊和水平叩诊，用口镜或镊子柄垂直轻叩牙齿牙颌面或切缘，先叩健齿再叩患齿以对比反应。正常叩诊音清脆，如声音混浊表示根尖有损害。水平轻叩牙冠唇（颊）面，可判断牙周膜有无破坏。

5. 牙齿松动度　正常牙齿具有一定的活动度，范围在 1mm 以内，超出此松动范围为病理性。利用牙科镊子夹住牙冠前后摇动来检查牙齿的松动度。

6. 牙髓活力检查 运用物理或化学方法测定牙髓的反应，以确定牙髓病及其发展程度、牙髓组织的生活状况。常用温度检测法和电流测试法，其中电流测试法禁用于心脏安有起搏器的患者。

（六）颌面部检查

1. 视诊 观察颜面部表情与意识形态，颜面部外形与色泽等。

2. 触诊 了解病变范围、大小、形态、深度、硬度、温度、动度、有无触痛、波动感等。

3. 探诊 探测瘘孔、涎腺导管部位及深度，应注意避免穿破瘘管及导管壁。

4. 颞下颌关节检查 请患者做开闭口运动，观察张口度是否正常，关节部位是否疼痛及开口是否偏斜等。

四、护 理 问 题

1. 疼痛 与龋病、牙髓炎、牙周病、口腔颌面部外伤及手术有关。

2. 焦虑 与担心预后不良和影响美观有关。

3. 知识缺乏：缺乏有关口腔科疾病预防、保健、治疗等方面的知识。

4. 口腔黏膜受损 与口腔黏膜溃疡、损伤、炎症、肿瘤、颌面部手术、放疗后机体抵抗力低、口腔卫生不良等有关。

5. 营养失调 与颌面部损伤、张口受限、咀嚼吞咽困难、缺乏营养知识有关。

6. 有感染的危险 与颌骨骨折、颌面部组织损伤、口腔卫生、机体抵抗力降低、营养不足有关。

7. 语言沟通障碍 与疼痛、口腔敷料填塞及手术固定（如颌间结扎固定等）有关。

8. 体温过高 与口腔颌面部炎症有关。

9. 潜在的并发症：出血、感染、窒息等。

📚 链接

感冒后最好换牙刷

有的人感冒或上呼吸道感染后，经医治仍绵绵不断，除与个体抵抗力差有关外，还可能与其使用的牙刷有关。如果不换牙刷的话，感冒也不容易痊愈，或更容易反复。牙刷应放在通风干燥处，如患过感冒，最好将牙刷用消毒液浸泡消毒或更换一把新牙刷。此外，家庭成员的多把牙刷最好不要放置在一起，而是多牙缸放置，这样更有利于传染性疾病的预防和控制。

第 2 节　口腔科护理管理

一、诊疗室护理管理

（一）建立消毒隔离制度

建立诊室的清洁消毒制度，对室内空气、桌椅、地面进行常规消毒。无菌物品应贴有灭菌日期标签，与非无菌物品分别放置，专人负责，定期检查。加强个人防护，防止交叉感染。

（二）注意口腔常用器械设备的消毒

口腔诊疗器械应一人一份，一用一消毒，特别是机头、钻头要采取有效的消毒措施，建议使用一次性用品。

链接

口腔科护士如何做好个人防护

口腔科患者流动性大，传染病隐蔽，口腔科护士常通过直接或间接途径接触患者的血液或唾液等分泌物，成为高危易感人群。作为口腔科护士应增强自我防护意识，采取七步洗手法严格洗手；护理操作时戴手套、口罩、防护眼镜，穿防护服，养成用钳子取尖锐物的习惯；减少和避免生理、心理性疲劳；按时计划免疫；每年体检 1 次，发现问题及时治疗。

二、门诊护理管理

（一）诊前准备

1. 卫生 诊室应保持清洁、整齐、通风、明亮，备好消毒洗手液、肥皂、毛巾等。

2. 物品 备好诊疗所需用物、药品、材料、器械等。

（二）诊中护理

1. 分诊 对患者初步问诊后根据情况分诊，优先安排急、重症及年老体弱，残疾人就诊。

2. 椅旁护理 热情接待患者，安排指导患者舒适坐在牙科椅上，根据治疗部位调整光源、椅位高低、靠背及头枕位置。诊疗过程中，主动、及时配合医生操作，调拌、递送所需材料、及时吸唾，保持术野清晰，随时调整患者的体位，保证患者治疗过程的安全、舒适。

> 考点：椅旁护理要点

（三）诊后护理

1. 交代注意事项 对需复诊患者，做好登记，叮嘱患者按时复诊及诊后注意事项，指导患者诊后用药及离开诊室后的自我护理方法。根据病情预约复诊和手术时间，术前了解患者情况及病史，如有无高血压、心脏病、血液病等，女患者须了解月经史、妊娠史。

2. 整理器械 及时收检可再用的诊疗器械，按规定清洁消毒后备用，对于一次性器械，按规定合理处理。

小结

口腔科疾病因口腔颌面部解剖关系的复杂性，具有易损伤、易感染、易引起并发症的特点，故口腔颌面部检查是诊断和治疗口腔科疾病的前提和基础，要做好检查前准备、了解常用检查方法，熟悉常见护理问题，掌握诊前、诊中、诊后护理要点。

（张治艳）

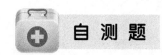 **自测题**

一、选择题

1. 口腔科常用检查器械有

A. 压舌板、探针、喉镜

B. 叩诊锤、探针、口镜

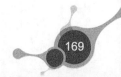

C. 平镜、镊子、探针

D. 口镜、探针、镊子

E. 口镜、钳子、镊子

2. 引起牙龈出血的局部病变有

A. 牙龈炎及牙周炎 B. 龋病

C. 血液病 D. 肝脏疾病

E. 脾功能亢进

3. 正常牙髓能耐受多少度的温度刺激而无不适感

A. 5～10℃ B. 10～30℃

C. 20～50℃ D. 40～60℃

E. 50～80℃

4. 以下治疗配合错误的是

A. 诊治上颌牙时，应使患者张口后的上颌牙平面与地面成15°，其高度略高于医生的肘关节

B. 诊治下颌牙时，要使下颌平面与地面大致平行，椅背与座位平面大体垂直，略向后仰

C. 及时吸唾，保持手术视野的清晰

D. 协助医生调拌各种材料和药剂，做到及时、保质、保量

E. 诊治上颌牙时，应将椅背后仰，使患者张口后的上颌牙平面与地面成45°，其高度平齐医生的肘关节

5. 正常情况下，牙齿的生理动度为

A. 1mm B. 0.02mm

C. 0.2mm D. 0.1mm

E. 0.01mm

6. 口腔一般检查时，探针主要用于

A. 问诊 B. 探诊

C. 叩诊 D. 望诊

E. 触诊

7. 叩诊牙齿的主要目的

A. 检查牙面情况 B. 检查牙龈情况

C. 检查口腔黏膜 D. 检查牙槽骨情况

E. 检查牙周膜的炎症反应

8. 下列哪项不是口腔科常见的身体状况

A. 行走困难 B. 牙痛

C. 牙齿松动 D. 口臭

E. 牙龈出血

9. 口腔疾病的基本特征，错误的是

A. 口腔疾病患病率高

B. 口腔科患者具有广泛性、复诊率高

C. 与全身疾病关系密切

D. 口腔疾病具有自限性

E. 口腔颌面部易受损伤

10. 口腔科常见护理问题不包括

A. 急性疼痛 B. 牙齿受损

C. 语言沟通障碍 D. 口腔黏膜受损

E. 感知改变

10

第 10 章 | 口腔科患者的护理

口腔和牙齿健康状况，对于人体健康有着至关重要的意义。口腔疾病被世界卫生组织（WHO）列为第三位的防治疾病。正确认识、评估、护理口腔科疾病可使大多数的口腔疾病得以避免或治愈，利于整体健康。

第 1 节 牙体及牙髓病患者的护理

一、龋 病

案例 10-1

患者，男，40 岁，因左下后牙遇酸、甜食物不适半月余就诊，查体：左下第二磨牙近中面有一墨浸斑，直径约 3mm，探诊稍敏感，洞深 3mm，去净腐质未见穿髓孔。

问题：

1. 请评估该患者患了什么疾病？
2. 应采取什么护理措施？

（一）概述

龋病是在细菌为主的多种因素作用下，牙体硬组织中无机物脱钙、有机物分解，使牙体硬组织发生慢性进行性破坏的一种疾病。其特点是发病率高，分布广，是口腔科的常见病及多发病。龋病再向纵深发展可以继发牙髓炎和根尖周炎，甚至能引起牙槽骨和颌骨炎症，影响整个身体健康。

（二）护理评估

1. 健康史 目前被普遍接受的龋病病因学说是"四联因素论"，即细菌、食物、宿主、时间共同作用的结果（图 10-1）。

（1）细菌：是引起龋病的主要因素。常见致龋菌是变形链球菌、乳酸杆菌及放线菌等。这些细菌和食物中的糖蛋白结合，形成牙菌斑，黏附于牙齿的表面，使食物中的糖发酵、产酸，致使牙齿硬组织被破坏，形成龋病。

（2）食物：与龋病的关系十分密切。龋病的发生与蔗糖及其他低分子糖类的作用直接相关。

（3）宿主：牙齿的形态、结构、成分、排列均与龋病的发生有关，窝、沟、邻面、牙颈部是龋病的好发部位，唾液的分泌量、性质及成分与龋病的发生也有关。

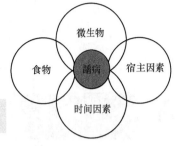

图 10-1 龋病四联因素

（4）时间：龋病的发生发展是一个慢性过程，从早期损害发展为一个龋洞，一般需要 1.5～2 年，2～14 岁这段时间是乳恒牙患龋的易感期，所以时间因素在龋病的发生中具有重要意义。

2. 身心状况 主要引起牙体硬组织色、形、质的改变。颜色可呈白垩色、黄褐色、墨浸状的黑色等，质变软，形态各异。

（1）好发部位：牙齿表面一些不易得到清洁，细菌、食物碎屑易于滞留的场所，菌斑积聚较多，易于发生龋病。牙体的窝沟、邻面、牙颈部是龋齿的好发部位，其病变是由牙釉质或牙骨质表面开始，由浅入深逐渐累及牙本质，呈连续破坏过程。

（2）龋病的分度：临床上根据龋损程度分为浅龋、中龋及深龋（图 10-2）

1）浅龋：龋蚀只限于牙釉质或牙骨质。初期在牙表面可有脱钙而失去固有色泽，呈白垩色点或斑，继之成黄褐色或黑色，患者无自觉症状。探诊有粗糙感或有浅层龋洞形成（图 10-3）。

2）中龋：龋蚀已进展到牙本质浅层，形成龋洞，洞内除了病变的牙本质外还有食物残渣、细菌等。患者对冷、热、酸、甜等刺激较为敏感。外界刺激去除后，症状即可消失（图 10-4）。

3）深龋：龋蚀已进展到牙本质深层，形成较深的龋洞。由于深龋病变接近牙髓，所以对温度变化及化学刺激敏感，尤其冷刺激更为明显，无自发痛。如食物嵌入洞内压迫发生疼痛，探查龋洞时酸痛明显，说明龋蚀已接近牙髓组织（图 10-5）。

（3）心理状况：病变初期患者无自觉症状，当牙齿出现龋洞，食物嵌塞引起疼痛时患者才来就医。部分患者对牙痛不重视，认为牙痛不是病，以至牙髓炎、根尖周炎、牙槽脓肿等严重的口腔疾患发生。患者对钻牙普遍存在恐惧心理，也是不愿意到医院及时就医的原因之一。

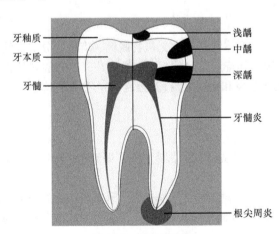

图 10-2 龋病的分度

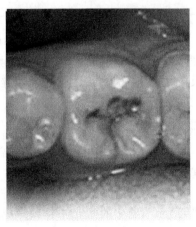

图 10-3 浅龋

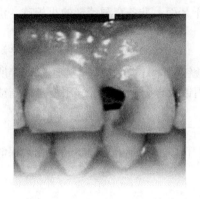

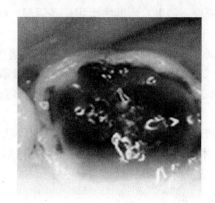

图 10-4　中龋　　　　　　　　　　　　　图 10-5　深龋

3. 辅助检查

（1）X 线检查：了解龋洞深度、有无邻面龋、颈部龋、隐匿龋等。

（2）透照检查：用光导纤维装置进行透照检查，了解龋损范围及部位。

（3）牙髓活力测试：了解深龋的牙髓状况，以确定治疗方案。

4. 治疗要点和反应　终止病变发展，保护牙髓活力，恢复牙的形态、功能及美观。常用方法是充填术。

（三）护理问题

1. 组织完整性受损　与龋坏造成牙体硬组织缺损有关。

2. 知识缺乏：缺乏有关龋病的防治及自我保护知识。

3. 潜在并发症：牙髓炎、根尖周炎、牙槽脓肿等　与治疗不及时、病变进行性发展、患者抵抗力下降有关。

（四）护理措施

1. 心理护理　向陪诊人员及患者介绍龋病的治疗方法，做好解释工作，消除患者对钻牙的恐惧心理，使其积极配合。

2. 治疗配合　牙体是高度钙化的组织，一旦遭到破坏后需采用充填术恢复缺损。一般包括两个步骤：第一步是洞形制备，医生须先用牙钻将牙齿上的病变组织去除并将洞按要求做成一定形状；第二步是充填，即选用适当充填材料填入洞内，恢复牙齿的形态和功能。在进行充填术的过程中，护士应做好如下配合：

（1）术前准备

1）器械及用物：准备好检查盘、各型车针、所需充填器、成形片和成形片夹、咬合纸、橡皮轮、纱团、小棉球等。

2）药品及材料：备好 25% 麝香草酚酊溶液、75% 乙醇溶液、樟脑酚合剂、丁香油、银汞合金、复合树脂、氢氧化钙粘固粉、氧化锌丁香油粘固粉、磷酸锌粘固粉、玻璃离子粘固粉等。

（2）术中配合

1）安排患者体位：根据治疗的需要调节椅位及光源。

2）制备洞形：医生制备洞形时，协助牵拉口角，用吸唾器及时吸净冷却液，保持视野清晰。如使用电动牙钻机无冷却装置时，用水枪对准钻头缓慢滴水，防止因产热刺激牙髓而引起疼痛。

3）隔湿、消毒：协助医生用棉条隔湿、吹干牙面；准备窝洞消毒的小棉球，消毒药物根据龋洞情况、充填材料及医嘱选用。

4）调拌垫底及充填材料：浅龋不需要垫底；中龋用磷酸锌粘固粉或玻璃离子粘固粉单层垫底；深龋则需用氧化锌丁香油粘固粉及磷酸锌粘固粉双层垫底。遵医嘱调拌所需垫底材料，再选用永久性充填材料充填。后牙多选用银汞合金，前牙可选用复合树脂或玻璃离子粘固粉。

5）清理用物：术后及时清理用物，并将所用牙钻、车针消毒后备用。

（3）术后指导：嘱患者银汞合金填充术后的牙齿 24 小时内不能咀嚼硬物，深龋填充后如有疼痛应及时到医院复诊。

（五）健康指导

1. 保持口腔卫生　龋病的发生与口腔卫生状况密切相关，应养成早晚刷牙、饭后漱口的好习惯，尤其是睡前刷牙更为重要，可减少菌斑及食物残渣的滞留时间。

2. 采取特殊的防护措施　如儿童可进行牙齿窝沟封闭防龋；中老年人要经常做牙龈按摩或叩齿运动，有利于牙齿的稳健。

3. 定期进行口腔检查　一般 2～12 岁半年一次，12 岁以上 1 年 1 次，以便早期发现龋病，及时治疗。

4. 限制蔗糖的摄入频率　教育儿童和青少年少吃甜食，尤其在临睡前勿进甜食。可使用蔗糖替代品，如木糖醇、甘露醇等。多吃富含纤维的耐嚼食物，这样会增加唾液分泌，利于牙面清洁。

5. 卫生宣教　向健康人群和患者宣传预防龋病的有关知识，增强人们的健康意识。

考点：龋病的预防措施

二、牙髓病

（一）概述

牙髓病是牙髓组织的疾病。按其临床经过将其分为急性牙髓炎和慢性牙髓炎，在临床上以慢性牙髓炎多见。急性牙髓炎多由深龋发展而来，或为慢性牙髓炎急性发作。

1. 病因　多种原因可引起，其中最主要的致病因素是细菌因素。

（1）细菌感染：以口腔内潜在的细菌感染为主，如链球菌、葡萄球菌和厌氧菌等，牙髓炎症程度与感染细菌的数量和作用时间呈正相关。主要经牙体缺损处、牙周逆行性感染，血源性感染较少见。

（2）物理因素：如急性牙外伤、咬合创伤或慢性创伤，过高的温度刺激或温度骤变，电流刺激等均可引起牙髓退变、发炎或坏死。

（3）化学刺激：均为医源性。引起牙髓炎的化学刺激主要来自牙髓治疗时窝洞的消毒药物、垫底物和充填物。

（4）免疫因素：进入牙髓和根尖周病的抗原物质可诱发机体的特异性反应，导致牙髓和根尖周组织的损伤。

案例 10-2

患者，女，35 岁，诉 2 天前起右侧下颌后牙剧痛，进食及夜间痛加重。一年前曾患有龋齿。检查：右下颌第一磨牙深龋穿髓，探痛明显。

问题：

1. 试述该患者主要护理诊断。

2. 试述该患者的护理要点。

3. 试制订健康教育计划。

2. 临床表现

（1）急性牙髓炎：主要特征是自发性、阵发性剧烈疼痛。疼痛夜间较剧烈，卧倒时尤甚，早期冷热刺激或化学刺激常激发疼痛或使疼痛加重；疼痛不能自行定位，可沿三叉神经支配区域放射到同侧的上下颌或面部、耳颞部。随炎症的进一步加重，当牙髓化脓时冷刺激能缓解疼痛，热刺激则使疼痛加重。

考点：急性牙髓炎的疼痛特点

（2）慢性牙髓炎：临床表现轻重不一，一般无剧烈自发痛史，为隐痛、钝痛或胀痛；疼痛呈间歇性发作，时常反复。温度刺激或食物嵌入龋洞中可产生较剧烈疼痛，去除刺激后较长时间疼痛才减轻，患牙有咬合不适感。

（二）护理评估

1. 健康史 了解患者是否患有龋齿；患牙近期有无受到物理及化学药物刺激；询问疼痛的性质、发作方式和持续时间。

2. 身心状况

（1）牙髓炎多由龋病引起，当病情不严重、疼痛症状不明显或对咀嚼无明显影响时，患者常不重视，延误治疗。

（2）当牙髓炎急性发作，出现难以忍受的痛苦，才促使患者就诊，解除痛苦愿望迫切，但又惧怕钻牙，表现为紧张、焦虑。

3. 辅助检查 温度刺激实验可通过观察患牙对冷热刺激的敏感或反应程度来诊断牙髓的病变程度，也可以用牙髓电活力测试仪来进行。

4. 治疗要点和反应 减轻患者的痛苦，尽量保存活髓，保存患牙。

（三）护理问题

1. 疼痛：牙痛 与炎症、牙髓腔内压力增高有关。

2. 焦虑 与疼痛反复发作、咀嚼不适、牙体颜色改变有关。

3. 知识缺乏：缺乏牙髓病防治的相关知识。

（四）护理措施

1. 一般护理 嘱患者遵医嘱服用镇痛剂、维生素等药物，并注意休息及口腔卫生。

2. 对症护理 急性牙髓炎的主要症状是剧痛，故应首先止痛。

（1）开髓引流：是最有效的止痛方法。在局麻下开髓，开髓后可见脓血流出，护士遵医嘱抽 3% 过氧化氢溶液及 0.9% 氯化钠溶液协助冲洗髓腔，备丁香油或碘甘油小棉球置于髓腔内，开放引流。

（2）药物止痛：对于未开髓患者，遵医嘱给予丁香油或樟脑酚棉球置于龋洞内暂时止痛，同时口服止痛药。

3. 治疗配合

（1）应急处理：开髓引流、药物止痛。

（2）保存牙髓的治疗护理（以活髓切断术为例）

1）术前护士准备好各种无菌器械、局麻剂及暂封剂。

2）隔湿、消毒。选用橡皮障或棉条和吸唾器吸唾隔湿，备2%碘酊棉球消毒牙面，75%酒精棉球窝洞消毒，棉球擦干窝洞。

3）切除冠髓后，护士协助用0.9%氯化钠温溶液冲洗髓腔，备棉球压迫止血。如出血较多，可用0.1%肾上腺素棉球置根管口牙髓断面上止血。

4）遵医嘱调制盖髓剂（如氢氧化钙糊剂）覆盖牙髓断面，调拌用具必须严格消毒，无菌操作。盖髓完成后，调制氧化锌丁香油黏固粉暂封窝洞。术中避免温度刺激及加压。嘱患者2～4周复诊，无自觉症状后可用复合树脂或银汞合金做永久性充填。

（3）保存患牙的治疗护理（以根管治疗为例）

1）术前准备：准备牙钻、根管扩大针、拔髓针、根管充填器等充填术所需器械及根管充填材料、消毒棉捻和消毒用的药物等。

2）术中配合

A.根管预备：对活髓牙，应在局麻下或失活下拔除根髓，用0.9%氯化钠溶液冲洗根管，消毒、吹干后即可进行根管充填。对感染根管，除去牙髓后，用2%的氯胺-T溶液和3%过氧化氢交替冲洗，再用0.9%氯化钠溶液冲洗余液，用根管扩大锉针反复扩挫管壁，冲洗拭干。

B.根管消毒：将蘸有消毒药液的棉捻置于根管内，用氧化锌丁香油糊剂暂封窝沟。待复诊时自觉症状消失，根管内取出的棉捻无分泌物，无异味，无叩痛，即可进行根管充填。

C.根管充填：遵医嘱调制根管充填所需要的材料及牙体充填材料。

4. 病情观察　观察患者开髓及根管治疗后疼痛的变化。

5. 心理护理　开髓前，积极向患者介绍疾病的治疗方法、目的及步骤，消除恐惧、紧张心理，使其积极配合治疗，树立治愈疾病的信心。

（五）健康指导

向患者介绍牙髓病的病因、治疗方法和目的以及牙病早期治疗的重要性。

第2节　根尖周病患者的护理

（一）概述

根尖周病是指牙齿根尖部及其周围组织病变的总称，包括牙骨质、牙周膜和牙槽骨的炎症。临床上分为慢性根尖周炎和急性根尖周炎，以慢性根尖周炎多见。

（二）护理评估

1. 健康史　了解患者是否患有龋齿、牙髓炎，有无牙髓病治疗史。

2. 症状、体征

（1）急性根尖周炎：按其发展过程可分为浆液期与化脓期。炎症初期，患牙有浮起感，咀嚼时疼痛，患者能指出患牙。检查时有叩痛，当形成化脓性根尖周炎时有跳痛。若病情加重，可出现颌下区域淋巴结肿大，疼痛剧烈，伴有发热、畏寒、体温升高、白细胞升高、全身不适等症状。当脓肿达骨膜及黏膜下时，可扪及波动感。脓肿破溃或切开引流后，急性炎症可缓解，转为慢性根尖周炎（图10-6）。

（2）慢性根尖周炎：多无明显自觉症状，常有反复肿胀疼痛的病史。口腔检查可发现患牙龋坏变色，牙髓坏死，无探痛但有轻微叩痛，根尖区牙龈可有瘘管（图10-7）。

3. 身心状况

（1）当病情不严重时，疼痛症状不明显或对咀嚼无明显影响时，患者常不重视，延误治疗。

（2）当根尖周炎急性发作时，出现难以忍受的痛苦，或患牙出现脓肿及瘘管时，才促使患者就诊，但又惧怕钻牙，表现为紧张、焦虑。由于患者对治疗过程缺乏了解，期望一次治愈，缺乏治疗耐心。

4. 辅助检查　慢性根尖周炎 X 线显示根尖区有稀疏阴影，或圆形透射区。

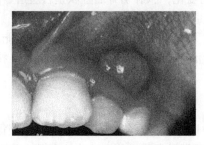
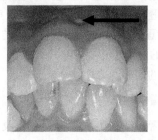

图 10-6　急性根尖周炎　　　　图 10-7　慢性根尖周炎（瘘管）

5. 治疗要点和反应　急性根尖周炎应首先缓解疼痛，然后进行根管治疗或牙髓塑化治疗。慢性根尖周炎用机械或化学方法，消除髓腔内的感染源，再用根管充填术严密封闭根管，防止根尖再次感染，促进根尖病变逐渐恢复。

考点：急性根尖周炎的处理方法

（三）护理问题

1. 体温过高　与根尖周组织急性感染有关。

2. 疼痛：牙痛、颌面部疼痛　与牙髓感染、根尖周炎急性发作、牙槽脓肿未引流或引流不畅有关。

3. 焦虑　与疼痛反复发作、咀嚼不适、牙体颜色改变有关。

4. 口腔黏膜改变　与慢性根尖周炎引起瘘管有关。

5. 知识缺乏：缺乏根尖周病治疗及预防的相关知识。

（四）护理措施

1. 一般护理　嘱患者遵医嘱服用抗生素、镇痛剂、维生素等药物，并注意休息和口腔卫生。高热患者多饮水，进流质及半流质食物。

2. 对症护理　急性根尖周炎的主要症状是疼痛剧烈，故首先止痛。开髓引流或药物止痛。

3. 根尖周病的治疗配合

（1）开髓引流的治疗配合：开髓引流是控制急性根尖周炎最有效的方法。医生开髓后，拔除根髓，护士遵医嘱抽吸 3% 过氧化氢及 0.9% 氯化钠溶液协助冲洗髓腔，吸尽冲洗液，吹干髓腔及吸干根管，备消毒棉球置于根管及髓腔内，窝洞不封闭，以利于引流。

（2）脓肿切开的治疗配合：对急性根尖周炎骨膜下或黏膜下已形成脓肿者，除根管引流外，需同时切开排脓，才能有效控制炎症。切开脓肿前，护士遵医嘱准备麻醉药物，协助医生对术区进行清洁、消毒、隔湿准备。黏膜下脓肿可用 2% 丁卡因表面麻醉或氯乙烷冷冻麻醉，骨膜下脓肿多用阻滞麻醉。术中协助医生冲洗髓腔，并及时吸净冲洗液，吹干髓腔及干燥根管，备消毒棉捻及小棉球供医生置于髓腔，避免食物堵塞髓腔，术后窝洞保持开放利于引流，深部脓肿术后需放置橡皮引流条。

（3）牙髓塑化治疗的护理配合：牙髓塑化治疗是将塑化液注入根管内，使其与残存牙髓组织及感染物质聚合固定位无害物质，起到封闭根管、消除炎症的作用，常用于多根牙。进行塑化治疗前，护士准备好所需器械（同根管治疗）及塑化剂（常用酚醛树脂液），协助医生进行消毒、隔湿、冲洗窝洞，保持手术视野清晰。遵医嘱用注射器配置塑化剂。往髓腔送塑化剂时，注意防止液体外溢，避免烧伤口腔黏膜及软组织。

4. 病情观察 观察患者根管治疗疼痛后的变化；脓肿切开后症状是否缓解、体温是否恢复；正常牙髓塑化治疗术后是否疼痛及疼痛是否加剧等。

5. 心理护理 向患者介绍根管治疗方法、目的及步骤，以及治疗过程中可能出现的问题；做好患者的解释工作，消除其对钻牙、开髓的恐惧心理，使其积极配合治疗，按时就诊，树立治愈疾病的信心。

（五）健康指导

（1）向患者讲明根尖周病开髓减压及脓肿切开均是应急处理，当急性炎症消退后，必须继续采用根除病原的治疗方法，如根管治疗或牙髓塑化治疗，才能达到根治目的。

（2）早期治疗对保存牙齿有着十分重要的意义。对于已经失去治疗价值的残冠、残根应及时拔除，根据需要，择期修复。

（3）嘱患者按时复诊，以达到最佳治疗效果。

第3节　牙周组织病患者的护理

牙周组织包括牙龈、牙周膜、牙槽骨及牙骨质等牙齿支持组织，牙周组织病以牙龈炎和牙周炎最为常见。

案例 10-3

患者，女，65岁，数周前发现刷牙时出血，未予重视，1日前左下颌牙龈红肿疼痛剧烈，口臭明显。有糖尿病史。检查：左下颌牙龈肿胀呈暗红色，探诊易出血。5D牙齿Ⅱ度松动，牙周袋形成，局部呈卵圆形突起，发红肿胀，按压后见脓液溢出，叩痛明显。

问题：

1. 请评估该患者患了什么疾病？

2. 应采取什么护理措施？

一、牙　龈　炎

（一）概述

牙龈炎指炎症只局限于龈乳头和龈缘，严重时累及附着龈，未侵及深部的牙周组织。其病变是可逆的，病因去除，炎症消退，牙龈即可恢复正常。

病因多是由于口腔卫生不良，如牙菌斑、牙石、牙垢，以及食物嵌塞、不良修复体和牙颈部龋的刺激引起。

（二）护理评估

1. 健康史 了解患者的口腔卫生状况及全身健康状况。如妇女妊娠期、糖尿病及全身抵抗力下降时，可诱发牙周病或使其症状加重。

2. 症状体征

（1）症状：一般不明显，偶尔有牙龈发痒、发胀等不适感，当受到刷牙、进食、发音等刺激时牙龈出血，可有口臭。

（2）体征

1）牙龈红肿出血：个别或一组牙的牙龈充血、水肿呈暗红色，点彩消失。

2）假性牙周袋的形成：炎症刺激导致牙龈缘及龈乳头增生肥大，覆盖牙冠形成假性牙周袋，袋内偶有炎性分泌物溢出。但牙齿无松动，牙槽骨无破坏、无真性牙周袋形成。

3. 心理 – 社会状况　牙龈炎症状较轻，常未引起患者重视，部分患者因口臭影响其社会交往而产生自卑心理。

4. 治疗要点和反应　去除局部刺激因素，如行龈上洁治术或龈下刮治术，注意口腔卫生，教会患者正确刷牙和使用牙线的方法。

（三）护理问题

1. 口腔黏膜改变　与牙周组织炎症造成牙龈充血、水肿、色泽改变有关。

2. 知识缺乏　与患者对牙龈炎的预防及早期治疗的重要性认识不足、缺乏口腔卫生保健知识有关。

（四）护理措施

1. 一般护理　嘱患者注意口腔卫生，教会患者刷牙及使用牙线的正确方法。指导患者加强营养，增加维生素 A、维生素 C 的摄入。

2. 治疗配合

（1）有假性牙周袋形成者应进行龈沟冲洗术：协助医生用 3% 过氧化氢溶液与 0.9% 氯化钠溶液交替冲洗龈沟，冲洗完毕局部涂碘甘油或碘酚，注意避免灼伤邻近黏膜组织。

（2）去除致病因素：口内有食物嵌塞、不良修复体或牙根部龋时应及时协助医生进行相应治疗。如可行龈上洁治术或龈下刮治术去除牙结石和牙菌斑等。

（3）病情严重者遵医嘱服用抗生素。

3. 病情观察　密切观察洁治术中的出血情况，如出血过多，应配合医生及时止血。

4. 心理护理　治疗前向患者解释治疗目的及步骤，消除其紧张、恐惧心理，取得患者合作。告知只要经过积极治疗，口臭等症状会很快消失，恢复其社交信心。

（五）健康指导

（1）指导患者采取正确的刷牙方法及其他保持口腔卫生的措施，如牙线及牙签的正确使用，并定期复查，以巩固疗效。

（2）让患者了解牙龈炎如不及时治疗，发展成为牙周炎将对口腔健康带来很大危害，增强患者的防病意识。

链接

为什么孕期牙龈会出血？

孕期牙龈出问题的现象很常见，最常见的是在刷牙或用牙线时牙龈会出血。这一方面是由于黄体酮（也叫孕酮）荷尔蒙使牙龈变软了，另一方面则是由于血液供给增加后，牙龈更容易和牙菌斑中的细菌起反应。怀孕本身不会引起牙龈炎，但由于怀孕期间内分泌的改变，会促使牙龈中微小血管丛扩张、扭曲及微循环滞留，使牙龈对机械刺激较为敏感，破坏牙龈肥大细胞，引起一些隐血现象，这是正常生理现象。以前有"生一个小孩，拔一颗牙"的说法，所以怀孕期间照顾好牙齿非常重要。

二、牙 周 炎

（一）概述

牙周炎是指发生在牙周组织的慢性破坏性疾病，牙龈、牙周膜、牙槽骨及牙骨质均有改变。除牙龈炎的症状外，牙周袋的形成是其主要临床特点。

引起牙龈炎的原因均是牙周炎的重要原因，牙龈炎不及时治疗或致病因素强、机体抵抗力低下，则牙龈炎可能发展为牙周炎。

（二）护理评估

1. 健康史 了解患者的全身健康状况，口腔卫生状况。如妇女妊娠期、糖尿病及抵抗力下降时，可诱发牙周炎或使其症状加重。

2. 症状、体征

（1）牙龈红肿、出血：一组牙齿或个别牙齿的牙龈充血、水肿，颜色深红，点彩消失。在刷牙、进食、说话时牙龈出血。

（2）牙周袋形成：由于炎症刺激、牙周膜破坏、牙槽骨吸收、牙龈的结合上皮向根方移动，龈沟加深成为病理性牙周袋。用牙周探针测牙周袋深度超过 2mm 以上。

（3）牙周溢脓及牙周脓肿的形成：牙周袋出现慢性化脓性炎症。轻按牙周袋外壁，有脓液溢出，并常伴有口臭。当机体抵抗力下降或牙周袋渗出液引流不畅时可出现急性炎症，形成牙周脓肿。局部表现为近龈缘处局部呈卵圆形突起，红肿疼痛。

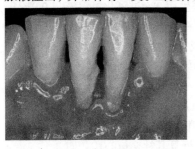

图 10-8　牙周炎

（4）牙齿松动：由于牙周膜破坏，牙槽骨吸收，牙齿支持功能丧失，出现牙齿松动、移位，牙齿咀嚼功能下降或丧失（图 10-8）。

3. 心理－社会状况 早期未引起患者重视，当病情进一步发展，出现牙周脓肿、咀嚼无力或疼痛、牙齿松动时才来就诊，此时常需要拔除松动牙。牙缺失后严重影响咀嚼功能及面容美观，患者常表现为焦虑情绪。由于口臭明显，常影响患者的社会交往，使其产生自卑心理。

4. 辅助检查 X 线片显示牙槽骨呈水平式吸收，牙周膜间隙增宽，硬骨板模糊，骨小梁疏松等。

5. 治疗要点 早期进行洁治、刮治和根面平整等基础治疗消除感染，配合药物辅助治疗。

（三）护理问题

1. 口腔黏膜改变 与牙龈炎症导致充血、水肿、色泽改变有关。

2. 知识缺乏 与患者缺乏口腔卫生保健知识有关。

3. 社交障碍 与牙齿缺失、口臭有关。

（四）护理措施

1. 一般护理 指导患者合理饮食，增加维生素A、维生素C等营养素物质的摄入，禁烟酒。

2. 治疗配合

（1）局部治疗

1）去除局部刺激因素：协助医生进行龈上洁治术或龈下刮治术去除牙结石和牙菌斑等。消除口腔内不良修复体及食物嵌塞。

2）牙周袋的处理：协助医生进行牙周袋的处理。牙周袋溢脓时，可用 1% ～ 3% 过氧化氢液冲洗，袋内置 10% 碘合剂或螺旋霉素、灭滴灵等药物。在去除局部因素后，较浅的牙周袋可用碘酚液烧灼；较深的牙周袋需作牙周手术，以消除牙周炎。当牙周袋深达根尖、牙齿松动明显时，可考虑拔除。

3）牙周脓肿的处理：协助医生对牙周脓肿的处理。脓肿已局限时，可切开引流。牙周袋也应同时作冲洗、上药膜或碘甘油等。

4）松牙固定：协助医生进行松牙固定。经过一段时间治疗后，牙齿仍松动者，可作暂时性或永久性的牙周夹板以固定松动的牙齿。

（2）全身治疗：预防和减少全身性疾病，加强营养，提高机体抵抗力，从而增强牙周组织的抗病能力；努力保持口腔清洁卫生；坚决戒除对牙周组织有害的不良习惯如吸烟、饮酒、单侧咀嚼等。

3. 病情观察 观察患者术中出血情况，术后创面愈合情况，如有局部红肿加重等感染情况应及时报告医生并协助进行处理。

4. 心理护理 向患者介绍牙周炎的预防保健知识，消除患者的心理压力和思想顾虑、增强信心，使其积极配合治疗。

（五）健康指导

（1）介绍牙周炎的危害，使患者了解牙周炎与口腔卫生习惯密切相关。做好口腔卫生保健，指导牙线及牙签的正确使用、牙龈按摩等。

（2）牙周炎术后定期复诊，以巩固疗效。

链接

牙洁治术的注意事项

（1）牙洁治术时少量出血、轻微酸痛属正常现象，一般会在一两天内消失，如一周后仍有出血，则须到医院复诊。

（2）洁牙后勿吸烟或食用含色素较深的食物，以免影响洁牙效果。

（3）患有出血性疾病的人群，如血小板减少症、白血病、未控制的 2 型糖尿病患者等，术前应预先应用促凝血药物。

（4）患有龈肿瘤、口腔颌面部急性感染、急性传染病、严重心脏病、装有心脏起搏器和血压未控制的高血压患者，不宜接受常规洁牙治疗。

第 4 节　口腔黏膜病患者的护理

口腔黏膜病（oral mucosal diseases）是指发生在口腔黏膜和软组织的种类繁多疾病的总称。在口腔黏膜病的发病因素方面，除有些疾病是局部因素引起外，多数疾病与全身因素有关。其基本治疗方法是药物治疗，因此要注重患者的用药护理。

一、复发性阿弗他溃疡

案例 10-4

　　患者，女，30 岁，主诉下唇中部疼痛 2 天，进食刺激性食物可加剧疼痛。口腔检查：左下中切牙唇侧黏膜见一直径 1cm 溃疡，上覆假膜，溃疡基底充血，触痛明显。主诉相似病史约 3 年，每年发作 4～6 次。溃疡可自行愈合。

　　问题：

　　1. 该患者诊断为何病？

　　2. 主要护理问题是什么？

　　3. 对该患者应采取哪些护理措施？

（一）概述

　　复发性阿弗他溃疡（recurrent aphthous ulcer，RAU）又称复发性口疮或复发性口腔溃疡等，是最常见的口腔黏膜病，具有周期性、复发性、自限性的特点，患病率可高达 20% 左右。多见于青壮年，尤以 20～30 岁女性较多。

　　1. 病因　本病的病因和发病机制目前尚不清楚。可能与遗传因素、消化系统疾病、病毒感染、免疫功能低下、精神因素、微量元素及维生素缺乏、疲劳、环境等诱发因素有关。女性月经期或更年期也常伴发此病。近年来，也有学者认为本病是一种自身免疫性疾病。

　　2. 临床表现　临床可分为轻型、重型和疱疹样溃疡三种类型。

　　（1）轻型阿弗他溃疡：最常见，约占 80%，好发于唇、舌、颊、腭等未角化或角化程度低的口腔黏膜。初起为局灶性黏膜充血、水肿，继而形成溃疡，溃疡具有"红、黄、凹、痛"的特点。常呈圆形或椭圆形，直径为 2～4mm，中央凹陷，表面有浅黄色假膜覆盖，周围有充血红晕，溃疡孤立散在，患者常有明显灼痛感。7～10 天后溃疡可自行愈合，一般不留瘢痕。病程常反复发作，间歇期长短不一（图 10-9）。

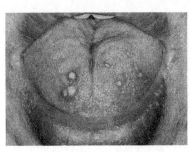

图 10-9　口腔溃疡

　　（2）重型阿弗他溃疡：又称腺周口疮，较少见。溃疡深而大，似"弹坑"，直径可达 10～30mm，深及黏膜下层甚至肌层，周边有红肿隆起，基底较硬，患者感疼痛较重。病程可长达数月，有自限性，愈后可留有瘢痕。

考点： 复发性阿弗他溃疡的临床表现

　　（3）疱疹样阿弗他溃疡：又称阿弗他口炎。溃疡小而多，可达数个，散在分布在口腔黏膜任何部位，似"满天星"，邻近的溃疡也可相互融合成片，黏膜充血水肿，疼痛较重。可伴有唾液分泌增多，或伴全身不适、低热、头痛、局部淋巴结肿大等，有自限性，愈后不留瘢痕。

　　3. 治疗要点　局部主要是止痛、促进溃疡愈合，可用中药散剂撒敷、口腔溃疡药膜贴敷等；全身主要是对因治疗、促进愈合，减少复发，可用糖皮质激素、免疫增强剂、维生素等治疗。

（二）护理评估

　　1. 健康史　了解患者近期有无上呼吸道感染、精神紧张、情绪波动或过度劳累、消化系统疾病等诱因，询问有无家族史。

2. 身体状况　复发性口腔溃疡好发于未角化或角化程度低的口腔黏膜处，具有周期性、复发性及自限性特点，溃疡有"红、黄、凹、痛"的表现。临床可分为轻型、重型和疱疹样溃疡三种类型。

3. 辅助检查　免疫功能、微量元素的检测、血常规检查等可协助疾病诊断。

4. 心理 – 社会状况　由于溃疡反复发作，发作时灼痛明显，进食时疼痛加重，常影响患者说话、进食，患者感到非常痛苦，要求治疗的愿望比较迫切。

（三）护理问题

1. 疼痛　与口腔黏膜受损及食物刺激使疼痛加重有关。

2. 口腔黏膜改变　与口腔溃疡有关。

3. 焦虑　与溃疡反复发作、疼痛有关。

4. 知识缺乏：缺乏疾病相关的防治知识。

（四）护理措施

1. 一般护理　注意休息，给予营养丰富温凉清淡易消化饮食，禁止刺激性的食物。

2. 心理护理　患者常因疼痛难忍，求治心切，要耐心做好解释，使患者对疾病有正确认识，平时注意积极预防。

3. 用药护理　注意观察药物疗效及不良反应。

（1）用 10% 硝酸银或 50% 三氯乙酸烧灼溃疡，促使溃疡愈合时，护士协助隔离唾液、压舌，切勿使药液超出溃疡面，以免伤及周围正常黏膜。

（2）指导患者局部用中药散剂（如养阴生肌散、锡类散等）吹敷、口腔溃疡药膜贴敷、抗菌液含漱及含片（如华素片、溶菌酶片等）含服，以消炎、止痛、促进溃疡愈合。当溃疡疼痛难忍，进食困难时，饭前可用 0.5% 盐酸达克罗宁液或 1% 丁卡因溶液棉签涂布溃疡面，可迅速麻醉止痛。

（3）对于病情较重者，遵医嘱全身给予糖皮质激素、免疫增强剂等治疗，适当补充维生素 C 及复合维生素 B，以减少复发，促进愈合。

> **考点**：复发性阿弗他溃疡局部护理措施

（五）健康教育

嘱患者注意调节生活节律，调整情绪，均衡饮食，少吃刺激性食物，避免和减少诱发因素，防止复发。

二、疱疹性口炎

 案例 10-5

患儿，女，1 岁，双颊、唇、舌黏膜突发成簇、针尖大小透明小水疱及溃疡，伴啼哭、流涎、发热。

问题：

1. 该患儿最可能的诊断是什么？

2. 主要护理问题是什么？

3. 对该患儿应采取哪些护理措施？

（一）概述

口腔单纯疱疹（herpes simplex）是由单纯疱疹病毒所致的皮肤黏膜病。疱疹发生在口腔黏膜处称为疱疹性口炎，单独发生在口周皮肤处称为唇疱疹。

1. 病因 本病由单纯疱疹病毒Ⅰ型感染引起，人体是其天然宿主，传染源为病毒感染的患者及无症状病毒携带者，主要通过飞沫、唾液和接触疱疹液传播，胎儿可经产道传播。病毒常潜伏在正常人细胞内，当机体抵抗力下降或局部因素刺激时，可引起疱疹复发。

2. 临床表现

（1）疱疹样口炎：本病多为原发性，好发于6岁以下儿童，以6个月至2岁的婴儿多见。患儿初起时有发热、头痛、咽喉肿痛、流涎、拒食等表现。1～2天后，口腔黏膜充血、水肿，出现成簇针尖大小透明水疱，迅速破溃形成表浅小溃疡，也可融合成较大溃疡，表面覆盖黄白色假膜，颌下淋巴结肿大压痛，7～10天可自行愈合，不留瘢痕。

（2）唇疱疹：多发生于成年人，好发于唇红黏膜与皮肤交界处，发病初期患处有痒、灼热感，继而出现多个成簇小水疱，直径为1～3mm。后期疱破溃结痂，痂皮脱落，局部留下色素沉着，病程持续1～2周，易复发。若继发感染可成脓疱疮。

3. 治疗要点 全身应用抗病毒药物，口腔局部应用含漱剂含漱、锡类散撒敷等，注意全身支持疗法。

考点：疱疹性口炎的临床表现

（二）护理评估

1. 健康史 了解患者发病前是否与疱疹患者有接触史，近期有无上呼吸道感染、疲劳、消化不良或局部组织受刺激等诱因。

2. 身体状况 疱疹性口炎以6个月至2岁的婴儿多见，全身反应重，口腔黏膜出现成簇透明水疱，破溃后形成表浅小溃疡，可自行愈合，不留瘢痕；唇疱疹多发生于成年人，易复发，全身反应轻，好发于唇红黏膜与皮肤交界处，表现为成簇小水疱、痒、痛，破溃结痂，有自限性。

3. 心理社会状况 疱疹性口炎患儿常表现为躁动不安，哭闹拒食，家属也因此表现出烦躁与焦虑，求治心切。唇疱疹因局部多有不适及反复发作的特点，故患者十分苦恼。

（三）护理问题

1. 急性疼痛 与口腔疱疹破损形成溃疡有关。

2. 体温升高 与病毒感染有关。

3. 口腔黏膜改变 与口腔黏膜充血、水肿及溃疡有关。

4. 知识缺乏： 缺乏口腔单纯疱疹防治相关知识。

（四）护理措施

1. 一般护理 充分休息，给予高热量易消化的流质或半流质饮食或软食，禁止刺激性食物。监测体温变化，体温升高者遵医嘱给予物理或药物降温。

2. 用药护理 按医嘱及时正确给药并注意用药监护。

（1）全身用药：全身使用抗病毒药，如阿昔洛韦、利巴韦林、板蓝根等，同时给予大量维生素C和复合维生素B，必要时静脉输液，保证摄入量，维持体液平衡。

考点：疱疹性口炎口腔护理措施

（2）口腔黏膜护理：嘱患者保持口腔卫生，可用0.1%氯己定、复方硼酸溶液等含漱，饭后用2.5%金霉素甘油糊剂局部涂布，也可用中药散剂撒敷或含片含化，以消炎防腐，促进溃疡愈合。若疼痛剧烈时，可在进食前用0.5%盐酸达克罗宁液或1%丁卡因涂布溃疡面。

（3）唇部及其他口周皮肤疱疹可用5%阿昔洛韦软膏、喷昔洛韦乳膏等局部涂擦。

3. 病情观察　注意创面的愈合情况及有无继发感染。

（五）健康指导

（1）口腔单纯疱疹因具有传染性，必要时患者需进行隔离，避免与他人接触。

（2）告知患者要保持口腔卫生，防止继发感染发生。

（3）注意增强机体抵抗力，避免复发。

三、口腔念珠菌病

 案例 10-6

患儿，男，生后 5 天，啼哭、哺乳困难。临床检查见患儿两颊黏膜、软腭充血，上有散在的色白如雪的柔软小斑点，针帽大小，斑点稍用力可擦掉。其母亲非常焦急。

问题：

1. 该患儿最可能的诊断是什么？如需确诊还需做何检查？

2. 主要护理问题是什么？

3. 对该患儿应采取哪些护理措施？

4. 如何对患儿家属进行健康指导？

（一）概述

口腔念珠菌病（oral candidosis）是由念珠菌感染引起的口腔黏膜疾病，可发生于任何人，以新生儿多见，又称雪口病或鹅口疮。

1. 病因　白念珠菌是主要致病菌，常寄生于正常人口腔、肠道、阴道和皮肤等处，一般情况并不发病。当口腔感染、长期使用广谱抗生素致菌群失调或长期使用糖皮质激素、放射治疗使免疫受抑制时，该菌就会大量繁殖而致病。婴儿常在分娩过程中被阴道念珠菌感染或通过被念珠菌污染的哺乳器及母亲乳头感染。

2. 临床表现　鹅口疮多见于婴幼儿，多在生后 2～8 天内发生，好发部位为颊、舌、软腭及唇，早期病损区黏膜充血，出现散在微凸的柔软的白色小点，随后融合成大的白色凝乳状斑片，稍用力可擦掉，露出渗血的糜烂面。患儿常表现为烦躁不安、哭闹、拒食，有时伴发热，全身反应一般较轻。当病损波及喉部可出现呼吸、吞咽困难。

3. 治疗要点　全身或局部使用抗真菌药物。

考点：口腔念珠菌病的临床表现

（二）护理评估

1. 健康史　婴幼儿应询问母亲的身体健康状况及哺乳卫生情况，了解患者是否有长期使用广谱抗生素或免疫抑制剂等病史，询问患者口腔卫生情况等。

2. 身体状况　鹅口疮多见于婴幼儿，早期病损区黏膜充血，出现散在微凸的柔软的白色小点，随后融合成大的白色凝乳状斑片，不易拭去。患儿哭闹不安、拒食，全身反应一般较轻。

3. 辅助检查　涂片或培养检查显微镜下可见真菌菌丝或孢子。

4. 心理社会状况　患儿常表现为烦躁不安、哭闹拒食，家属也表现出焦虑及烦躁情绪，求治心切。

（三）护理问题

1. 口腔黏膜改变 与真菌引起黏膜充血、糜烂有关。

2. 疼痛 与口腔黏膜病损形成溃疡、食物刺激有关。

3. 知识缺乏：家属及患者缺乏对口腔念珠病的防治及保健知识。

考点：2%～4%碳酸氢钠液在口腔念珠菌病治疗中的作用

（四）护理措施

按医嘱及时正确给药并注意用药监护。

（1）指导患儿家属用2%～4%碳酸氢钠液擦洗患儿口腔或漱口，使口腔呈碱性环境，以抑制白色念珠菌生长；母亲哺乳前可用2%～4%碳酸氢钠液擦洗乳头。

（2）患处可用0.05%甲紫液、制霉菌素液、咪康唑散剂涂擦，每日3～4次。

（3）重症者给予抗真菌药物，如氟康唑、酮康唑或伊曲康唑等口服。

（五）健康指导

（1）经常用温开水洗涤婴幼儿口腔，哺乳前后应洗净乳头及严格消毒哺乳用具。

（2）介绍念珠菌病的发病原因及预防知识。

（3）长期使用广谱抗生素或糖皮质激素者应警惕白色念珠菌感染，必要时考虑停药。

四、口腔白斑病

案例 10-7

患者，女，42岁，左下后牙龈发白2个月。检查：左下后磨牙牙龈呈白色颗粒状斑块，周围无明显刺激物，质地中等。

问题：

1. 该患者最可能的诊断是什么？如需确诊还需做何检查？

2. 主要护理问题是什么？

3. 对该患者应采取哪些护理措施？

（一）概述

口腔白斑病（oral leukoplakia OLK）是发生在口腔黏膜上以白色为主的损害，不具有其他任何可定义损害的特征。组织学上表现为角化不良，或有上皮不典型增生，是癌前病变之一，3%～5%可转化为癌。

1. 病因 病因不明。可能与吸烟、嗜酒、喜食酸辣和烫食、喜嚼槟榔、口腔内残根、残冠及不良修复体等长期刺激，白色念珠菌感染，微量元素、维生素A及维生素E缺乏，微循环改变等有关。

2. 临床表现 白斑多见于中老年男性，40岁以上为好发年龄。颊黏膜发病最多，舌部次之，也可发生于唇、腭、龈及口底。斑块呈乳白色，平或稍高于黏膜，边界清楚，表面粗糙，触之较硬，多无自觉症状，部分有粗糙感、木涩感、味觉减退，溃烂时有刺激痛。根据临床表现不同，口腔白斑有以下几种类型：

（1）斑块状：口腔黏膜上出现白色或灰白色均质型平或稍高出黏膜表面的较硬斑块，不粗糙或略粗糙，可无症状或轻度不适感。

（2）颗粒状：好发于口角区颊黏膜，在充血黏膜上有细小颗粒状白色损害，可有小片状或点状糜烂，刺激痛。本型白斑多数可查到白色念珠菌感染。

（3）皱纹纸状：病损呈白色皱纸状，表面粗糙，多发生于口底及舌腹。

（4）疣状：病损呈刺状或绒毛状乳白色突起，多发生于牙槽嵴、唇、腭及口底等部位。

（5）溃疡状：在增厚的白色斑块上有糜烂或溃疡时为溃疡型白斑，患者出现疼痛症状，溃疡型白斑癌变可能性大。

3. 治疗要点　消除刺激因素，对症治疗，定期复查。

链接

何种情况口腔白斑有癌变倾向？

① 60 岁以上年龄较大者；②不吸烟的年轻女性患者白斑癌变可能较大；③吸烟时间越长，烟量大的可能性越大；④白斑位于舌缘、舌腹、口底及口角部位属于危险区；⑤疣状、颗粒状、溃疡或糜烂型易恶变；⑥伴有上皮异常增生者，程度越重越易恶变；⑦具有白色念珠菌感染者；⑧病变时间较长者；⑨有刺激性痛或自发性痛者。

（二）护理评估

1. 健康史　了解患者有无吸烟、嗜酒、喜食酸辣和烫食、喜嚼槟榔等不良习惯，口腔内有无残根、残冠及不良修复体，有无白色念珠菌感染，全身有无维生素 A、维生素 E、微量元素缺乏等。

2. 身体状况　白斑多见于中老年男性，40 岁以上为好发年龄，好发于颊黏膜最多，舌部次之，斑块呈乳白色，平或稍高于黏膜，边界清楚，表面粗糙。

主观症状有粗糙感、木涩感、味觉减退，有溃烂时有刺激痛。根据临床表现的不同，口腔白斑有斑块状、颗粒状、皱纹纸状、疣状、溃疡状等类型。

3. 辅助检查　病理检查，辅以脱落细胞检查及甲苯胺蓝染色可助口腔白斑做出诊断。

4. 心理社会状况　当患者了解到口腔白斑为癌前病变时，有恐惧、焦虑心理。

（三）护理问题

1. 疼痛　与口腔黏膜病损形成糜烂、溃疡、食物刺激有关。

2. 口腔黏膜改变　与病损造成口腔黏膜变厚、皲裂、糜烂有关。

3. 恐惧　与惧怕白斑癌变有关。

4. 知识缺乏：缺乏口腔白斑防治知识。

（四）护理措施

1. 一般护理　要求患者戒烟酒、少食刺激性食物，纠正不良饮食习惯。

2. 心理护理　给予患者积极心理支持，正确对待疾病，帮助其消除恐惧、焦虑心理，积极配合治疗。

3. 用药护理　指导患者用 0.1% ～ 0.3% 维 A 酸软膏（不适用于充血、糜烂病损）或鱼肝油涂擦，或用 50% 蜂胶玉米朊复合药膜或含维生素 A、维生素 E 的口腔消斑膜局部敷贴，口服鱼肝油、维生素 E 等 1 ～ 2 个月。

4. 病情观察　密切观察患者，局部用药或其他治疗后，病损部位是否变薄、变软、变小。

5. 手术护理　白斑在观察治疗过程中，如有增生、硬结、溃疡等改变时，应及早手术切除活检。遵医嘱备好手术所需物品，术中正确传递器械，保持术野清晰。

（五）健康指导

（1）嘱患者遵医嘱定期复查，一般半年或1年复查1次，以利于早发现早治疗。

（2）指导患者注意口腔卫生，消除残根、残冠、不良修复体等局部刺激。

 链接

精神紧张因素与黏膜病的关系

口腔黏膜病是日常生活中的常见病。精神紧张、生活节奏快和口腔保健意识欠缺是口腔黏膜病发病率增高的主要原因。此病目前尚无满意疗法，多主张以消除精神紧张因素为主，养成良好的生活习惯，保持心情舒畅、乐观开朗，避开焦虑和紧张，保证充足睡眠，避免过度疲劳等。

第5节 口腔颌面部感染患者的护理

由于邻牙、骨或软组织的阻碍而只能部分萌出或完全不能萌出，且以后也不可能萌出的牙，称为阻生牙。阻生的原因主要是由于人类不断进步，食物日趋精细，使颌骨充分发育的刺激逐渐减退，导致颌骨发育不足，缺乏足够间隙容纳全部牙齿。常见阻生牙为下颌第三磨牙、上颌第三磨牙及上颌尖牙。

一、智齿冠周炎

案例 10-8

患者，女，20岁，5天前感冒后出现右侧下磨牙后区轻微胀痛，未予治疗，1天前疼痛加重，咀嚼困难就诊。查体：右下颌第三磨牙萌出不全，牙冠周围龈瓣红肿糜烂、有明显触痛。探针可探及阻生牙，压迫牙龈有脓液、脓血溢出。

问题：

1. 该患者诊断为何病？

2. 主要护理问题是什么？

3. 对该患者应采取哪些护理措施？

（一）概述

冠周炎（pericoronitis）又称智齿冠周炎，是指智齿萌出不全或阻生时其牙冠周围软组织发生的炎症，一般多见于18～25岁的青年，临床上多见下颌第三磨牙（俗称智齿）。

1. 病因 由于咀嚼器官的退化，至下颌骨的牙槽骨的长度与下颌牙列位置不相适应，造成智齿萌出不足，覆盖在牙冠表面的牙龈瓣与牙冠之间形成深的盲袋（图10-10），食物残渣及细菌易隐藏于盲袋内，加上咀嚼的机械性损伤使龈瓣易发生糜烂及溃疡，当机体的抵抗力下降时，常诱发冠周炎急性发作。

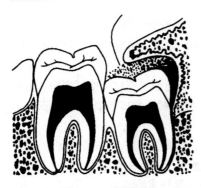

图 10-10 冠周炎

2. 临床表现

（1）症状：早期自觉磨牙后区胀痛不适，咀嚼、吞咽时疼痛加重，病情加重时局部自发性跳痛并反射至耳颞区。炎症波及咀嚼肌时可引起肌肉反射性痉挛而出现不同程度的张口受限。炎症继续发展，常出现畏寒、发热、头痛等全身症状。

（2）体征：检查可发现下颌智齿萌出不全，冠周有一盲袋，冠周软组织红肿、糜烂、触痛。探诊可探及阻生牙，压迫龈袋内可有脓液、脓血溢出，重者形成冠周脓肿或感染向邻近的组织扩散，引起颌面部蜂窝组织炎、颌骨骨髓炎等并发症，颌下淋巴结肿大。

3. 治疗要点　急性期，局部冲洗龈袋，如有冠周脓肿形成，控制感染并切开引流，全身合理使用抗生素和对症处理，必要时给予支持疗法；炎症消退后，对有足够位置萌出、牙位正常且有对颌牙的智齿，可切除龈瓣助其正常萌出；如冠周炎反复发作，牙齿位置不正时则拔除。

考点： 智齿冠周炎的临床表现

（二）护理评估

1. 健康史　了解患者口腔卫生情况、全身健康状况，有无牙痛、咀嚼困难或张口受限等表现，询问疾病发作次数等。

2. 身体状况　智齿冠周炎主要见于下颌智齿萌出不全的患者。早期自觉磨牙后区胀痛不适，病情加重时可出现自发性跳痛、张口受限及全身中毒症状。检查冠周软组织红肿、糜烂、触痛，探诊可探及阻生牙，压迫龈袋内可有脓液、脓血溢出，重者形成冠周脓肿或感染向邻近组织扩散引起并发症。

3. 辅助检查　X 线牙片可帮助了解未萌出或阻生牙的生长方向、位置、牙根形态及牙周情况，血常规检查白细胞数明显增高。

4. 心理 – 社会状况　急性发作期患者疼痛肿胀，影响睡眠和进食而急于求医。症状缓解后认为本病不严重而不再治疗，以至出现全身症状，甚至出现邻近组织的感染。

（三）护理问题

1. 疼痛　与冠周炎炎症有关。

2. 语言沟通障碍　与炎症引起的局部肿胀、疼痛、张口受限有关。

3. 营养失调　与张口受限、咀嚼及吞咽困难，影响营养物质摄入有关。

4. 潜在并发症： 颌面部间隙感染、颌骨骨髓炎等。

5. 知识缺乏： 缺乏冠周炎的防治知识。

（四）护理措施

1. 一般护理　适当休息，进食营养丰富的流质饮食，不吃刺激性食物，戒烟酒；保持口腔清洁，给予漱口液或温盐水漱口，每天数次。

2. 心理护理　向患者讲解疾病相关知识，消除其恐惧、焦虑心理，使其积极配合治疗和护理。

3. 用药护理　注意观察药物疗效及不良反应。

（1）局部冲洗：协助医生用 3% 过氧化氢液和生理盐水冲洗盲袋，清除盲袋内食物残渣和脓性分泌物，拭干后用探针蘸取碘甘油或碘酚送入盲袋内，以消炎、消肿、止痛，注意避免烧灼邻近黏膜组织，每天 1 ～ 2 次。

（2）抗菌治疗：局部炎症及全身反应较重者，遵医嘱使用抗生素。常用青霉素、头孢类，对厌氧菌感染者，可加甲硝唑。

链接

冠周炎龈袋冲洗方法

用消毒弯的钝形针头分别吸入 3% 过氧化氢液及 0.9% 生理盐水，将针头插入龈袋内，反复交替冲洗，以清除其内食物残渣和细菌、坏死组织及脓液，擦干冠周黏膜，然后颊、舌侧用消毒棉球隔湿，用探针蘸 2% 碘甘油或碘酚置于龈袋内，本法可使药物在龈袋内保留时间较长。

4. 手术护理 冠周脓肿形成时，备器械及麻药，协助医生切开引流及放置引流条。指导患者进高热量、高蛋白的流质或半流质饮食，避免辛辣等刺激性食物，戒烟酒。密切观察伤口愈合情况。

5. 病情观察 仔细询问患者自觉症状，密切观察患者体温、张口受限情况、呼吸及疼痛等情况。

（五）健康教育

(1) 指导患者注意口腔保健，增加营养，注意劳逸结合。

(2) 加强冠周炎的病因和相关知识的宣传，使患者认识到早期治疗的重要性。

(3) 指导患者待急性炎症消退后，对于无保留价值阻生牙、病灶牙应及时拔除，防止复发。

二、颌面部间隙感染

正常情况下，在颌面部各种组织之间，如皮下组织、肌、唾液腺及颌骨，充填数量不等的疏松结缔组织或脂肪，有血管、神经、淋巴组织、涎腺导管走行其中，从解剖结构上即是潜在的间隙，而且相邻间隙之间相互通连。当感染侵入这些潜在间隙内，可引起疏松组织溶解液化，炎性产物充满其中才出现明显的间隙。颌面部间隙较多，包括咬肌、翼下颌、下颌下、咽旁、舌下、颏下、颊、眶下、颞及颞下等间隙。

案例 10-9

患者，女，41 岁，右下冠周炎经常发作，7 天前请街头游医拔牙，未经消毒，术后渐渐张口受限，张口咀嚼食物时疼痛加重，遂来就诊。查体：见右颌下三角区肿胀，皮肤紧张、压痛，开口度近 1 指，予以穿刺，抽出脓性液体约 5ml。

问题

1. 该患者诊断为何病？

2. 主要护理问题是什么？

3. 对该患者应采取哪些护理措施？

（一）概述

颌面部间隙感染（fascial space infection of maxillofacial region）是指颌面和口咽区潜在间隙中化脓性炎症的总称。炎症呈弥散者为蜂窝织炎，局限者为脓肿。

1. 病因 均为继发性感染，最常见为牙源性感染，如下颌第 3 磨牙冠周炎、根尖周围炎等；其次是腺源性感染，如扁桃体炎、颌面部淋巴结炎等，婴幼儿多见；外伤及血源性感染者少见。

致病菌以溶血性链球菌为主，其次是金黄色葡萄球菌，多为需氧菌与厌氧菌混合感染。化脓性炎症以链球菌及葡萄球菌感染为主，腐败性以厌氧菌感染为主。

2. 临床表现

（1）患者常表现为急性炎症的过程，局部表现为红、肿、热、痛、功能障碍、所属淋巴结肿大，重者出现高热、畏寒、全身不适、乏力、食欲减退等全身中毒症状。

（2）不同间隙感染其感染来源及临床表现有各自特点，如炎症累及咀嚼肌可致不同程度的张口受限，进食困难；如炎症侵及口底、咽旁、喉头时可有不同程度呼吸困难和吞咽困难。

（3）发生在浅层间隙的感染，炎症局限时可扪及波动感，如眶下间隙感染（图 10-11），出现眶下区剧痛，下睑水肿导致睁眼困难，鼻唇沟消失；发生在深层间隙的感染，波动感不明显，但局部有凹陷性水肿和压痛点，如咬肌间隙感染（图 10-12），主要表现为以下颌角为中心的整个腮腺区凹陷性水肿、压痛，但无波动感。

（4）腐败坏死性感染，局部软组织有广泛性、明显凹陷性水肿，甚至产生皮下气肿，可触及捻发音，全身中毒症状较化脓性严重。牙源性感染症状较剧烈，早期即有脓液形成，而腺源性感染发展较缓慢。

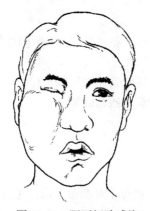
图 10-11　眶下间隙感染

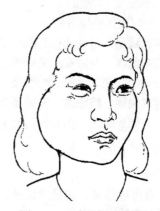
图 10-12　咬肌间隙感染

3. 治疗要点　全身支持治疗，维持水、电解质平衡及合理使用抗生素；局部炎症早期可外敷药物（如金黄散、六合丹）、针灸、封闭和理疗等，以消炎、消肿、解毒及止痛；炎症局限形成脓肿，应及时切开引流。

考点：颌面部间隙感染的临床特点

📚 **链接**

颌面部间隙感染切开引流指征

①发病时间一般是牙源性感染 3～4 天，腺源性感染 5～7 天，经抗生素治疗后仍高热不退、白细胞及中性粒细胞明显升高者；②局部肿胀、跳痛、压痛明显者；③局部有凹陷性水肿，有波动感或穿刺抽出脓液者；④腐败坏死性感染，应早期广泛切开引流；⑤脓肿已穿破，但引流不畅者。

（二）护理评估

1. 健康史　仔细询问病史，了解患者是否存在未经彻底治疗的牙病、上呼吸道感染、外伤史等诱发因素。

2. 身体状况　颌面部间隙感染常见原因为牙源性感染，常表现为急性炎症的过程。不同间隙感染其感染来源及临床表现有各自特点，炎症累及咀嚼肌可致不同程度的张口受限，进食困难；如炎症侵及口底、咽旁、喉头时可有不同程度呼吸困难和吞咽困难；化脓性感染后可触及波动感或穿刺抽吸有脓液；腐败坏死性感染，局部软组织有广泛性、明显凹陷性水肿，甚至产生皮下气肿，可触及捻发音。

3. 辅助检查

(1) 波动试验及穿刺试验：波动试验用于浅部脓肿检查，穿刺检查协助诊断深部脓肿。

(2) CT检查：以确定感染的部位和范围。

(3) 血常规检查：白细胞数明显增高。

(4) 穿刺抽脓检查，化脓性感染脓液呈黄色或粉红色，腐败坏死性感染脓液呈稀薄黑污色伴恶臭。

(5) 脓液细菌培养及药物敏感试验：确定病原菌及明确敏感抗生素。

4. 心理-社会状况　颌面部间隙感染患者常伴有疼痛、张口受限等症状，严重者发生进食和吞咽障碍，患者易产生焦虑、紧张情绪，对疾病的预后非常担心，需要家属的安慰和支持。

（三）护理问题

1. 疼痛　与颌面部感染有关。

2. 语言沟通障碍　与炎症引起的局部肿胀、疼痛、张口受限、吞咽困难有关。

3. 有窒息的危险　与肿胀压迫呼吸道有关。

4. 营养失调　与张口受限、咀嚼及吞咽困难，影响营养物质摄入有关。

5. 潜在的并发症：脑脓肿、海绵窦血栓性静脉炎、败血症等。

6. 焦虑　与知识缺乏，担心预后有关。

（四）护理措施

1. 一般护理

(1) 嘱患者卧床休息，尽量少说话、少活动、避免不良刺激，高热患者给予物理、药物降温，并嘱其多饮水。

(2) 饮食护理：加强营养，给予高蛋白及易消化高热量、高维生素的清淡流质饮食，多饮水，张口受限的患者可用吸管进食或鼻饲。

(3) 口腔护理：保持口腔卫生，指导患者每餐后用生理盐水漱口或根据病情用氯己定液漱口，每天3～4次。病情重者可用0.9%生理盐水行口腔冲洗，必要时配合用3%过氧化氢液清洗，每日3次。

2. 心理护理　针对患者对疾病和手术的恐惧心理，耐心疏导患者，介绍疾病有关知识，鼓励患者积极配合治疗。

3. 用药护理　遵医嘱给予抗生素、止痛药，病情严重者给予全身支持疗法，维持水、电解质平衡。局部炎症早期可外敷药物（如金黄散、六合丹）、针灸、封闭和理疗等，注意用药疗效。炎症治愈后应及时处理病灶牙。

4. 脓肿切开护理　按手术护理常规做好术前准备。脓肿形成或脓肿破溃引流不畅时，协助医生进行切开引流或扩大引流术。脓肿切开后，用生理盐水冲洗伤口或根据药敏试验结果选择敏感抗生素加生理盐水冲洗伤口，冲洗完毕协助患者取半卧位以减少伤口张力，利于伤口引流。密切观察患者病情变化及切口愈合情况。

考点：口腔颌面部感染脓肿切开护理措施

5. 病情观察　监测体温、脉搏、呼吸、血压。对炎症未控制的患者应注意观察有无感染性休克或昏迷、败血症、呼吸道梗阻的前兆。如肿胀严重引起呼吸困难，应给予氧气吸入，备气管切开包，必要时行气管切开。

（五）健康指导

(1) 引导患者建立口腔保健意识，积极防治口腔疾病，降低口腔颌面部炎症发病率。

(2) 指导患者治疗病灶牙，对不能保留的患牙应及早拔除。

三、颌骨骨髓炎

（一）概述

颌骨骨髓炎（osteomyelitis of the jaws）是指颌骨全部骨组织包括骨膜、骨皮质、骨髓及其中血管、神经的炎症。颌骨骨髓炎的发生率在全身骨骼系统中最高。病变始发于颌骨中央的骨松质与骨髓者，称为中央性颌骨骨髓炎；病变始发于颌骨周围的骨膜和骨皮质者，称为边缘性骨髓炎。如病情未得到控制，少数可发展至破坏整块颌骨。下面重点介绍化脓性颌骨骨髓炎。

1. 病因　颌骨骨髓炎根据致病因素不同可分为化脓性、特异性（结核、梅毒等）、放射性颌骨骨髓炎等几种，临床以牙源性感染引起的化脓性颌骨骨髓炎最为多见，近年来，放射性颌骨骨髓炎逐渐增多。

病原菌主要为金黄色葡萄球菌及其他化脓菌，常见为混合性感染。感染途径以牙源性感染最多见，占 90%，常由急性根尖周围炎或第 3 磨牙冠周炎发展而来。外伤性及血源性感染所致者较少见。

考点：颌骨骨髓炎的主要感染途径

2. 临床表现

(1) 中央性颌骨骨髓炎：常发生于急性化脓性根尖周炎和根尖周脓肿基础上，多发生于下颌骨。按临床发展过程分为急性期与慢性期。

1) 急性期：早期患者感病变区牙持续性剧烈疼痛，并沿三叉神经分布区放射。受累区牙龈红肿、压痛，病源牙及邻牙松动或牙周袋溢脓，叩痛，面颊肿胀。如脓液穿破骨壁或及时将脓液引流，炎症可逐渐减轻，否则骨髓腔内炎症发展扩散，可形成急性弥散性骨髓炎，此时患者全身症状加重，出现高热、寒战、脱水及其他中毒表现。下牙槽神经受累则下唇麻木，咀嚼肌受累则张口受限，严重者出现多间隙感染。

2) 慢性期：急性期未得到及时合理治疗即转为慢性，此时患者全身及局部症状缓解，口内或皮肤瘘管长期流脓，有时从瘘孔排出死骨，有大块死骨形成可发生病理性骨折，出现咬合错乱和面部畸形。一旦瘘管阻塞，炎症又急性发作。

考点：中央性颌骨骨髓炎急性期临床表现

(2) 边缘性颌骨骨髓炎：多见于青年人，好发于下颌支外侧，多由下颌智齿冠周炎引起的颌周间隙感染所致。感染途径是炎症首先累及咬肌间隙或翼颌间隙，然后侵犯下颌骨骨膜形成骨膜下脓肿，继而再损害骨密质，急性期常被间隙感染症状掩盖，因此常见为慢性期。慢性期主要是下颌角区或腮腺咬肌区出现炎性浸润硬块、压痛、凹陷性水肿和张口受限。可有长期排脓瘘管，有时脓液内混有死骨碎屑，循瘘管探查，可触及粗涩骨面。瘘管阻塞时，炎症可急性发作。全身症状一般不严重。

3. 治疗要点　急性期以控制感染、建立引流或拔除松动牙为主，全身中毒症状重、贫血者，应给予全身支持疗法，应小量多次输血，增强抵抗力；慢性期以死骨刮除术及病灶牙拔除为主。

（二）护理评估

1. 健康史　详询病因、病史、发病时间、发病经过及缓急、发病时伴随症状及治疗经过等。

2. 身体状况　中央性颌骨骨髓炎多发生于下颌骨，全身反应明显，病源牙及邻牙松动或牙周袋溢脓，叩痛，面颊肿胀。严重者可形成急性弥散性骨髓炎，此时患者全身症状加重，下牙槽神经受累则下唇麻木，咀嚼肌受累则张口受限，严重者出现多间隙感染。急性期未得到及时合理治疗即转为慢性，此时患者全身及局部症状缓解，口内或皮肤瘘管长期流脓；边缘性颌骨髓炎多由下颌智齿冠周炎引起的颌周间隙感染所致，急性期常被间隙感染症状掩盖，因此常见为慢性期。

3. 辅助检查　中央性颌骨骨髓炎，炎症急性期 X 线片无骨质破坏变化，2～4 周后可见骨质疏松密度减低区；2～3 个月后，显示骨破坏局限，有死骨形成或伴病理性骨折。边缘性骨髓炎早期变化不明显，晚期下颌支后前位 X 线片，可见骨皮质不光滑，有小片死骨形成，或骨质增生。

4. 心理社会状况　急性颌骨骨髓炎由于病情重，患者及家属均有紧张、焦虑心理，对疾病预后十分担心；慢性颌骨骨髓炎由于病程迁延，患者对治疗缺乏信心。如发生病理性骨折，出现咬合错乱、面部畸形，患者会产生自卑心理，严重影响其工作、正常生活及社会交往。

（三）护理问题

1. 疼痛　与炎症被致密骨板包围，不易向外扩散有关。

2. 体温升高　与急性感染有关。

3. 营养换调：低于机体需要量　与感染造成机体消耗增加和摄入不足有关。

4. 潜在并发症：病理性颌骨骨折、多间隙感染等。

5. 焦虑　与病程长，担心预后有关。

6. 知识缺乏：缺乏颌骨骨髓炎的防治知识。

（四）护理措施

1. 一般护理

（1）饮食与休息：给予丰富流食或半流食，勿吃坚硬食物，张口受限者可采用吸管吸吮方式进食，吞咽困难者可放置胃管鼻饲流食；为患者提供安静舒适环境，保证足够休息和睡眠，提高机体抵抗力。

（2）体温升高护理：应予物理或药物降温，嘱患者多饮水，高热失水者给予静脉补液，维持水、电解质平衡。

2. 心理护理　给予患者充分同情和理解，鼓励患者说出心理感受，对焦虑患者进行心理疏导，增强患者自信心，积极配合治疗。

3. 用药护理　遵医嘱使用止痛剂及敏感足量抗生素，并注意观察用药反应。炎症初期，可用超短波治疗，缓解疼痛。

4. 手术护理　因病理性骨折或死骨摘除术后用钢丝或夹板固定颌骨，以维持正常咬合关系的患者，应做好口腔护理，每次进食后，应用冲洗器、小棉签或小牙刷进行清洗。术后为加速创口愈合，改善局部血运及张口度，可配合理疗和热敷。

5. 病情观察　观察局部及全身变化，切开引流患者应观察引流量及性质。

（五）健康指导

（1）患者结扎丝及夹板祛除后，指导患者练习张闭口运动，直至功能恢复。勿吃坚硬食物，鼓励患者练习时要有耐心和毅力。

（2）指导患者及家属识别可能发生急性发作的征象，如面部肿痛时应及时就诊。

（3）嘱患者加强口腔护理，及时治疗牙病。

第 6 节　口腔颌面部损伤患者的护理

正常情况下，在颌面部各种组织之间，如皮下组织、肌、唾液腺及颌骨，充填数量不等的疏松结缔组织或脂肪，有血管、神经、淋巴组织、涎腺导管走行其中，从解剖结构上即是潜在的间隙，而且相邻间隙之间相互通连。当感染侵入这些潜在间隙内，可引起疏松组织溶解液化，炎性产物充满其中才出现明显的间隙。颌面部间隙较多，包括咬肌、翼下颌、下颌下、咽旁、舌下、颏下、颊、眶下、颞及颞下等间隙。

案例 10-10

患者，男，30 岁，工人。上颌外伤后牙齿变短半小时。因半小时前骑自行车不慎摔倒，致面部嘴唇着地后发现牙齿疼痛变短。检查：1A 牙龈红肿、龈沟渗血，牙冠比相邻牙短 2mm，叩痛（++），松动（+），上唇黏膜红肿，约有 1cm 长的裂口并渗血，X 线片示 1A 牙周膜间隙消失，未见根折。

问题：

1. 该患者诊断为何病？
2. 主要护理问题是什么？
3. 对该患者应采取哪些护理措施？

一、概　　述

口腔颌面部损伤（oral and maxillofacial trauma）是口腔颌面外科常见病和多发病。口腔颌面部是人体的暴露部位，在交通事故或遭受外力打击时易损伤。由于口腔颌面部系统特殊的解剖生理特点，损伤后可造成组织器官不同程度的反应和功能障碍，甚至引起面型的缺陷或毁损。

（一）口腔颌面部损伤的特点

1. 口腔颌面部血运丰富　损伤后易引起大量出血，甚至出血性休克。因血运丰富，组织再生修复能力和抗感染的能力较强，因此清创术尽量保留组织。伤后 24 ～ 48 小时或更长时间的创口，只要没有明显的化脓感染，正确地清创处理后仍可作一期缝合。口底、咽部、颌下、舌根等处的损伤，可因血肿、水肿而影响呼吸道通畅，甚至窒息。

2. 易并发感染　口腔颌面部腔、窦多，如口腔、鼻腔、鼻窦等，腔窦内常有病原菌，创口如与腔窦相通，易并发感染。在清创处理时，应尽早关闭与腔窦相通的伤口，以减少感染的机会。

3. 易发生窒息　口腔颌面部在呼吸道上端，损伤时，可因组织移位、肿胀、舌后坠、血凝块和分泌物等堵塞而影响呼吸。在救治口腔颌面部伤员时，应注意保持呼吸道通畅，防止窒息。

4. 易并发其他部位损伤　颜面部上接颅脑，当上颌骨或面中 1/3 部位损伤时容易并发颅脑损伤，如脑震荡、颅底骨折等，常常有伤后昏迷史。颌面部下接颈部，下颌骨损伤时容易并发颈部损伤，如颈部血肿、颈椎损伤或高位截瘫。

5. 易致功能障碍和颜面畸形　由于损伤后的组织移位、缺损或面神经损伤，使呼吸、咀嚼、吞咽、语言等方面的功能受影响。口腔颌面部特殊的组织器官集中，开放性损伤如处理不当，常发生不同程度的面部畸形，患者的心理压力大。处理颌面部伤口时，应尽量保留有可能存活的组织及精确对位缝合，减少畸形的发生。

（二）口腔颌面部损伤的急救

1. 窒息的急救处理　窒息按发生的原因可分为两类，一类是阻塞性窒息，另一类是吸入性窒息。急救处理窒息救治的关键是早期发现与及时处理。如发现伤员有烦躁不安、面色苍白、鼻翼煽动、三凹征、口唇发绀、血压下降、瞳孔散大等呼吸困难或窒息症状时，则应争分夺秒进行抢救。

（1）阻塞性窒息的急救

1）若口、鼻腔及咽喉部有分泌物、血液、移位的组织瓣或异物，迅速用手指抠出或用吸引器吸出，保持呼吸道通畅。同时改变体位，采取侧卧或俯卧位，继续清除分泌物，以解除窒息。

2）如有舌后坠时，用手或舌钳将后坠的舌牵出，并在舌尖后约2cm处用大圆针和7号线或大别针穿过舌的全层组织，将舌拉出口外，将缝线固定于衣服上或绷带上。保持头偏向一侧或俯卧位，便于分泌物流出（图10-13）。

3）插入通气管保持呼吸道通畅：对于咽部和舌根肿胀压迫呼吸道的伤员，可经口或鼻插入通气导管，以解除窒息。如情况紧急，又无适当导管时，可用1～2根粗针头做环甲膜穿刺，或做环甲膜切开术进行抢救，随后改行气管切开术，保持呼吸道通畅，遵医嘱有效吸氧。

考点：阻塞性窒息的急救措施

（2）吸入性窒息的急救：应立即行气管切开术，充分吸出进入下呼吸道的血液、分泌物和其他异物，解除窒息。对吸入性窒息的患者术后要特别注意防治肺部并发症。

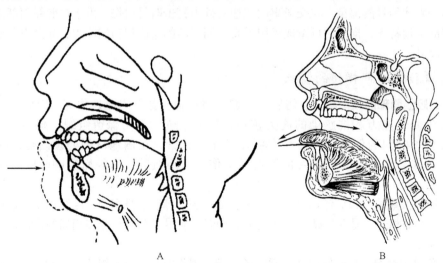

A　　　　　　　　　　　　　　B

图10-13　舌后坠引起呼吸道阻塞及处置方法

A.舌后坠引起呼吸道阻塞；B.用粗线将舌拉出

2. 出血的急救　口腔颌面部损伤后出血较多，如伤及较大血管，处理不及时可导致死亡。应根据损伤的部位、出血的来源和程度（动脉、静脉或毛细血管），以及现场的条件来采取相应的止血方法。

（1）指压止血：可用于毛细血管、小静脉及小动脉止血，是暂时止血的应急手段，用手指压迫出血部位主要动脉的近心端，可达到暂时止血的目的。指压部位依据知名血管的体表标志而定。①颞部、头顶、前额部血管出血，可在耳屏前指压颞浅动脉；②面中下部血管止血，可在咬肌止端前缘压迫颌外动脉于下颌骨体上；③颌面部大出血，于气管外侧与胸锁乳突肌前缘交界处，触及颈总动脉搏动后将其压迫于第6颈椎横突上，此举易致心率失常，甚至心搏骤停，因而非紧急时一般不采用（图10-14）。

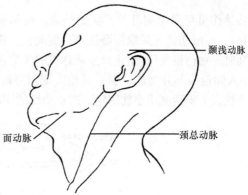

图 10-14　指压止血部位示意图

（2）包扎止血：包扎能起到保护创面、压迫止血、暂时固定、防止污染的作用。适用于头皮、颜面等处小动脉、静脉及毛细血管出血。将移位的组织复位后，包扎稍加力，即可止血。

（3）填塞止血：可用于开放性和洞穿性伤口或口底出血。用纱布、碘纱条或油纱条填塞，外面再用绷带加压包扎。在颈部或口底伤口填塞时，注意防止发生窒息。

（4）结扎止血：适用于开放性伤口有血管破裂的活动性出血。找到出血点，用止血钳钳夹后结扎出血血管。

（5）药物止血：局部止血可外用止血粉、吸收性明胶海绵等；全身止血可静脉给予酚磺乙胺、凝血酶、卡巴克络、维生素 K 等止血药，密切观察用药后反应。

3. 休克的急救处理　休克的处理原则为保持呼吸道通畅、给氧、镇静、止痛、止血、输液，可用药物协助恢复和维持血压。对失血性休克，以补充血容量为根本原则。但在颌面部伤员休克的急救中，不要应用吗啡，因吗啡有抑制呼吸的作用。

4. 合并颅脑损伤的急救处理

（1）患者应卧床休息、减少搬动。严密观察神志、脉搏、呼吸、血压及瞳孔的变化，保持呼吸道通畅，暂停不需要的检查和手术。

（2）脑脊液外漏患者禁止做外耳道或鼻孔的填塞与冲洗及腰椎穿刺，合并使用抗生素预防感染，以免引起颅内感染。

（3）烦躁不安的患者遵医嘱适量应用镇静剂，但禁止用吗啡，因吗啡有抑制呼吸、缩小瞳孔、引起呕吐等不良作用，影响病情判断。

（4）如有颅内高压的现象，如恶心、喷射性呕吐、血压升高等，应限制液体入量，遵医嘱给予脱水治疗，常用 20% 甘露醇，快速静脉滴注，可同时使用利尿剂与激素。

5. 包扎和运送

（1）包扎：是急救过程中必不可少的治疗措施，有压迫止血、暂时固定骨折段、保护并缩小创面、减少污染的作用。常用的包扎方法有四尾带包扎法及"十字"绷带包扎法（图10-15）。

（2）运送：运送伤员时应保持呼吸道通畅。

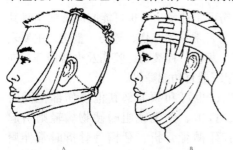

图 10-15　颌面部创口包扎法

A. 四尾带包扎法；B. 十字绷带包扎法

昏迷伤员可采用俯卧位，额部垫高，使鼻腔悬空，有利于唾液外流和防止舌后坠（图10-16）。一般伤员可采取侧卧位或头侧向位，避免血凝块及分泌物堆积在口咽部。运送途中应随时观察伤情变化，防止窒息或休克的发生。搬运疑有颈椎损伤的患者，应2～4人同时搬运，1人固定头部并加以牵引，其他人则以协调的力量将伤员平直滚动到担架上，颈下应放置小枕，头部两侧用小枕固定，防止头部的摆动。

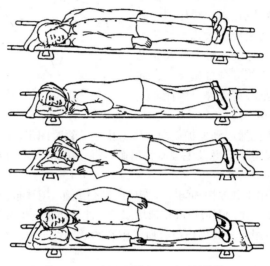

图 10-16　颌面部伤员运送时的体位

6. 防治感染　对开放性伤口，应尽早清创缝合。若没有条件，应早期包扎伤口，以免继续污染。为预防破伤风，伤后应及时注射破伤风抗毒素或破伤风人免疫球蛋白。及早使用广谱抗生素。

二、护理评估

1. 健康史　了解患者健康状况，有无其他疾病史、过敏史。准确收集患者受伤史，意识清醒者直接询问，意识不清者从其家属或陪同处获取。注意了解损伤原因、致伤物性质，是否合并其他部位的损伤等。

2. 身体状况　口腔颌面部损伤类型很多，临床上以软组织损伤、牙、牙槽骨损伤及颌骨骨折较为多见。

（1）口腔颌面部软组织损伤：颌面部软组织损伤可单独发生，也可能同颌骨或全身其他部位同时发生，分为闭合性和开放性损伤两种。前者常见为挫伤、擦伤、蜇伤，主要表现为皮下淤血、疼痛、肿胀等。后者常见为切割伤、刺伤、挫裂伤、咬伤及火器伤等，损伤部位有不同程度的伤口出血、肿胀、疼痛或受损组织器官功能障碍。

（2）牙和牙槽突损伤：比较常见，可单独发生，也可和颌面部其他损伤部位同时发生。多发生在前牙区，引起的原因常为碰撞、打击、跌倒或咀嚼硬物。轻则引起牙体松动，重则发生牙脱位、牙折断，甚至伴有牙槽骨骨折，牙槽骨骨折时常伴唇和牙龈的撕裂伤。

（3）颌骨骨折：包括上颌骨骨折、下颌骨骨折及上、下颌骨联合骨折等，分为开放性骨折和闭合性骨折，临床上以下颌骨骨折常见。下颌骨骨折较上颌骨骨折常见的原因为下颌骨位于面部最突出的部分。骨折线多发生在解剖结构较薄弱的部位如正中颏部、颏孔部、下颌角部及髁状突颈部，主要表现为面部肿胀、疼痛、出血、骨折处压痛、功能障碍等。颌骨骨折骨折片移位时可引起咬合关系错乱。上颌骨骨折常伴有颅脑损伤或颅底骨折，出现脑脊液鼻漏或耳漏，波及眶底时，可出现眼球结膜下出血、眼球移位或复视等。下颌骨骨折伴有下牙槽神经损伤时，会出现下唇麻木。如因颌骨骨折引起舌后坠，则可发生呼吸困难，甚至窒息。

3. 辅助检查　X 线检查或 CT 检查，可见骨折线的部位、数目、方向及移位等情况。

4. 心理 – 社会状况　突如其来的外伤、暴力或交通事故常给患者或家属带来重大打击，受伤后常有不同程度的面部畸形，从而加重了患者的心理负担。

三、治疗要点

闭合性损伤主要是镇痛、止血，促进血肿吸收；开放性损伤首先处理窒息、休克等并发症，待病情平稳后进行清创缝合；牙齿轻度损伤多不需要处理，牙脱位和移位及牙槽骨骨折，以手法复位后进行固定；颌骨骨折应先进行全身检查及急救，再将骨折片复位并固定，恢复正常咬合关系及咀嚼功能。

四、护理问题

1. 疼痛　与组织损伤有关。

2. 组织完整性受损　与外伤有关。

3. 吞咽困难　与疼痛、咬合错乱、咀嚼功能障碍有关。

4. 语言沟通障碍　与口腔颌面部伤口疼痛、张口受限、牙齿结扎固定术等有关。

5. 潜在并发症：窒息、出血、休克、感染等。

6. 恐惧　与患者机体创伤、精神受到强烈刺激有关。

7. 知识缺乏：缺乏颌面部外伤急救知识。

 链接

休　克

休克是口腔颌面部损伤常见的急危重病症，系各种强烈致病因素作用于机体，使循环功能急剧减退，组织器官微循环灌流严重不足，以至重要生命器官功能、代谢严重障碍的全身危重病理过程。休克分为低血容量性、感染性、心源性、神经源性和过敏性休克五类。创伤和失血引起的休克为低血容量性休克，而低血容量性和感染性休克在口腔颌面外科最常见。休克的治疗原则为改善全身组织的血流灌注，恢复及维持患者的正常代谢和脏器功能。

五、护理措施

1. 术前护理

（1）给患者提供安静、整洁、舒适的休息环境，帮助患者学习放松疗法，分散疼痛注意力。

（2）保持呼吸道通畅：及时清除口、鼻腔分泌物、呕吐物、异物及血凝块，必要时行气管切开。

（3）遵医嘱做相关的过敏试验，如青霉素、破伤风抗毒素、头孢类药物等皮肤试验。

（4）根据伤情准备急救或治疗用品：氧气、吸引器、清创包、气管切开包、急救药品等，保证急救工作有序进行。

(5) 口腔清洁：先用 3% 过氧化氢溶液清洗伤口，再用生理盐水冲洗。

(6) 病情观察：①对于伤情重患者，应注意观察生命体征、神志及瞳孔变化等；②观察患者耳、鼻是否有带血色水样液体或清凉液体流出。若有脑脊液漏时，禁止冲洗鼻腔及外耳道，禁止填塞，嘱咐患者不要用力擤鼻涕，防止咳嗽，以免引起颅内感染。

2. 术中术后护理

(1) 医生在进行清创术、气管切开术、复位固定术等操作时，护士应做好护理及治疗配合。

(2) 体位护理：经急救处理后，患者一般采取仰卧头偏向一侧体位，以利于口内分泌物流出；出血不多及合并颅脑损伤患者，可采取半卧位，以利于血液回流减轻局部组织水肿。

(3) 饮食护理：可用高蛋白、高热量、富有各种营养素的饮食，以促进伤口愈合，根据医嘱可给流质、半流质、软食或普食。腮腺或颌下腺损伤在治疗期不食酸性饮食；而腮腺导管损伤后，经导管吻合或导管再造术治疗期间，应让患者多食酸性饮食，促使导管畅通。根据损伤患者的部位和伤情不同，可采用不同的进食方法：①不能张口或颌间结扎的患者可将吸管置于磨牙后区经口进食；②对伤情较重不宜经口腔进食者，可采用鼻饲法或经静脉补充营养；③如患者唇、颊、腭有损伤，不能吸吮者应喂食。

(4) 口腔护理：患者应用漱口水漱口，保持口腔清洁，以减少感染。对于颌间结扎的患者每次进食后，可用 20ml 注射器接弯针头冲洗或小棉签、小牙刷清洗，化脓性创口可先用 3% 过氧化氢擦洗后再冲洗。

(5) 局部观察：对口内有结扎固定的伤员，应每天检查夹板结扎丝有无松脱、移位、压迫牙龈或刺伤唇颊黏膜、折断等情况，还要注意橡皮圈牵引方向与力量大小是否适当。如有问题，应及时调整或告知医生，给予处理。

(6) 遵医嘱及时输血、输液，应用止痛剂、止血剂、抗生素及破伤风抗毒素或破伤风人免疫球蛋白等，并注意观察用药反应。合并颅或胸部损伤者禁用吗啡。

(7) 术后的患者应观察伤口是否渗血、组织有无肿胀或出现感染征等。伤口肿胀明显者，24 小时内可冷敷，24 小时后可热敷。

六、健 康 教 育

(1) 充分调动患者的积极性，采取心理疏导的方法，与其沟通交流，给予安慰，坚定战胜伤痛的信心和勇气。

(2) 对于口腔颌面部损伤，全身状况良好者，鼓励患者早期下床活动和及时进行功能训练，以改善局部及全身的血液循环。对颌骨骨折的患者，指导其掌握张口训练的时机及方法。

(3) 嘱咐患者定期来院复查，观察固定装置是否松动。

(4) 颌间结扎牵引时间一般为 2 ～ 4 周，拆出后可进半流食，半年内禁咬硬物。

小结

　　龋病和牙髓病是口腔主要的常见病，也是人类最普遍的疾病之一，因此，对龋病和牙髓病要以早预防、早发现、早诊断、早治疗为原则，护理人员要向健康人群和患者宣传预防龋齿和牙髓病的有关知识，增强人们的健康意识。

　　根尖周病是口腔常见病之一，多为牙髓病的继发病。根尖周病临床上主要分为急性根尖周炎和慢性根尖周炎，其最有效的治疗方法是根管治疗（RCT），其核心是去除感染，杜绝再感染。

小结

　　牙周组织疾病是常见的口腔疾病,是引起成年人牙齿丧失的主要原因之一,也是危害人类牙齿和全身健康的主要口腔疾病。但其早期症状不易引起重视,易造成牙周组织长期慢性感染,炎症反复发作,不仅损害口腔咀嚼系统的功能,还会严重影响健康。医护人员要积极向患者介绍牙周炎的危害,使患者了解牙周炎与口腔卫生习惯密切相关。做好口腔卫生保健,指导牙线及牙签的正确使用、牙龈按摩。

　　复发性口腔溃疡好发于未角化或角化差的口腔黏膜处,具有周期性、复发性及自限性特点,溃疡有"红、黄、凹、痛"的表现,局部主要是止痛、促进溃疡愈合,全身主要是对因治疗。口腔单纯疱疹是由单纯疱疹病毒所致的皮肤黏膜病,疱疹发生在口腔黏膜处称为疱疹性口炎,单独发生在口周皮肤处称为唇疱疹,治疗以抗病毒及全身支持疗法为主;口腔念珠菌病多见于婴幼儿,早期病损区出现散在微凸的柔软的白色小点,随后融合成大的白色凝乳状斑片,不易拭去,治疗全身或局部使用抗真菌药物;口腔白斑病是发生在口腔黏膜上以白色为主的损害,3% ~ 5% 可转化为癌,治疗要点是消除刺激因素,对症治疗,定期复查。护理上要注意患者的心理及用药护理,并注意观察病情变化。

　　智齿冠周炎主要见于下颌智齿萌出不全的患者,治疗时急性期消炎、镇痛、切开引流,炎症消退后,应及时处理病灶牙或覆盖的牙龈组织,以防感染复发;颌面部间隙感染常见原因为牙源性感染,常表现为急性炎症的过程,不同间隙感染其感染来源及临床表现有各自特点,治疗时全身应用足量抗生素,脓肿形成时切开引流;颌骨骨髓炎临床以牙源性感染引起的化脓性颌骨骨髓炎最为多见,按发病起始部位不同分为中央性颌骨骨髓炎及边缘性颌骨骨髓炎,治疗时急性期以控制感染、建立引流或拔除松动牙为主,慢性期以死骨刮除术及病灶牙拔除为主。护理上要注意患者的心理及用药护理,并注意观察病情变化。

　　口腔颌面部在交通事故或遭受外力打击时易损伤,损伤后可造成组织器官不同程度的反应和功能障碍,甚至引起面型的缺陷或毁损。颌面部血运丰富,上接颅脑,下连颈部,腔、窦较多,伤后易发生窒息、出血、颅脑损伤、休克等危及生命的并发症。现场处理时,应从威胁生命最主要的问题开始,首先处理窒息,然后依次为出血、休克、颅脑损伤等。术前、术后要注意患者的心理护理、用药护理,并注意观察病情变化。

(鲁传敦　张治艳　梁丽萍)

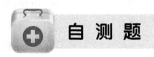

自测题

单选题

1. 中龋为龋损发展到
   - A. 牙釉质全层
   - B. 釉牙本质层
   - C. 牙本质浅层
   - D. 牙本质中层
   - E. 牙本质深层

2. 急性牙髓炎最有效的止痛方法是
   - A. 药物止痛
   - B. 开髓引流
   - C. 直接或间接引流
   - D. 摘除牙髓
   - E. 拔除患牙

3. 食物中最容易致龋的是
   - A. 蔬菜
   - B. 蔗糖
   - C. 肉类
   - D. 脂肪

E. 矿物质

4. 急性牙髓炎的疼痛特点不包括以下哪项

A. 自发性阵发性夜间疼痛

B. 夜间痛加重

C. 温度刺激痛加剧

D. 疼痛不能定位

E. 咬合痛

5. 温度刺激出现迟缓且不严重的疼痛，表明可能是

A. 牙髓正常　　　　　B. 牙髓坏死

C. 可复性牙髓炎　　　D. 可复性牙髓炎

E. 慢性牙髓炎

6. 牙龈炎患者主诉症状通常为

A. 牙齿移位　　　　　B. 口腔异味

C. 食物嵌塞　　　　　D. 牙龈出血

E. 以上均是

7. 超声波洁牙术禁用于

A. 安装心脏起搏器和传染病的患者

B. 高血压患者

C. 糖尿病患者

D. 孕妇

E. 牙周患者

8. 引起妊娠期龈炎的病因是

A. 内分泌的改变　　　B. 咬合创伤

C. 妊娠本身　　　　　D. 营养不良

E. 以上都有

9. 早期牙龈炎的临床症状是

A. 牙龈溢脓　　　　　B. 脓肿形成

C. 牙龈肿大　　　　　D. 牙龈增生

E. 牙龈红肿和牙龈出血

10. 治疗牙龈炎的首选方法

A. 选用漱口水，保持口腔卫生

B. 去除牙石

C. 牙龈切除

D. 选用抗生素

E. A+B+D

11. 轻型口疮的症状特点是

A. 7～10天可愈　　　B. 疼痛不明显

C. 伴体温升高　　　　D. 唾液减少

E. 愈合后留瘢痕

12. 关于疱疹性口炎护理措施不当的是

A. 口服阿昔洛韦

B. 局部应用华素片含化

C. 补充维生素 C、维生素 B

D. 隔离并注意口腔卫生

E. 大剂量激素冲击疗法

13. 颗粒状白斑多见于

A. 唇红黏膜　　　　　B. 口角区颊黏膜

C. 舌腹口底黏膜　　　D. 牙龈黏膜

E. 软腭黏膜

14. 下列口腔黏膜病中属于癌前病变的是

A. 扁平苔藓　　　　　B. 复发性阿弗他溃疡

C. 疱疹性口炎　　　　D. 口腔念珠菌病

E. 黏膜白斑

15. 新生儿，双颊、唇、舌黏膜见广泛白色或乳白色丝绒状斑片，稍用力可擦掉，伴啼哭，流涎，最可能的诊断是

A. 黏膜白斑　　　　　B. 复发性口疮

C. 疱疹性口炎　　　　D. 口腔念珠菌病

E. 扁平苔藓

（16～17题共用题干）

患者，男，45岁，右颊黏膜白色损害2年就诊。检查：右颊黏膜白色损害高出于黏膜表面，触之较粗糙，其余黏膜未见明显损害。病理检查：上皮增生，过度正角化，粒层明显，棘层增厚，上皮钉突增大，伴部分上皮轻度异常增生。

16. 最可能诊断是

A. 白塞病　　　　　　B. 复发性阿弗他溃疡

C. 口腔白斑　　　　　D. 疱疹性口炎

E. 口腔念珠菌病

17. 关于该病护理措施不当的是

A. 祛除局部刺激因素

B. 口服鱼肝油

C. 用 0.1%～0.3% 维 A 酸软膏局部涂布

D. 定期随访

E. 口服阿昔洛片

（18～27题共用题干）

患者，男，30岁，舌痛10天。体检：上下唇黏膜、舌尖、舌腹、软腭见较多散在针尖大小溃疡，伴发热，发病前否认感冒史。既往有类似发作史。

18. 最可能诊断是

A. 轻型阿弗他溃疡　　B. 重型阿弗他溃疡

C. 疱疹样阿弗他溃疡　D. 疱疹样口炎

E. 白色念珠菌感染

19. 下列护理措施不恰当是
    A. 饮食隔离
    B. 口服糖皮质激素
    C. 局部应用口腔溃疡药膜贴敷
    D. 0.5% 达克罗宁液局部涂布
    E. 给予维生素 C 及维生素 B

20. 该病首要的护理诊断是
    A. 疼痛　　　　　　 B. 知识缺乏
    C. 口腔黏膜改变　　 D. 焦虑
    E. 语言沟通障碍

21. 冠周炎发生的原因是
    A. 盲袋形成　　　　 B. 细菌感染
    C. 食用不洁食物　　 D. 智齿阻生
    E. 以上均是

22. 颌面部蜂窝织炎最常见的感染途径是
    A. 牙源性感染　　　 B. 腺源性感染
    C. 医源性感染　　　 D. 血源性感染
    E. 外伤性感染

23. 颌面部间隙感染的一般局部表现为
    A. 局部红、肿、热、痛及功能障碍
    B. 局部软组织广泛性水肿
    C. 有脓肿形成，局部剧烈疼痛
    D. 张口受限，影响语言、咀嚼
    E. 局部产生皮下气肿，有捻发音

24. 下列间隙感染首先表现为张口困难的是
    A. 翼下颌间隙　　　 B. 眶下间隙
    C. 下颌下间隙　　　 D. 口底蜂窝织炎
    E. 舌下间隙

25. 由于下颌骨特殊解剖特点，下列哪种病变易
    通过下颌管扩散，导致急性骨髓炎
    A. 根尖周致密性骨炎　 B. 根尖脓肿
    C. 黏膜下脓肿　　　　 D. 根尖囊肿
    E. 牙龈炎

26. 边缘性骨髓炎好发于
    A. 下颌骨升支外侧　 B. 下颌骨升支内侧
    C. 下颌骨体部　　　 D. 下颌骨髁状突
    E. 上颌骨体部

27. 颌部感染后出现下颌支及下颌角部肿胀，张
    口极度困难，诊断多为
    A. 颊间隙感染　　　 B. 咬肌间隙感染
    C. 翼颌间隙感染　　 D. 咽旁间隙感染

E. 颞下间隙感

（28～35 题共用题干）

　　患者，女，22 岁，因自觉磨牙后区疼痛伴张口困难 5 天就诊。检查：$\overline{8}$ 近中低位阻生，周围牙龈充血、肿胀，龈袋溢脓，$\overline{67}$ 区前庭沟变浅，有波动感，血常规检查见白细胞增高，中性粒细胞 0.08。

28. 该患者诊断为
    A. 冠周炎　　　　　 B. 牙周炎
    C. 牙龈炎　　　　　 D. 牙髓炎
    E. 根尖周围炎

29. 此时该患者护理措施正确的是
    A. 遵医嘱使用广谱抗生素＋抗厌氧菌药物
    B. 配合医生局麻下拔除 $\overline{8}$
    C. 协助医生 $\overline{67}$ 区前庭沟切开引流
    D. $\overline{8}$ 盲袋冲洗上药
    E. A＋C＋D

30. 为该患者进行健康教育不妥的是
    A. 指导患者注意口腔保健，增加营养，注意
       劳逸结合
    B. 向患者说明行龈瓣切除术可预防智齿冠周
       炎的发生
    C. 向患者说明无功能的智齿应尽早拔除
    D. 向患者说明可能无法正常萌出的智齿应尽
       早拔除
    E. 向患者说明本病治愈后不再复发

31. 对口腔颌面外伤吸入性呼吸困难的急救措施
    是
    A. 气管切开术　　　 B. 清除口内分泌物
    C. 吸氧　　　　　　 D. 俯卧位
    E. 肌内注射可尼可刹米

32. 颌骨骨折临床重要特征是
    A. 咬合错乱　　　　 B. 局部肿胀
    C. 局部疼痛　　　　 D. 张口受限
    E. 骨摩擦音

33. 患者额颞部外伤性出血，为了暂时止血，行
    压迫止血的部位是
    A. 颈动脉三角区　　 B. 颈外动脉走行区
    C. 耳屏前区域　　　 D. 下颌角区
    E. 下颌下缘与嚼肌附着前缘交界处

34. 患者颜面部外伤伴昏迷，经现场处理准备护
    送到医院就诊，下列处理不正确的是

A. 俯卧位 B. 额部垫高

C. 仰卧位

D. 随时观察, 防止窒息和休克发生

E. 若怀疑有颈椎损伤, 在搬运时应有 2 ～ 4 人同时进行

35. 患者因车祸致口腔颌面部多处裂伤伴下颌骨多发性骨折, 出现神志不清、口唇发绀及三凹征时紧急处理正确的是

A. 吸氧 B. 清创缝合

C. 折复位 D. 口对口人工呼吸

E. 气管切开

(36 ～ 38 题共用题干)

患者, 男, 36 岁, 因骑车不慎摔伤, 致下颌牙齿松动、下唇口内黏膜损伤, 急诊就诊。

36. 下列护理措施不妥的是

A. 协助医生给予局部反复冲洗

B. 保持呼吸道通畅, 及时清除口腔、鼻腔分泌物

C. 观察生命体征, 准备急救药品和物品

D. 协助医生行清创缝合术

E. 嘱患者拆除缝线后可注射破伤风抗毒素

37. 口腔颌面部伤口愈合快、抗感染力强是由于

A. 伤口暴露容易清洁

B. 肌肉的功能活动

C. 血液供应丰富

D. 神经分布丰富

E. 咀嚼运动促进血液循环作用

38. 患者给予颌间固定后饮食护理应做到

A. 早期以流质食物为主

B. 采用少量多餐制

C. 根据伤情选用不同的进食方法

D. 后期可根据情况, 选用半流质、软食和普食

E. 以上各项均包括

实训指导

眼科护理实训指导

实训 1　远视力检查法

（一）实训

【实训目标】熟练掌握远视力检查的方法。

【适应证】眼部疾病诊断、健康体检。

【禁忌证】全身状况不允许检查者、因精神或智力状态不配合者。

【实训用物】远视力表、灯箱、遮眼板、指示杆。

【操作流程与护理配合】

1. 检查前准备

（1）将视力表放置于距被检者 5m 处，视力表的 1.0 一行应与被检眼同高。

（2）视力表可采用自然照明或人工照明，照明应均匀，无眩光。

（3）核对患者信息，向患者解释视力检查的目的和方法。

2. 视力检查

（1）先查右眼，后查左眼。

（2）嘱被检者辨认 E 字母开口方向，从最大视标开始，自上而下逐行检查。

（3）如果不能辨认视力表上最大视标，移近视力表，直至看清第 1 行视标。

（4）如果在 1m 处不能辨认最大视标，则检查指数。

（5）如果在眼前 5cm 处仍不能辨认指数，则检查手动。

（6）如果不能辨认指数或手动，应检查光感及光定位。

3. 结果记录。

【注意事项】

（1）对不懂如何配合检查的患者，应先教会其如何辨认，再进行视力检查。

（2）学龄前儿童可采用图形视力表，但结果仅供参考。

（3）如果检查室的最大距离小于 5m，采用反光镜法检查视力。将视力表置于被检查者坐位的后上方，于视力表对面 2.5m 处放一平面镜，嘱被检者注视镜内所见的视力表来检查远视力。

（4）检查时被检者头位要正，不能歪头用另一只眼偷看，不能眯眼。

（5）未受检眼遮盖要完全，但不要压迫眼球。

（6）如被检者戴镜应先查裸眼视力，再查戴镜视力。

（7）每个字母辨认时间为 2～3 秒。

(8) 远视力检查是心理物理检查，评价结果时应当注意。

(9) 近视力检查同远视力检查，记录时应记录最佳视力和检查距离，如 1.0/10cm。

（二）评价

参照测评表进行自评、互评、组长评价和教师评价（90分以上者为合格）（实训表1）。

实训表 1　远视力检查法测评表

序号	测评内容	评价要点	配分	评分标准	扣分	得分
1	检查前准备	1. 用物准备	15 分	缺一项扣 5 分		
		2. 将视力表放置于距被检者 5m 处，视力表的 1.0 一行应与被检眼同高。视力表可采用自然照明或人工照明，照明应均匀，无眩光				
		3. 核对患者姓名及眼别，向患者解释检查目的和要求				
2	操作步骤	1. 先查右眼，后查左眼。检查时用挡眼板遮盖一眼，遮盖要完全，但不要压迫眼球	70 分	操作不规范扣 5 分 熟练度欠佳扣 5 分 缺一项扣 10 分		
		2. 嘱被检者辨认 E 字母开口方向，从最大视标开始，自上而下逐行检查，被检者能辨认出的最小视标的那一行记为该眼的视力				
		3. 如果被检查者不能辨认视力表上最大视标时，可移近视力表，直至看清第 1 行视标				
		4. 如果在 1m 处不能辨认最大视标，则检查指数				
		5. 如果在眼前 5cm 处仍不能辨认指数，则检查手动				
		6. 如果被检者不能辨认指数或手动，应在暗室中进一步检查光感及光定位				
		7. 口述：近视力检查同远视力检查，记录时应记录最佳视力和检查距离				
3	结果记录	1. 如 0.4 一行不能辨认，则其视力为 0.3，如 0.4 一行能辨认出两个视标，则其视力为 0.3^{+2}	15 分	操作不规范扣 3 分 缺一项扣 5 分		
		2. 如在 2m 处能看清 0.1，视力为 $0.1 \times 2/5 = 0.04$				
		3. 记录其能辨认指数、手动、光感的最远距离，如指数 /30cm，记录光定位检查结果				
	合计		100 分			

加分项：

1. 问诊娴熟、表情自然、仪态大方　　　+2 分

2. 使用普通话，语言准确、精炼、生动　+2 分

自我评价：_____

同学互评：_____

教师评价：_____

（刘长辉）

实训 2 结膜囊冲洗法

（一）实训

【**实训目标**】熟练掌握结膜囊冲洗的方法。

【**适应证**】清洁结膜囊内异物、分泌物及化学物质。

【**禁忌证**】眼球穿通伤、深层角膜溃疡。

【**实训用物**】洗眼壶或冲洗用吊瓶、受水器、消毒棉球及棉签、冲洗液（生理盐水、3%硼酸溶液、2%碳酸氢钠液等）。

【**操作流程与护理配合**】

1. 操作前准备

（1）备齐物品。

（2）操作者着装整洁，洗手、戴口罩。

（3）核对患者信息及眼别，向患者解释操作的目的和方法。

2. 体位

（1）患者取坐位或仰卧位，头部微后仰。

（2）嘱患者头向冲洗侧倾斜，患者自持受水器紧贴冲洗眼面颊部或颞侧。

3. 冲洗

（1）左手持棉签拉开患者下眼睑（实训图 1）。

（2）右手持洗眼壶或吊瓶冲洗头，距眼 3～5cm，先用少量冲洗液冲洗颊部皮肤。

（3）再冲洗结膜囊，嘱患者转动眼球，以便充分冲洗结膜囊各部。

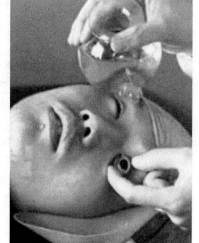

实训图 1 结膜囊冲洗液

4. 冲洗后护理

（1）冲洗完毕，用消毒棉球擦净眼睑及颊部。

（2）取下受水器，倒出污水，消毒备用。

（3）整理用物。

【**注意事项**】

（1）洗眼壶不能触及眼部。

（2）冲洗液温度以 20～30℃为宜，可将冲洗液滴在手背皮肤上试温，以能耐受为度。

（3）根据需要滴表麻药，以减少刺激。

（4）冲洗液不可直接冲向角膜，也不能流入健眼。

（5）传染性眼患者使用过的冲洗器具应严格消毒。

（6）酸碱化学烧伤者，冲洗 30 分钟以上。

（二）评价

参照测评表进行自评、互评、组长评和教师评价（90分以上者为合格）（实训表2）。

实训表 2　结膜囊冲洗法测评表

序号	测评内容	评价要点	配分	评分标准	扣分	得分
1	操作前准备	1. 用物准备	15 分	缺一项扣 5 分		
		2. 操作者着装整洁，洗手、戴口罩				
		3. 核对患者信息及眼别，向患者解释检查目的和要求				
2	操作步骤	1. 辅助患者取坐位或仰卧位	70 分	操作不规范扣 5 分 熟练度欠佳扣 5 分 缺一项扣 10 分		
		2. 嘱患者头向冲洗侧倾斜，患者自持受水器紧贴冲洗眼面颊部或颞侧				
		3. 左手持棉签拉开患者下眼睑				
		4. 右手持洗眼壶或吊瓶冲洗头，距眼 3～5cm				
		5. 先用少量冲洗液冲洗颊部皮肤				
		6. 再冲洗结膜囊，嘱患者转动眼球，以便充分冲洗结膜囊各部				
		7. 口述：酸碱化学烧伤者，冲洗 30 分钟以上				
3	操作后护理	1. 冲洗完毕，用消毒棉球擦拭干净眼睑及颊部，必要时覆盖眼睑	15 分	操作不规范扣 3 分 缺一项扣 5 分		
		2. 取下受水器，倒出污水，消毒备用				
		3. 整理用物				
	合计		100 分			

加分项：

1. 问诊娴熟、表情自然、仪态大方　　+2 分

2. 使用普通话，语言准确、精炼、生动　+2 分

自我评价：_____

同学互评：_____

组长评价：_____

教师评价：_____

（郭金兰）

实训 3　泪道冲洗法

（一）实训

【**实训目标**】熟练掌握泪道冲洗法。

【**适应证**】泪道疾病、内眼手术前清洁准备。

【**禁忌证**】急性泪囊炎、急性鼻炎。

【实训用物】注射器、泪道冲洗针头、泪点扩张器、表麻药、冲洗液（通常用生理盐水，治疗可用抗生素溶液）、抗生素滴眼液、消毒棉球及棉签。

【操作流程与护理配合】

1.操作前准备

（1）备齐物品。

（2）操作者着装整洁，洗手、戴口罩。

（3）核对患者信息及眼别，向患者解释操作的目的和方法。

2.体位

（1）患者取坐位或仰卧位，头部微后仰并固定。

（2）滴表麻药于内眦角，嘱患者闭眼休息 3 ～ 5 分钟。

3.冲洗

（1）将下睑近内眦部轻轻地向外下牵拉，暴露下泪小点（实训图 2）。

（2）将大小合适的泪道冲洗针头垂直插入泪小点 1 ～ 2mm 后向鼻侧转动，使针头呈水平位，继而顺沿下泪小管走行方向将针头推进 4 ～ 6mm，注入生理盐水。

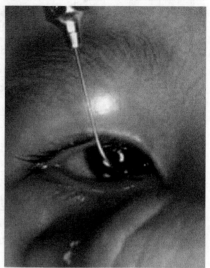

实训图 2　泪道冲洗法

（3）询问患者有无水液进入咽部，并注意注水时有无阻力及泪点有无水液反流。

4.冲洗后护理

（1）冲洗完毕时，滴用抗生素眼药水。

（2）用消毒棉球擦净面部。

（3）整理用物。

【注意事项】

（1）泪道冲洗时动作要轻柔，以免造成泪道机械性损伤及形成假道。

（2）泪道冲洗注入液体时，若出现眼睑浮肿，表明冲洗时形成假道，应即刻拔出冲洗针头，停止冲洗。必要时应用抗生素，预防发生感染。

（3）如泪点较小，先用泪点扩张器垂直插进泪点 1 ～ 2mm，再向鼻侧转至水平方向，轻轻捻转，扩张泪点。

（4）慢性泪囊炎患者冲洗前先挤压泪囊部，观察有无黏液或脓性分泌物排出，并尽量将分泌物排空。

（二）评价

参照测评表进行自评、互评、组长评价和教师评价（90分以上者为合格）（实训表 3）。

实训表 3　泪道冲洗法测评表

序号	测评内容	评价要点	配分	评分标准	扣分	得分
1	操作前准备	1.用物准备	15 分	缺一项扣 5 分		
		2.操作者着装整洁，洗手、戴口罩				
		3.核对患者信息及眼别，向患者解释检查目的和要求				

续表

序号	测评内容	评价要点	配分	评分标准	扣分	得分
2	操作步骤	1. 辅助患者取坐位或仰卧位,头部微后仰并固定,眼向上注视 2. 滴表麻药于内眦角,嘱患者闭眼休息3～5分钟 3. 将下睑近内眦部轻轻地向外下牵拉,暴露下泪小点 4. 将大小合适的泪道冲洗针头垂直插入泪小点1～2mm后向鼻侧转动,使针头呈水平位 5. 继而顺沿下泪小管走行方向将针头推进4～6mm,注入生理盐水 6. 询问患者有无水液进入咽部,并注意注水时有无阻力及泪点有无水液反流 7. 口述泪道冲洗结果分析	70分	操作不规范扣5分 熟练度欠佳扣5分 缺一项扣10分		
3	操作后护理	1. 冲洗完毕后,滴用抗生素眼药水 2. 用消毒棉球擦净面部 3. 整理用物	15分	操作不规范扣3分 缺一项扣5分		
	合计		100分			

加分项:

1. 问诊娴熟、表情自然、仪态大方　　　+2分
2. 使用普通话,语言准确、精炼、生动　+2分

自我评价:_____

同学互评:_____

组长评价:_____

教师评价:_____

实训4　滴眼药水法

(一)实训

【实训目标】熟练掌握滴眼药水的方法。

【适应证】预防和治疗眼部疾病、眼部检查、眼部表面麻醉。

【禁忌证】有明确的相关药物过敏史者。

【实训用物】眼药水、滴管、消毒棉球或棉签。

【操作流程与护理配合】

1. 操作前准备

(1) 备齐物品。

(2) 操作者着装整洁,洗手、戴口罩。

(3) 核对患者信息及眼别,向患者解释操作的目的和方法。

2. 体位　患者取坐位或仰卧位，头部微后仰并固定眼向上注视。

3. 滴药

(1) 用无菌棉签清除眼部分泌物（实训图 3）。

(2) 用左手示指或棉签拉开下睑。

(3) 右手持眼药瓶或滴管，将第 1 滴挤掉，丢弃。

(4) 距结膜囊 2～3cm 将药液滴入下穹窿部，一般每次 1～2 滴。

4. 滴药后护理

(1) 滴药后嘱患者轻轻闭合眼睑数分钟。

(2) 用消毒棉签拭去溢出的药液。

(3) 整理用物。

【注意事项】

(1) 滴药前应核对所滴的药液标签。

(2) 滴用混悬液之前应摇匀。

(3) 滴药时滴管或瓶口避免接触眼睑或睫毛。

(4) 药液避免直接滴于角膜上。

(5) 对于溢出眼部的药液应及时拭去，以免患者不适或流入口腔内被吸收。

(6) 滴药后及时压迫泪囊区 3 分钟，可减少药液经泪道进入鼻黏膜吸收。

(7) 滴用多种药物时，前后药物之间应间隔 10 分钟。

(8) 注意观察用药后的不良反应及用药后的效果。

实训图 3　滴眼药水法

（二）评价

参照测评表进行自评、互评、组长评价和教师评价（90 分以上者为合格）（实训表 4）。

实训表 4　滴眼药水法测评表

序号	测评内容	评价要点	配分	评分标准	扣分	得分
1	操作前准备	1. 用物准备	15 分	缺一项扣 5 分		
		2. 操作者着装整洁，洗手、戴口罩				
		3. 核对患者信息及眼别，向患者解释检查目的和要求				
2	操作步骤	1. 患者取坐位或仰卧位，头部微后仰并固定，眼向上注视	70 分	操作不规范扣 5 分 熟练度欠佳扣 5 分 缺一项扣 10 分		
		2. 用无菌棉签清除眼部分泌物				
		3. 滴药者用左手示指或棉签拉开下睑				
		4. 右手持眼药瓶或滴管，将第 1 滴挤掉，丢弃				
		5. 距结膜囊 2～3cm 将药液滴入下穹隆部，一般每次 1～2 滴，轻提上睑盖住下睑				

续表

序号	测评内容	评价要点	配分	评分标准	扣分	得分
3	操作后护理	1. 滴药后嘱患者轻轻闭合眼睑数分钟	15分	操作不规范扣3分 缺一项扣5分		
		2. 用消毒棉签拭去溢出的药液				
		3. 整理用物				
	合计		100分			

加分项:
1. 问诊娴熟、表情自然、仪态大方 　　　+2分
2. 使用普通话,语言准确、精炼、生动 　+2分

自我评价:＿＿＿＿＿＿＿＿＿＿＿＿＿
同学互评:＿＿＿＿＿＿＿＿＿＿＿＿＿
组长评价:＿＿＿＿＿＿＿＿＿＿＿＿＿
教师评价:＿＿＿＿＿＿＿＿＿＿＿＿＿

实训 5　涂眼药膏法

(一)实训

【实训目标】熟练掌握涂眼药膏的方法。

【适应证】预防和治疗眼部疾病、眼部检查。

【禁忌证】有明确的相关药物过敏史者。

【实训用物】眼药膏、无菌玻璃棒、消毒棉签。

【操作流程与护理配合】

1. 操作前准备

(1) 备齐物品。

(2) 操作者着装整洁,洗手、戴口罩。

(3) 核对患者信息及眼别,向患者解释操作的目的和方法。

2. 体位　患者取坐位或仰卧位,头部微后仰并固定眼向上注视。

3. 涂药膏

(1) 用无菌棉签清除眼部分泌物(实训图4)。

(2) 用左手示指或棉签拉开下睑。

(3) 右手持眼药膏,先挤掉一小段,丢弃。

(4) 再将眼药膏挤入下穹窿部,嘱患者闭合眼睑。

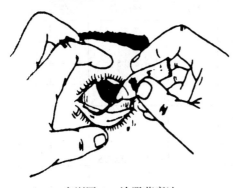

实训图 4　涂眼药膏法

4. 涂药后护理

(1) 轻轻按摩眼睑或嘱患者轻轻转动眼球,使眼药膏均匀分布到结膜囊内。

(2) 可用消毒棉签将眼周擦拭干净。

(3) 整理用物。

【注意事项】

(1) 涂药前应核对所滴的药膏标签。

(2) 涂药时玻璃棒或管口避免接触眼睑或睫毛。

(3) 用玻璃棒涂眼药膏时，应先检查玻璃棒是否光滑、有无破损，如有破损应停止使用，以免损伤角膜或结膜。

(4) 用玻璃棒涂眼药膏时，不要将睫毛连同玻璃棒一起卷入结膜囊内，以避免刺激角膜。

(5) 眼药水和眼药膏同时使用时，应先滴眼药水后涂眼药膏。

(6) 注意观察用药后的不良反应及用药后的效果。

(二)评价

参照测评表进行自评、互评、组长评价和教师评价（90分以上者为合格）（实训表5）。

实训表5　涂眼药膏法测评表

序号	测评内容	评价要点	配分	评分标准	扣分	得分
1	操作前准备	1. 用物准备	15分	缺一项扣5分		
		2. 操作者着装整洁，洗手、戴口罩				
		3. 核对患者信息及眼别，向患者解释检查目的和要求				
2	操作步骤	1. 患者取坐位或仰卧位，头部微后仰并固定，眼向上注视	70分	操作不规范扣5分 熟练度欠佳扣5分 缺一项扣10分		
		2. 用无菌棉签清除眼部分泌物				
		3. 滴药者用左手示指或棉签拉开下睑				
		4. 右手持眼药膏，先挤掉一小段，丢弃				
		5. 再将眼药膏挤入下穹隆部				
		6. 轻提上睑，嘱患者闭合眼睑				
		7. 涂盒状眼药膏时，用右手持玻璃棒蘸取米粒大小眼药膏，左手拉开下睑，将玻璃棒连同眼药膏平放于下穹隆部，左手放开下睑，嘱患者轻轻闭眼，旋转玻璃棒自颞侧轻轻抽出				
3	操作后护理	1. 轻轻按摩眼睑或嘱患者轻轻转动眼球，使眼药膏均匀分布到结膜囊内	15分	操作不规范扣3分 缺一项扣5分		
		2. 可用消毒棉签将眼周擦拭干净				
		3. 整理用物				
	合计		100分			

加分项：

1. 问诊娴熟、表情自然、仪态大方　+2分

2. 使用普通话，语言准确、精炼、生动　+2分

自我评价：_____

同学互评：_____

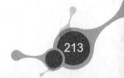

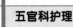

组长评价：_____

教师评价：_____

实训6 剪睫毛法

（一）实训

【实训目标】熟练掌握剪睫毛的方法。

【适应证】眼科手术前准备。

【禁忌证】无。

【实训用物】眼科剪、眼药膏、消毒棉球或棉签。

【操作流程与护理配合】

1.操作前准备

（1）备齐物品。

（2）操作者着装整洁，洗手、戴口罩。

（3）核对患者信息及眼别，向患者解释操作的目的和方法。

2.体位 患者取坐位或仰卧位，头部微后仰并固定。

3.剪睫毛

（1）在剪刀一侧涂上眼药膏。

（2）剪下睑睫毛，嘱患者眼睑放松，眼睛向上方固视，左手持棉签拉开下睑，使睑缘稍外翻，右手持剪刀在睫毛根部紧贴在下睑缘皮肤上，将睫毛剪除。

（3）剪上睑睫毛，嘱患者眼睑放松，眼睛向下方固视，左手持棉签拉开上睑，使睑缘稍外翻，右手持剪刀在睫毛根部紧贴在上睑缘皮肤上，将睫毛剪除。

4.操作后护理

（1）检查有无睫毛进入眼内，如有睫毛进入眼内，可用棉签拭出。

（2）整理用物。

【注意事项】

（1）妥善固定患者头部。

（2）操作动作要轻、准、稳，以防剪刀误伤角膜及皮肤。

（3）剪睫毛时尽量绷紧皮肤，以防损伤眼睑。

（二）评价

参照测评表进行自评、互评、组长评价和教师评价（90分以上者为合格）（实训表6）。

实训表6 剪睫毛法测评表

序号	测评内容	评价要点	配分	评分标准	扣分	得分
1	操作前准备	1.用物准备	15分	缺一项扣5分		
		2.操作者着装整洁，洗手、戴口罩				
		3.核对患者信息及眼别，向患者解释检查目的和要求				

续表

序号	测评内容	评价要点	配分	评分标准	扣分	得分
2	操作步骤	1. 患者取坐位或仰卧位，头部微后仰并固定	70分	操作不规范扣5分 熟练度欠佳扣5分 缺一项扣15分		
		2. 在剪刀一侧涂上眼药膏				
		3. 剪下睑睫毛，嘱患者眼睑放松，眼睛向上方固视，左手持棉签拉开下睑，使睑缘稍外翻，右手持剪刀在睫毛根部紧贴在下睑缘皮肤上，将睫毛剪除				
		4. 剪上睑睫毛，嘱患者眼睑放松，眼睛向下方固视，左手持棉签拉开上睑，使睑缘稍外翻，右手持剪刀在睫毛根部紧贴在上睑缘皮肤上，将睫毛剪除				
3	操作后护理	1. 检查有无睫毛进入眼内，如有睫毛进入眼内，可用棉签拭出	15分	操作不规范扣3分 缺一项扣10分		
		2. 整理用物				
	合计		100分			

加分项：

1. 问诊娴熟、表情自然、仪态大方　　+2分
2. 使用普通话，语言准确、精炼、生动　+2分

自我评价：_____

同学互评：_____

组长评价：_____

教师评价：_____

实训7　球结膜下注射法

（一）实训

【实训目标】了解球结膜下注射的方法。

【适应证】治疗眼部疾病。

【禁忌证】结膜有明显感染者，有明显出血倾向者，眼球有明显穿通伤口并未进行缝合者。

【实训用物】表麻药、消毒棉签、1ml注射器、注射药物、消毒纱布（实训图5）。

【操作流程与护理配合】

1. 操作前准备

（1）备齐物品。

（2）操作者着装整洁，洗手、戴口罩。

（3）核对患者信息及眼别，向患者解释操作的目的和方法。

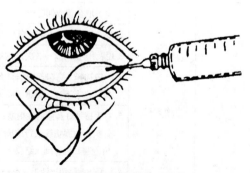

实训图5　球结膜下注射法

2. 体位

(1) 患者取坐位或仰卧位,头部微后仰并固定。

(2) 妥善固定患者头部,嘱患者勿转动眼球。

3. 注射

(1) 用表麻药滴眼 2 ~ 3 次,每次间隔 3 ~ 5 分钟。

(2) 左手拉开患者下睑,嘱患者向上固视。

(3) 右手持抽好药液的注射器,针尖斜面朝上,针头与眼球成 10° ~ 15° 的夹角,刺入结膜下。

(4) 挑起结膜进针 3 ~ 4mm,缓慢注入药液。

4. 操作后护理

(1) 拔除针头,嘱患者闭眼休息 3 ~ 5 分钟,观察有无出血。

(2) 涂抗生素眼膏,用无菌纱布包扎。

(3) 整理用物。

【注意事项】

(1) 嘱患者勿转动眼球,以防损伤眼球。

(2) 眼球震颤患者不能固视,可用固定镊固定眼球后再注射。

(3) 进针时避开血管,将针尖斜面朝上,针头刺入方向应不能指向角膜,进针时如有阻力不可强行推进。

(4) 多次注射时需更换部位,以免形成瘢痕。

(5) 注射部位如有出血,可用无菌棉签压迫数分钟。

(6) 禁用刺激性强且易造成局部坏死的药物进行结膜下注射。

(二)评价

参照测评表进行自评、互评、组长评价和教师评价(90 分以上者为合格)(实训表 7)。

实训表 7   球结膜下注射法测评表

序号	测评内容	评价要点	配分	评分标准	扣分	得分
1	操作前准备	1. 用物准备	15 分	缺一项扣 5 分		
		2. 操作者着装整洁,洗手、戴口罩				
		3. 核对患者信息及眼别,向患者解释检查目的和要求				
2	操作步骤	1. 患者取坐位或仰卧位,头部微后仰并固定	70 分	操作不规范扣 5 分 熟练度欠佳扣 5 分 缺一项扣 10 分		
		2. 妥善固定患者头部,嘱患者勿转动眼球				
		3. 用表麻药滴眼 2 ~ 3 次,每次间隔 3 ~ 5 分钟				
		4. 一般选择下穹隆部结膜为注射部位,左手拉开患者下睑,嘱患者向上固视				
		5. 右手持抽好药液的注射器,将针尖斜面朝上,针头与角膜切线平行或成 10° ~ 15° 的夹角,避开血管刺入结膜下				
		6. 轻轻挑起结膜进针 3 ~ 4mm,缓慢注入药液,注射量为 0.3 ~ 0.5ml,使结膜呈鱼泡样隆起				
		7. 拔除针头				

序号	测评内容	评价要点	配分	评分标准	扣分	得分
3	操作后护理	1. 嘱患者闭眼休息 3～5 分钟，观察有无出血	15 分	操作不规范扣 3 分		
		2. 涂抗生素眼膏，用无菌纱布包扎		缺一项扣 5 分		
		3. 整理用物				
	合计		100 分			

加分项：

1. 问诊娴熟、表情自然、仪态大方　　+2 分
2. 使用普通话，语言准确、精炼、生动　+2 分

　　自我评价：_____

　　同学互评：_____

　　组长评价：_____

　　教师评价：_____

（刘长辉）

耳鼻咽喉科护理实训指导

实训 8　额镜的使用

（一）实训

【**实训目标**】熟练掌握额镜使用方法，协助医生诊疗或进行护理操作。

【**适应证**】耳鼻咽喉科医护人员检查或治疗患者时常用，适用于鼻腔、咽喉、外耳道及鼓膜等部位的照明。

【**实训用物**】外置光源、额镜，其他物品根据检查或治疗需要而定。

【**操作流程与护理配合**】

1. 操作前准备

（1）操作者着装整齐，洗手、戴口罩，用物准备。

（2）向患者解释治疗方式及作用，以求得配合。

2. 体位

（1）辅助患者取坐位，适当调整患者的头位。

（2）操作者姿势要保持端正，额镜位置要准确，不要弯腰、扭颈或歪头迁就光源。

3. 佩戴额镜

（1）调整额带至适合操作者头围松紧，将额镜戴于头上，额带围绕额部及枕骨，松紧适中，以能固定不下滑为宜。

（2）调节双球关节的松紧，将双球关节拉直，镜面下垂，使镜面中央孔与操作者平视时的左眼或右眼水平，即视线通过中央孔平视。

4. 操作后护理

（1）检查或治疗完毕关闭光源。

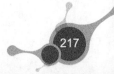

（2）解下额镜放回原处，轻拿轻放额镜，防止镜面受撞击而破碎，如镜面被污染应及时清洁消毒。

【注意事项】

（1）对于不方便到治疗室或检查室进行操作的患者（如病情危重需卧床或意识障碍者等），可使用各式头灯在床旁进行检查或治疗。

（2）光源一般置于额镜同侧、受检查者的旁侧10～20cm处，略高于受检者耳部，光源的方向对着额镜镜面。

（3）不合作的儿童需由亲属或医务人员抱持，双腿夹紧儿童双下肢，用一手将头部固定于胸前，另一手环抱两臂，以防乱动。

（4）传统常用的外置光源常规配100W的专科用白炽灯。现在医院使用耳鼻咽喉科多功能综合治疗台，将常用的检查设备集中于一体，其中就备有专用聚光灯，其优点是可随意调整光源位置及方向，便于操作。

（二）评价

参照测评表进行自评、互评、组长评价和教师评价（90分以上者为合格）（实训表8）。

实训表8　额镜的使用测评表

序号	测评内容	评价要点	配分	评分标准	扣分	得分
1	操作前准备	1.用物准备	5分	缺一项扣5分		
		2.操作者着装整洁，剪指甲、洗手	5分			
		3.向患者解释检查目的和要求，以获得配合	5分			
2	操作步骤	1.辅助患者取坐位，适当调整患者的头位	70分	操作不规范扣5分　熟练度欠佳扣5分　缺一项扣10分		
		2.调整额带至适合操作者头围松紧，将额镜戴于头上，额带围绕额部及枕骨，松紧适中，以能固定不下滑为宜				
		3.调节双球关节的松紧，将其拉直，镜面下垂，使镜面中央孔与操作者平视时的左眼或右眼水平，即视线通过中央孔平视				
		4.调整光源和额镜方向。操作者姿势要保持端正，额镜位置要准确，不要弯腰、扭颈或歪头迁就光源使镜面能向各个方向灵活转动又不松滑				
		5.操作者一眼通过额镜中央孔，视线随反射光速投射在检查部位，另一眼保持自然睁开，平视，不能挤眼、眯眼或闭眼				
		6.光源一般置于额镜同侧、受检查者的旁侧10～20cm处，略高于受检者耳部，光源方向对着额镜镜面				
		7.口述：操作者平视，镜中央孔及反光焦点和检查部位呈一条直线。不合作的儿童需由亲属或医务人员抱持，双腿夹紧儿童双下肢，用一手将头部固定于胸前，另一手环抱两臂，以防乱动				

序号	测评内容	评价要点	配分	评分标准	扣分	得分
3	操作后护理	1. 用物：检查或治疗完毕关闭光源		操作不规范 扣3分 缺一项扣5分		
		2. 解下额镜放回原处，轻拿轻放，防止镜面受撞击而破碎	5分			
		3. 清洁消毒	5分			
	合计		100分			

加分项：

1. 问诊娴熟、表情自然、仪态大方　　+2分
2. 使用普通话，语言准确、精炼、生动　+2分

自我评价：_____

同学互评：_____

组长评价：_____

教师评价：_____

实训9　剪鼻毛法

（一）实训

【实训目标】熟练掌握剪鼻毛的操作方法。

【适应证】鼻内手术的常规术前准备。剪去鼻毛清洁鼻前庭皮肤，防止感染，并使手术野清楚，便于手术操作。

【实训用物】额镜，治疗盘1只，眼科剪1把，凡士林软膏，无菌棉签，换药碗内放生理盐水棉球数个，无菌枪状镊1把。

【操作流程与护理配合】

1. 操作前准备

（1）操作者着装整齐，洗手、戴口罩，用物准备。

（2）向患者解释检查目的和要求，以获得配合。

2. 体位

（1）取坐位，头后仰，使鼻孔朝向操作者。

（2）患者头向后仰，灯光焦点集中在一侧鼻孔。

3. 剪鼻毛

（1）适当调整患者的头位，使灯光焦点集中在一侧鼻孔，剪刀刃上涂凡士林。

（2）左手拇指将患者鼻尖向上轻轻抬起，其他手指固定于额面部，以右手持剪刀齐鼻毛根部剪除鼻毛。

（3）再用蘸有凡士林的棉签擦净鼻前庭皮肤，检查是否剪干净，用生理盐水棉球洗净鼻前庭。

4. 操作后护理　操作完毕应及时清洁用物。

【注意事项】

（1）整个操作过程需要在充分照明直视下进行，避免伤及皮肤、黏膜。

（2）剪刀上涂凡士林软膏，使剪下的鼻毛粘着，不致吸入鼻腔。

（二）评价

参照测评表进行自评、互评、组长评价和教师评价（90分以上者为合格）（实训表9）。

实训表9　剪鼻毛法测评表

序号	测评内容	评价要点	配分	评分标准	扣分	得分
1	操作前准备	1.用物准备	5分	缺一项扣5分		
		2.操作者着装整洁，剪指甲、洗手、戴口罩	5分			
		3.向患者解释操作的目的、过程和配合方法，以获得配合	5分			
2	操作步骤	1.核对患者的姓名、床号及手术侧鼻腔	80分	操作不规范扣5分 熟练度欠佳扣5分 缺一项扣10分		
		2.患者擤净鼻涕，取坐位，头后仰，使鼻孔朝向操作者				
		3.适当调整患者的头位，使灯光焦点集中在一侧鼻孔，剪刀刃上涂凡士林				
		4.左手拇指将患者鼻尖向上轻轻抬起，其他手指固定于额面部，以右手持剪刀齐鼻毛根部剪除鼻毛				
		5.再用蘸有凡士林的棉签擦净鼻前庭皮肤，检查是否剪干净				
		6.用生理盐水棉球洗净鼻前庭				
		7.口述：剪刀上涂凡士林软膏，使剪下的鼻毛粘着，不致吸入鼻腔				
3	操作后护理	用物：操作完毕应及时清洁用物	5分	操作不规范扣3分 缺一项扣5分		
	合计		100分			

加分项：

1.问诊娴熟、表情自然、仪态大方　+2分

2.使用普通话，语言准确、精炼、生动　+2分

自我评价：＿＿＿＿＿＿＿＿＿

同学互评：＿＿＿＿＿＿＿＿＿

组长评价：＿＿＿＿＿＿＿＿＿

教师评价：＿＿＿＿＿＿＿＿＿

实训10　鼻腔冲洗法

（一）实训

【实训目标】熟练掌握鼻腔冲洗的方法。

【适应证】

（1）治疗萎缩性鼻炎患者，鼻腔或鼻咽部有分泌物及痂皮者。

（2）鼻咽癌放疗后，用以除去鼻腔、鼻咽部的痂皮者。

【禁忌证】鼻腔急性炎症期禁止冲洗，以免炎症扩散。鼻出血。

【实训用物】鼻腔冲洗器或灌洗桶、橡皮管、受水器、橄榄头及 500 ～ 1000ml 0.9% 氯化钠温溶液。

【操作流程与护理配合】

1. 操作前准备

（1）操作者着装整齐，洗手、戴口罩，用物准备。

（2）向患者解释操作目的、过程和配合方法，以获得配合。

2. 体位

（1）患者取坐位，头稍低，张口呼吸，颏下置受水器。

（2）将盛有 0.9% 氯化钠溶液鼻腔冲洗器或灌洗桶挂在距头顶约 1m 的高度。

3. 鼻腔冲洗

（1）连接灌洗桶的橡皮管，接好橄榄头后塞入患侧的前鼻孔（实训图 6）。

（2）开放控制夹，冲洗液即从一侧鼻腔进入，从对侧鼻腔或口腔流出。

（3）两侧鼻腔交替进行。

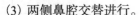

实训图 6　鼻腔冲洗法

4. 冲洗后护理

（1）冲洗完毕，用纸巾擦干面部及鼻腔残余冲洗液。

（2）观察患者有无头部及耳部不适，是否冲洗干净。

【注意事项】

（1）灌洗桶不易悬挂过高，挂在距头顶约 1m 的高度较适宜。

（2）冲洗液的温度以接近体温为宜，以免温度过高或过低而刺激鼻黏膜。

（3）冲洗时禁止患者说话，以防呛咳。

（二）评价

参照测评表进行自评、互评、组长评价和教师评价（90 分以上者为合格）（实训表 10）。

实训表 10　鼻腔冲洗法测评表

序号	测评内容	评价要点	配分	评分标准	扣分	得分
1	操作前准备	1.用物准备	5分	缺一项扣 5 分		
		2.操作者着装整洁，剪指甲、洗手、戴口罩	5分			
		3.向患者解释操作的目的、过程和配合方法，以获得配合	5分			

续表

序号	测评内容	评价要点	配分	评分标准	扣分	得分
2	操作步骤	1. 核对患者的姓名、床号及滴药侧鼻腔	70分	操作不规范扣5分 熟练度欠佳扣5分 缺一项扣10分		
		2. 患者取坐位，头稍低，张口呼吸，颏下置受水器				
		3. 将盛有0.9%氯化钠溶液鼻腔冲洗器或灌洗桶挂在距头顶约1m的高度				
		4. 连接灌洗桶的橡皮管，接好橄榄头后塞入患侧的前鼻孔				
		5. 开放控制夹，冲洗液即从一侧鼻腔进入，从对侧鼻腔或口腔流出				
		6. 两侧鼻腔交替进行				
		7. 口述：冲洗时禁止患者说话，以防呛咳				
3	操作后护理	1. 冲洗完毕，用纸巾擦干面部及鼻腔残余冲洗液	5分	操作不规范扣3分 缺一项 扣5分		
		2. 观察患者有无头部及耳部不适，是否冲洗干净	5分			
		3. 用物：操作完毕应时清洁备用	5分			
	合计		100分			

加分项：

1. 问诊娴熟、表情自然、仪态大方　　+2分
2. 使用普通话，语言准确、精炼、生动　　+2分

自我评价：_____
同学互评：_____
组长评价：_____
教师评价：_____

实训 11　鼻腔滴药法

（一）实训

【实训目标】 熟练掌握鼻腔滴药的不同头位及操作要点。

【适应证】

（1）将药液滴入鼻腔，协助检查。

（2）主要适用于急性鼻炎（感冒）、慢性单纯性鼻炎、变态反应性鼻炎、急慢性化脓性鼻窦炎、鼻出血、萎缩性鼻炎等的治疗。

（3）中耳疾病的治疗。

（4）鼻腔或鼻窦手术后护理

【禁忌证】脑脊液鼻漏患者禁用。

【实训用物】滴鼻剂、滴管或喷雾器、棉签、生理盐水棉球。

【操作流程与护理配合】

1. 操作前准备

（1）操作者着装整齐，洗手、戴口罩，用物准备。

（2）向患者解释操作目的、过程和配合方法，以获得配合。

2. 体位

（1）患者仰卧于床上，头向后伸，悬于床缘下。

（2）患者取坐位，头向仰，前鼻孔朝上。

3. 滴药

（1）取滴管或滴鼻液置于前鼻孔上方，将药滴入鼻腔内。

（2）药水滴入鼻腔后静卧 3～5 分钟。

（3）用棉签拭净流出前鼻孔的药液。

4. 滴鼻后护理　用物：操作完毕应及时清洁。

【注意事项】

（1）滴药前须先将鼻腔的分泌物轻轻擤出，则滴入药液能直接与鼻黏膜接触。否则，药液作用会明显减弱。

（2）高血压患者改用半卧位，高血压鼻病患者忌用血管收缩剂（如麻黄碱、肾上腺素类滴鼻，因此类药可使血压升高）。

（3）滴管口或滴鼻液瓶头距前鼻孔 1～2cm，避免触及鼻部，污染药液。

（4）药水滴入鼻腔后须静卧 3～5 分钟后恢复体位。使药液停留在鼻腔内，与鼻黏膜多接触一些时间，然后坐起，使多余药液自前鼻孔流出。

（5）滴鼻药用量应遵医嘱，一般每日 3 次，每次每侧 3～4 滴为宜。

（6）指导患者及家属学会正确的鼻腔滴药法，以便自行操作。

（二）评价

参照测评表进行自评、互评、组长评价和教师评价（90 分以上者为合格）（实训表 11）。

实训表 11　鼻腔滴药法测评表

序号	测评内容	评价要点	配分	评分标准	扣分	得分
1	操作前准备	1. 用物准备	5 分	缺一项扣 5 分		
		2. 操作者着装整洁，剪指甲、洗手、戴口罩	5 分			
		3. 向患者解释操作的目的、过程和配合方法，以获得配合	5 分			

续表

序号	测评内容	评价要点	配分	评分标准	扣分	得分
2	操作步骤	1.核对患者的姓名、床号及滴药侧鼻腔	80分	操作不规范扣5分 熟练度欠佳扣5分 缺一项扣10分		
		2.①患者仰卧于床上，头向后伸，悬于床缘下。②患者取坐位，头后仰，前鼻孔朝上				
		3.取滴管或滴鼻液置于前鼻孔上方，将药滴入鼻腔内，避免使滴管或滴鼻液瓶头触及鼻部，污染药液				
		4.药水滴入鼻腔后须静卧3～5分钟，使药液停留在鼻腔内，与鼻黏膜多接触一些时间，然后坐起，使多余药液自前鼻孔流出				
		5.用棉签拭净流出前鼻孔的药液				
		6.口述：高血压鼻病患者忌用血管收缩剂。药水滴入鼻腔后须静卧3～5分钟后恢复体位				
3	操作后护理	用物：操作完毕应及时清洁	5分	操作不规范扣3分 缺一项扣5分		
	合计		100分			

加分项：

1. 问诊娴熟、表情自然、仪态大方　　　+2分
2. 使用普通话，语言准确、精炼、生动　+2分

　　　　自我评价：_____
　　　　同学互评：_____
　　　　组长评价：_____
　　　　教师评价：_____

（朱淮灵）

实训 12　上颌窦穿刺冲洗法

（一）实训

【实训目标】初步掌握上颌窦穿刺冲洗法，以达到诊断或治疗目的。

【适应证】用于诊断和治疗慢性化脓性上颌窦炎。

【禁忌证】急性鼻炎、急性鼻窦炎。

【实训用物】前鼻镜、上颌窦穿刺针、橡皮管及接头、20~50ml注射器、冲洗液、棉片、卷棉子、1%麻黄碱生理盐水、1%丁卡因、治疗碗（盛温生理盐水）、弯盘（盛冲洗流出液）。

【操作流程与护理配合】

1. 操作前准备

（1）操作者着装整洁，剪指甲、洗手；用物准备。

（2）向患者解释检查目的和要求，以求得配合。

2. 体位

（1）帮助患者取坐位。

（2）患者系好围裙，头后仰靠在支撑架上。

3. 穿刺、冲洗

（1）操作者用 1% 麻黄碱棉片收缩鼻腔黏膜，用 1% 丁卡因棉片置入下鼻道穿刺部位麻醉黏膜（实训图 7）。

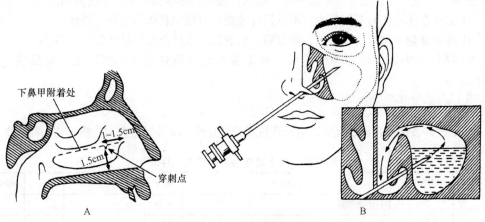

下鼻甲附着处
1~1.5cm
1.5cm
穿刺点
A
B

实训图 7　上颌窦穿刺冲洗法

A.穿刺部位；B.穿刺针的位置及冲洗液流向示意图

（2）正确持法，固定穿刺针头，向同侧耳郭上缘方向稍用力刺入上颌窦。口述：穿入窦内时有一种进入空腔的感觉。

（3）拔出针芯，将橡皮管一端接穿刺针，另一端接注射器。

（4）患者取头低位，固定弯盘。

（5）先回抽检查有无空气或脓液抽出，以判定针尖是否在窦腔内，再徐徐注入温生理盐水。如有上颌窦积脓，冲洗中可见脓涕自鼻腔流出。

（6）口述：连续冲洗，直至将脓液洗净为止；脓多时可在冲洗完毕后注入抗炎药液。

4. 冲洗后护理

（1）冲洗完毕，拔出针头，下鼻道穿刺处用棉片压迫止血。

（2）根据脓液性质（黏脓、脓性、蛋花样、米汤样）、臭味和脓量（少、中、多）记录冲洗结果。

【注意事项】

（1）穿刺部位及方向要正确，防止刺入眶内及面颊部软组织，以免引起眼眶及面颊部肿胀及诱发炎症。在未能肯定已刺入窦腔前，不要进行冲洗。

（2）拔出穿刺针后如遇出血不止，应用浸有 1% 麻黄碱生理盐水或 1∶1000 肾上腺素棉片紧填下鼻道，妥善止血。

（3）在穿刺过程中，若患者发生昏厥等意外情况，应立即拔出穿刺针，平卧休息，密切观察病情并给予必要的处理。

（4）在未确知针尖全部在窦腔中时，切忌注入空气，以免发生气栓。

1）穿刺部位及方向必须准确，手持穿刺针必须把持稳固，不能滑动。

2）旋转进针时不应用力过猛，最好于上唇部以左或右手拇指及示指捏持穿刺针柄作为支点，以免针突然刺入窦内而损伤对侧壁黏膜。

3）穿刺不可过深，防止穿入眼眶内或面颊部组织，引起眶内或面颊部气肿或感染。

4）针刺入窦内后，必须用注射器先抽吸，若抽出多量血液，应将穿刺针拔出少许，明确空针在窦腔内方可冲洗。

5）冲洗时不宜先注入空气，冲洗时不可用力过大，以免发生气栓。

6）冲洗后止血，整个操作过程中必须密切注意观察患者面色及表情，若有面色苍白及休克征象，应立即停止操作，去枕平卧，吸氧，密切观察生命体征，及时救治。

7）如在推注液体时遇到阻力，不可强行冲洗，可根据具体情况分别处理。

8）儿童穿刺应谨慎，高血压、糖尿病、血液病、急性炎症期患者禁忌穿刺。

9）穿刺完毕后，记录冲洗结果。嘱患者在治疗室休息半小时，无不良反应方可离开。

（二）评价

参照测评表进行自评、互评、组长评价和教师评价（90分以上者为合格）（实训表12）。

实训表 12　上颌窦穿刺冲洗法测评表

序号	测评内容	评价要点	配分	评分标准	扣分	得分
1	操作前准备	1. 用物准备	5分	缺一项扣5分		
		2. 操作者着装整洁，剪指甲、洗手	5分			
		3. 向患者解释检查目的和要求，以求得配合	5分			
2	操作步骤	1. 辅助患者取坐位	70分	操作不规范扣5分 熟练度欠佳扣5分 缺一项扣10分		
		2. 用1%麻黄碱棉片收缩鼻腔黏膜，用1%丁卡因棉片置入下鼻道穿刺部位麻醉黏膜				
		3. 正确持法，固定穿刺针头，向同侧耳郭上缘方向稍用力刺入上颌窦。口述：穿入窦内时有一种进入空腔的感觉				
		4. 拔出针芯，将橡皮管一端接穿刺针，另一端接注射器				
		5. 患者取头低位，固定弯盘				
		6. 先回抽检查有无空气或脓液抽出，以判定针尖是否在窦腔内，再徐徐注入温生理盐水。如有上颌窦积脓，冲洗中可见脓涕自鼻腔流出				
		7. 口述：连续冲洗，直至将脓液洗净为止；脓多时可在冲洗完毕后注入抗炎药液				

续表

序号	测评内容	评价要点	配分	评分标准	扣分	得分
3	操作后护理	1. 冲洗完毕，拔出针头，下鼻道穿刺处用棉片压迫止血	5分	操作不规范扣3分 缺一项扣5分		
		2. 并根据脓液性质（黏脓、脓性、蛋花样、米汤样）、臭味和脓量（少、中、多）记录冲洗结果	5分			
		3. 关心、体贴患者，密切观察病情	5分			
	合计		100分			

加分项：

1. 问诊娴熟、表情自然、仪态大方　　+2分
2. 使用普通话，语言准确、精炼、生动　+2分

自我评价：＿＿＿＿＿＿＿＿＿＿＿＿＿＿

同学互评：＿＿＿＿＿＿＿＿＿＿＿＿＿＿

组长评价：＿＿＿＿＿＿＿＿＿＿＿＿＿＿

教师评价：＿＿＿＿＿＿＿＿＿＿＿＿＿＿

实训 13　鼻窦负压置换疗法

（一）实训

【实训目标】熟练掌握鼻窦负压置换疗法，以达到治疗目的。

【适应证】用于治疗慢性鼻窦炎，特别是慢性筛窦炎。

【禁忌证】急性鼻炎、急性鼻窦炎、鼻出血、鼻部手术后伤口未愈、高血压等患者，不宜用本法。

【实训用物】负压吸引器、带橡皮管的橄榄头、1%麻黄碱生理盐水、抗生素溶液、冲洗液、治疗碗。

【操作流程与护理配合】

1. 操作前准备

（1）操作者着装整洁，剪指甲、洗手；用物准备。

（2）向患者解释检查目的和要求，以求得配合。

2. 体位

（1）帮助患者彻底清除鼻腔分泌物。

（2）帮助患者仰卧垂头位，肩下垫枕。

3. 负压吸引

（1）操作者用1%麻黄碱棉片收缩鼻腔黏膜，用1%丁卡因棉片置入下鼻道穿刺部位麻醉黏膜（实训图8）。

（2）操作者于鼻腔内注入2～3ml抗生素滴鼻液，将与吸引器相连的橄榄头（或用橡皮球代替吸引器）塞入一侧鼻孔。

（3）让患者连续发出"开、开、开"的声音，使软腭断续上提，间歇关闭鼻咽腔，同

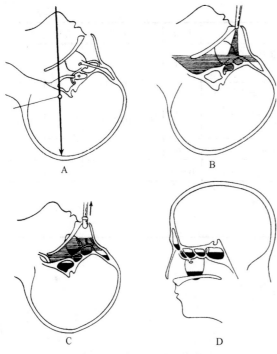

实训图 8　鼻窦负压置换疗法

A.患者头部后仰，额部向上；B.将药液注入鼻腔；C.患者发"开"音，抽吸负压；D.头部直立，药液留在窦腔

时开动吸引器（或轮替放松或挤压橡皮球）抽吸鼻内空气。

（4）抽吸持续 1～2 秒，重复 6～8 次。

（5）口述：用同法对另一侧鼻腔进行治疗。

4.负压吸引后护理

（1）抽吸完毕，询问患者有无不适。休息 3～5 分钟后坐起。

（2）整理、清洁、消毒有关物品。

【注意事项】

（1）抽吸时间不可过长，压力不宜过大，以免引起鼻出血或真空性头痛，压力一般不超过 24kPa（180mmHg）。

（2）高血压、鼻部急性炎症、鼻出血、鼻部手术伤口未愈等禁忌。

（二）评价

参照测评表进行自评、互评、组长评价和教师评价（90 分以上者为合格）（实训表 13）。

实训表 13　鼻窦负压置换疗法测评表

序号	测评内容	评价要点	配分	评分标准	扣分	得分
1	操作前准备	1.用物准备	5 分	缺一项扣 5 分		
		2.操作者着装整洁，剪指甲、洗手	5 分			
		3.向患者解释检查目的和要求，以求得配合	5 分			
2	操作步骤	1.患者擤去鼻涕，仰卧垂头位，肩下垫枕	70 分	操作不规范扣 5 分 熟练度欠佳扣 5 分 缺一项扣 10 分		
		2.两侧鼻腔各滴入 1% 麻黄碱生理盐水 1～2ml，保持头位不变 1～2 分钟				
		3.于鼻腔内注入 2～3ml 抗生素滴鼻液，将与吸引器相连的橄榄头（或用橡皮球代替吸引器）塞入一侧鼻孔，另一侧鼻孔用手指封闭				
		4.让患者连续发出"开、开、开"的声音，使软腭断续上提，间歇关闭鼻咽腔，同时开动吸引器（或轮替放松或挤压橡皮球）抽吸鼻内空气				
		5.由于吸引器的抽吸，使鼻腔、鼻窦内形成暂时负压，而当发"开、开、开"音中断时，窦腔内的气压低于和外界气压相等的鼻腔气压，此时鼻腔内的药液便可进入压力较低的窦腔内				
		6.用同法对另一侧鼻腔进行治疗				
		7.口述：必要时，可用药物滴鼻				

续表

序号	测评内容	评价要点	配分	评分标准	扣分	得分
3	操作后护理	1. 负吸完毕，用消毒棉球擦拭干净外鼻	5分	操作不规范扣3分 缺一项扣5分		
		2. 休息3～5分钟后坐起	5分			
		3. 关心、体贴患者，密切观察病情	5分			
	合计		100分			

加分项：
1. 问诊娴熟、表情自然、仪态大方　　+2分
2. 使用普通话，语言准确、精炼、生动　+2分

　　自我评价：_____

　　同学互评：_____

　　组长评价：_____

　　教师评价：_____

实训 14　口咽部检查法

（一）实训

【**实训目标**】熟练掌握口咽部检查法，以达到了解病情的目的。

【**适应证**】口唇、口腔内及咽部的检查。

【**禁忌证**】无。

【**实训用物**】1% 丁卡因、压舌板、额镜。

【**操作流程与护理配合**】

1. 操作前准备

（1）操作者着装整洁，剪指甲、洗手；用物准备。

（2）向患者解释检查目的和要求，以求得配合。

2. 体位

（1）帮助患者取坐位。

（2）咽反射增强的患者，1% 丁卡因喷雾表面麻醉。

3. 检查

（1）操作者首先观察并口述：口唇颜色、有无唇裂畸形、疱疹、口角糜烂。注意口腔黏膜有无出血、溃疡等。

（2）用压舌板轻压患者舌前 2/3 处，自前向后依次观察双侧腭舌弓、腭咽弓、咽侧壁及咽后壁，注意咽黏膜有无充血、溃疡、假膜、脓痂、干燥、肿胀和隆起。

（3）检查两侧腭扁桃体，注意其大小形态（临床上将扁桃体大小分为三度：Ⅰ度大，扁桃体不超过腭咽弓；Ⅱ度大，超出腭咽弓；Ⅲ度大，扁桃体接近中线或两侧互相接触）。注意隐窝口处有无分泌物，有无扁桃体异物或新生物等。

（4）嘱患者发"啊"音，观察软腭运动情况，同时还应注意意牙、牙龈及舌有无异常。

4. 检查后护理

（1）结合健康史，各患者交流检查所见。

（2）健康教育：口咽部常见病变。

【注意事项】

(1) 压舌板勿放置太过舌根或舌尖。

(2) 咽反射剧烈影响检查，可用 1% 丁卡因表麻。

（二）评价

参照测评表进行自评、互评、组长评价和教师评价（90 分以上者为合格）（实训表 14）。

实训表 14　口咽部检查法测评表

序号	测评内容	评价要点	配分	评分标准	扣分	得分
1	操作前准备	1. 用物准备	5 分	缺一项扣 5 分		
		2. 操作者着装整洁，剪指甲、洗手	5 分			
		3. 向患者解释检查目的和要求，以求得配合	5 分			
2	操作步骤	1. 辅助患者取正坐位	70 分	操作不规范扣 5 分 熟练度欠佳扣 5 分 缺一项扣 10 分		
		2. 用压舌板轻压患者舌前 2/3 处，自前向后依次观察双侧腭舌弓、腭咽弓、咽侧壁及咽后壁，注意咽黏膜有无充血、溃疡、假膜、脓痂、干燥、肿胀和隆起				
		3. 同时检查两侧腭扁桃体，注意其大小形态（临床上将扁桃体大小分为三度：Ⅰ度大，扁桃体不超过腭咽弓；Ⅱ度大，超出腭咽弓；Ⅲ度大，扁桃体接近中线或两侧互相接触）				
		4. 用消毒棉签按压腭扁桃体，压舌板稍向后轻压舌根部，观察有无咽反射增强				
		5. 此外，尚应注意隐窝口处有分泌物，有无扁桃体异物或新生物等				
		6. 嘱患者发"啊"音，观察软腭运动情况，同时还应注意牙、牙龈及舌有无异常				
		7. 口述：正常腭扁桃体的形态				
3	操作后护理	1. 检查完毕，告知患者检查结果	5 分	操作不规范扣 3 分 缺一项扣 5 分		
		2. 嘱患者近期勿用力擤鼻	5 分			
		3. 关心、体贴患者，密切观察有无不适	5 分			
	合计		100 分			

加分项：

1. 问诊娴熟、表情自然、仪态大方　　+2 分

2. 使用普通话，语言准确、精炼、生动　+2 分

自我评价：_____

同学互评：_____

组长评价：_____

教师评价：_____

实训 15　咽部涂药及吹药法

（一）实训

【**实训目标**】掌握咽部涂药及吹药的操作技能，达到治疗或者检查前表面麻醉的目的。

【**适应证**】用于治疗各种类型的咽炎、咽部损伤等。

【**禁忌证**】年老、婴幼儿及偏瘫、失语者。

【**实训用物**】额镜、光源、压舌板、长棉签、喷雾器或喷粉器及治疗用药（20% 硝酸银溶液、1% 的丁卡因溶液、2% 碘甘油溶液、吹喉散或冰硼散等）。

【**操作流程与护理配合**】

1.操作前准备

（1）操作者着装整洁，剪指甲、洗手；用物准备。

（2）向患者解释检查目的和要求，以求得配合。

2.体位

（1）帮助患者取坐位。

（2）彻底清除口腔分泌物，头稍前倾。

3.涂药、吹药

（1）患者张口，发"啊"的音。

（2）操作者用压舌板将舌压低，充分暴露咽部，口述：病变。

（3）用棉签蘸取药液直接涂布于口腔、舌或口咽等处。

4.涂药吹药后护理

（1）患者闭口，嘱患者涂药后尽可能暂不吞咽，也不要立即咳出。

（2）如患者需长期或者反复用药者，教会患者自行给药。

【**注意事项**】

（1）涂药时，棉签上的棉花应缠紧，以防脱落。

（2）棉签所蘸药液不宜过多，以免流入喉部。

（3）动作要轻柔，减少咽部反射。

（4）需反复用药者，应教会患者或家属自行正确用药。

（二）评价

参照测评表进行自评、互评、组长评价和教师评价（90 分以上者为合格）（实训 15）。

实训表 15　咽部涂药及吹药法测评表

序号	测评内容	评价要点	配分	评分标准	扣分	得分
1	操作前准备	1. 用物准备	5分	缺一项扣5分		
		2. 操作者着装整洁，剪指甲、洗手	5分			
		3. 向患者解释检查目的和要求，以求得配合	5分			

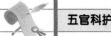

续表

序号	测评内容	评价要点	配分	评分标准	扣分	得分
2	操作步骤	1. 辅助患者取正坐位	70分	操作不规范扣5分 熟练度欠佳扣5分 缺一项扣10分		
		2. 患者取正坐位,嘱患者张口,发"啊"的音,用压舌板将舌压低,充分暴露咽部				
		3. 操作者用棉签蘸取药液直接涂布于口腔、舌或口咽等处,或用喷粉器将药粉直接喷于咽部				
		4. 口述:挤压喷粉器橡皮球的力度及频率				
		5. 如患者自己用药,手把手教会正确姿势				
		6. 患者尝试自己对着镜子看清楚位置自行涂布药液				
		7. 口述:患者自行操作存在的问题及纠正办法				
3	操作后护理	1. 喷涂完毕,患者闭口	5分	操作不规范扣3分 缺一项扣5分		
		2. 放置喷雾器及喷粉器	5分			
		3. 关心、体贴患者,密切观察病情	5分			
	合计		100分			

加分项:

1. 问诊娴熟、表情自然、仪态大方　　+2分

2. 使用普通话,语言准确、精炼、生动　+2分

自我评价:_____

同学互评:_____

组长评价:_____

教师评价:_____

(王建平)

实训 16　蒸气或雾化吸入法

(一)实训

【实训目标】熟练掌握蒸气或雾化吸入法的操作技能,了解操作中的注意事项,能正确进行吸入疗法的操作。

【适应证】急、慢性咽炎,急、慢性喉炎,气管、支气管炎,气管切开术后,全喉切除术后。

【禁忌证】自发性气胸及肺大泡者。

【实训用物】雾化器(蒸气吸入器或超声雾化器),或热水杯,注射器,治疗用药(抗生素、糖皮质激素、复方安息香酊、薄荷醋等)。

【操作流程与护理配合】

1. 操作前准备

(1) 操作者着装整齐，洗手戴口罩，用物准备。

(2) 向患者解释治疗方式及作用，以求得配合。

2. 体位

(1) 根据患者情况采取坐位或卧位。

(2) 向患者解释吸入方法及操作要点，教会患者张口深吸气的方法。

3. 吸入

(1) 将药液滴入雾化器或杯内热水中。

(2) 嘱患者对准气流，张口深呼吸，并用口吸气，用鼻呼气。

(3) 治疗时间每次 20～30 分钟，每日 1 次，5～6 次为一个疗程。

4. 吸入后护理

(1) 吸完药液后，嘱患者休息片刻，以免受凉或因过度换气而头昏。

(2) 治疗结束后，清洗雾化器并消毒。

【注意事项】

(1) 雾化吸入前，应检查雾化装置连接是否良好，有无漏气。

(2) 气管切开患者雾化吸入时，将喷雾口对准气管切开口，并保持敷料干燥。

(3) 如果呼吸道分泌物较多时，应及时清理，观察评估雾化的效果。

(4) 水槽内和雾化罐内切忌加温水或热水，以免烫伤。

（二）评价

参照测评表进行自评、互评、组长评价和教师评价（90 分以上者为合格）（实训 16）。

实训表 16　蒸气或雾化吸入法测评表

序号	测评内容	评价要点	配分	评分标准	扣分	得分
1	操作前准备	1. 用物准备	5 分	缺一项扣 5 分		
		2. 操作者着装整洁，洗手、戴口罩	5 分			
		3. 向患者解释治疗方式及作用，以求得配合	5 分			
2	操作步骤	1. 辅助患者取坐位或仰卧位	70 分	操作不规范扣 5 分 熟练度欠佳扣 5 分 缺一项扣 10 分		
		2. 向患者解释吸入方法及操作要点				
		3. 教会患者张口深吸气的方法				
		4. 将药液滴入雾化器或杯内热水中				
		5. 嘱患者对准气流，张口深呼吸，并用口吸气，用鼻呼气				
		6. 治疗时间每次 20～30 分钟，每日 1 次，5～6 次为一个疗程				
		7. 口述：注意事项				
3	操作后护理	1. 吸完药液后，嘱患者休息片刻，以免受凉或因过度换气而头昏	5 分	操作不规范扣 3 分 缺一项扣 5 分		
		2. 治疗结束后，清洗雾化器并消毒	5 分			
		3. 关心、体贴患者，密切观察病情	5 分			

续表

序号	测评内容	评价要点	配分	评分标准	扣分	得分
	合计		100分			

加分项：

1. 问诊娴熟、表情自然、仪态大方　　+2分
2. 使用普通话，语言准确、精炼、生动　+2分

自我评价：＿＿＿＿＿＿＿＿＿＿＿＿＿

同学互评：＿＿＿＿＿＿＿＿＿＿＿＿＿

组长评价：＿＿＿＿＿＿＿＿＿＿＿＿＿

教师评价：＿＿＿＿＿＿＿＿＿＿＿＿＿

实训 17　外耳道冲洗法

（一）实训

【实训目标】熟练掌握清除外耳道盯聍或细小异物，以达到清洁或治疗目的。

【适应证】清洁外耳道内盯聍或微小异物。

【禁忌证】鼓膜穿孔的患者，急、慢性化脓性中耳炎。

【实训用物】冲洗球或 20ml 去针头的注射器、弯盘、生理盐水、小棉签、纸巾。

【操作流程与护理配合】

1. 操作前准备

（1）操作者着装整齐，剪指甲、洗手，用物准备。

（2）向患者解释检查目的和要求，以求得配合。

2. 体位

（1）患者采取坐位，头向健侧偏斜，如为小儿，由陪伴者协助固定头部。

（2）肩颈部围治疗巾，弯盘紧贴患侧耳垂下方，使冲洗液能流入弯盘中。

3. 冲洗

（1）冲洗器盛上温的生理盐水（实训图 9）。

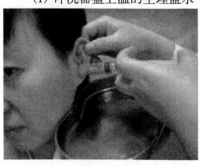

实训图 9　外耳道冲洗法

（2）左手向后上轻拉患侧耳郭（小儿向后下方牵拉）。

（3）右手持冲洗器向外耳道后上壁匀速注入生理盐水，借水的回流力量，将耳道内异物、盯聍等冲出。

4. 冲洗后护理

（1）冲洗干净后，用棉签拭净外耳道及面颈部。

（2）检查鼓膜及外耳道情况。

（3）必要时（遵医嘱）用抗生素滴耳液滴入外耳道。

【注意事项】

（1）冲洗液温度应接近体温，不可过热或过凉，以免刺激内耳引起眩晕、耳鸣等不适。

（2）冲洗器头应放置在外耳道的外 1/3 处，对着外耳道后上壁注入时，速度不能过快，用力不可过猛，也不能将冲洗器头塞满外耳道，以致水不能流出而胀破鼓膜，同样不能直

接冲向异物或耵聍，以免将其冲向深处，更不能正对鼓膜冲击，以免损伤鼓膜。

（3）如为活的昆虫类异物，应先将其麻醉，待其死亡或无活动能力后再冲洗。

（4）坚硬或嵌顿较紧的耵聍，应先 3% ～ 5% 碳酸氢钠溶液或 3% 过氧化氢软化后，再冲洗。

（5）冲洗后，认真检查外耳道及鼓膜有无损伤或病变，如有病变，应及时给予处理。

（6）冲洗时动作轻柔，避免造成鼓膜损伤。

（二）评价

参照测评表进行自评、互评、组长评价和教师评价（90 分以上者为合格）（实训表 17）。

实训表 17 外耳道冲洗法测评表

序号	测评内容	评价要点	配分	评分标准	扣分	得分
1	操作前准备	1.用物准备	5分	缺一项扣5分		
		2.操作者着装整洁，剪指甲、洗手	5分			
		3.向患者解释检查目的和要求，以求得配合	5分			
2	操作步骤	1.辅助患者取坐位，头向健侧偏斜	70分	操作不规范扣5分 熟练度欠佳扣5分 缺一项扣10分		
		2.肩颈部围治疗巾，弯盘紧贴患侧耳垂下方，使冲洗液能流入弯盘中				
		3.冲洗器盛上温的生理盐水				
		4.左手向后上轻拉患侧耳郭（小儿向后下方牵拉）				
		5.右手持冲洗器向外耳道后上壁匀速注入生理盐水，借水的回流力量，将耳道内异物、耵聍等冲出				
		6.口述：冲洗器头在外耳道的位置和冲洗速度				
		7.口述：冲洗注意事项				
3	操作后护理	1.冲洗干净后，用棉签拭净外耳道及面颈部	5分	操作不规范扣3分 缺一项扣5分		
		2.检查鼓膜及外耳道情况	5分			
		3.必要时（遵医嘱）用抗生素滴耳液滴入外耳道	5分			
	合计		100分			

加分项：

1.问诊娴熟、表情自然、仪态大方　　+2分

2.使用普通话，语言准确、精炼、生动　+2分

自我评价：_____

同学互评：_____

组长评价：_____

教师评价：_____

实训 18 外耳道滴药法

（一）实训

【**实训目标**】熟练掌握外耳道滴药的方法，以达到治疗外耳道及中耳疾病的目的；软化耵聍。

【**适应证**】耵聍栓塞、外耳道炎、中耳炎及鼓膜炎等。

【**禁忌证**】鼓膜外伤穿孔的急性期。

【**实训用物**】滴耳液、消毒棉签、消毒干棉球。

【**操作流程与护理配合**】

1. 操作前准备

（1）操作者着装整齐，剪指甲、洗手、戴口罩，用物准备。

（2）评估患者病情，向患者解释检查目的和要求，以求得配合。

2. 体位

（1）患者采取侧卧或坐位，头向健侧偏斜，患耳向上。

（2）成人向后上方牵拉耳廓，小儿向后下方牵拉耳郭。

3. 滴药

（1）沿外耳道壁滴入药液 2～3 滴。

（2）用手指按压耳屏数次。

（3）消毒干棉球塞入外耳道口，以免药液流出。

4. 滴药后护理

（1）用棉签轻轻擦拭流出外耳道的药液。

（2）整理用物。

（3）向患者讲解滴药后的注意事项。

【**注意事项**】

（1）滴药前，用消毒棉签拭干外耳道分泌物，必要时用生理盐水或 3% 过氧化氢反复冲洗至清洁。

（2）认真查对药液，检查药液有无沉淀变质，是否在有效期内。

（3）药液温度应与正常体温相近，不可过凉或过热，以免刺激内耳引起眩晕、耳鸣等不适。

（4）切忌将药液直接滴在鼓膜上。

（5）滴药时，应充分暴露外耳道，成人应将耳郭向后上牵拉，小儿则向后下牵拉。

（6）注意观察患者有无头痛、头昏等不良反应。

（二）评价

参照测评表进行自评、互评、组长评价和教师评价（90 分以上者为合格）（实训表 18）。

实训表 18 外耳道滴药法测评表

序号	测评内容	评价要点	配分	评分标准	扣分	得分
1	操作前准备	1. 用物准备	5 分	缺一项扣 5 分		
		2. 操作者着装整洁，剪指甲、洗手、戴口罩	5 分			
		3. 评估患者病情，向患者解释检查目的和要求，以求得配合	5 分			

续表

序号	测评内容	评价要点	配分	评分标准	扣分	得分
2	操作步骤	1.患者采取侧卧或坐位,头向健侧偏斜,患耳向上	70分	操作不规范扣5分 熟练度欠佳扣5分 缺一项扣10分		
		2.成人向后上方牵拉耳郭,小儿向后下方牵拉耳郭				
		3.沿外耳道壁滴入药液2～3滴				
		4.用手指按压耳屏数次				
		5.消毒干棉球塞入外耳道口,以免药液流出				
		6.口述:外耳道滴药禁忌证				
		7.口述:滴耳注意事项				
3	操作后护理	1.用棉签轻轻擦拭流出外耳道的药液	5分	操作不规范扣3分 缺一项扣5分		
		2.整理用物	5分			
		3.向患者讲解滴药后的注意事项	5分			
	合计		100分			

加分项:

1.问诊娴熟、表情自然、仪态大方　　+2分

2.使用普通话,语言准确、精炼、生动　+2分

自我评价:＿＿＿＿＿＿＿＿＿＿＿＿＿

同学互评:＿＿＿＿＿＿＿＿＿＿＿＿＿

组长评价:＿＿＿＿＿＿＿＿＿＿＿＿＿

教师评价:＿＿＿＿＿＿＿＿＿＿＿＿＿

实训 19　耳部包扎法

(一)实训

【实训目标】熟练掌握耳部包扎的操作技能,了解操作中的注意事项,能正确进行耳部包扎的操作。

【适应证】耳部及乳突手术后。

【禁忌证】无。

【实训用物】绷带。

【操作流程与护理配合】

1.操作前准备

(1)操作者着装整齐,洗手戴口罩,用物准备。

(2)向患者解释治疗方式及作用,以求得配合。

2.体位

(1)根据患者情况采取坐位或仰卧位。

(2)患者取坐位时,患耳面向操作者,患者取卧位时,患耳向上。

3.包扎

(1)自患侧开始包扎。

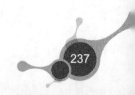

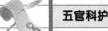

(2) 绕头围数周。

(3) 绷带穿过预留的圈套。

4. 包扎后护理

(1) 包扎后检查绷带松紧情况，不可过紧或过松。

(2) 密切观察患者，有无绷带滑脱或渗液。

【注意事项】

(1) 包扎前，应检查绷带宽窄及伤口情况。

(2) 包扎时切不可过紧或过松。

(3) 切勿压迫鼻孔。

(4) 固定点应在患侧近前额部，避免患者仰卧时摩擦造成绷带滑脱。

（二）评价

参照测评表进行自评、互评、组长评价和教师评价（90分以上者为合格）（实训表19）。

实训表 19　耳部包扎法测评表

序号	测评内容	评价要点	配分	评分标准	扣分	得分
1	操作前准备	1. 用物准备	5分	缺一项扣 5 分		
		2. 操作者着装整洁，洗手、戴口罩	5分			
		3. 向患者解释治疗方式及作用，以求得配合	5分			
2	操作步骤	1. 根据患者情况采取坐位或仰卧位	70分	操作不规范扣5分 熟练度欠佳扣5分 缺一项扣10分		
		2. 患者取坐位时，患耳面向操作者，患者取卧位时，患耳向上				
		3. 自患侧开始包扎				
		4. 绕头围数周				
		5. 绷带穿过预留的圈套				
		6. 打结、固定				
		7. 口述：注意事项				
3	操作后护理	1. 包扎后检查绷带松紧情况，不可过紧或过松	5分	操作不规范扣3分 缺一项扣5分		
		2. 关心、体贴患者	5分			
		3. 密切观察患者，有无绷带滑脱或渗液	5分			
	合计		100分			

加分项：

1. 问诊娴熟、表情自然、仪态大方　　+2分

2. 使用普通话，语言准确、精炼、生动　+2分

自我评价：_____

同学互评：_____

组长评价：_____

教师评价：_____

（许必芳）

口腔科护理实训指导

实训 20　口腔四手操作法

（一）实训

【实训目标】熟练掌握口腔四手操作方法。

【实训用物】口腔科治疗椅，治疗车，口腔科常用器械（镊子、口镜、探针）或口腔科一次性器械包，注射器，拔牙钳，防污膜，一次性纸杯。

【操作流程与护理配合】

1.操作前准备

（1）个人防护：戴手套、口罩、防护面罩等。

（2）患者准备：诊疗体位，防护围巾、漱口杯。

（3）常规物品准备：铺防护膜，摆放口腔器械，安装工作头及吸唾管。

2.体位

（1）医、护、患的位置关系：医生 7～12 点，护士 2～4 点，传递区域 4～7 点，静态区 12～2 点。

（2）护士正确护理姿势：座椅高于医生 10～15cm，眼睛比医生高约 4cm，上半身姿势与医生平行。背部挺直，大腿与地面平行。

（3）患者位置：仰卧位并稍面向医生，口腔位于医生眼睛正下方；上颌操作：前额平面与地面平行；下颌操作：前额平面与地面约成 35°角。

3.操作过程中的配合

（1）协助医生拉开口角，保持手术区域视野清晰（实训图 10）。

（2）及时准确做好传递与交换工作。要求：安全操作，传递方法正确，用左手传递，无菌操作。

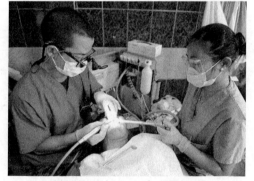

实训图 10　口腔四手操作法

（3）正确使用吸引器，及时吸出口内液体。左手握持，弯曲部位与口角接触，开口平行于牙的颊或舌面，边缘与牙颌面平齐。

4.操作后护理　健康指导和药物使用指导，预约复诊时间。整理物品，器械消毒，牙椅复位，洗手。

【注意事项】

（1）操作手法正确、安全，符合无菌技术要求。

（2）禁止在患者头面部上方传递器械。

（3）传递注射器时应及时套好注射器管，以免误伤造成交叉感染。

（4）吸引器勿紧贴黏膜，以避免损伤黏膜和封闭管口，注意勿触及患者口内敏感区域如软腭、咽部。

（二）评价

参照测评表进行自评、互评、组长评价和教师评价（90分以上者为合格）（实训表20）。

序号	测评内容	评价要点	配分	评分标准	扣分	得分
1	操作前准备	1. 用物准备	10 分	缺一项扣 10 分		
		2. 操作者着装整洁，戴手套、口罩	10 分			
		3. 患者物品准备	10 分			
2	操作步骤	1. 护士正确的护理姿势	60 分	操作不规范扣 5 分 熟练度欠佳扣 5 分 缺一项扣 10 分		
		2. 医、护、病位置关系摆放正确				
		3. 患者的位置调整：上颌牙、下颌牙				
		4. 协助医生拉开口角，保持手术野清晰				
		5. 及时准确做好传递与交换工作				
		6. 正确使用吸引器，及时吸出口内液体				
3	操作后护理	健康指导和药物使用指导，预约复诊时间。整理物品，器械消毒，牙椅复位。洗手	10 分	操作不规范扣 5 分 熟练度欠佳扣 5 分		
	合计		100 分			

加分项：

1. 问诊娴熟、表情自然、仪态大方　　　+2 分

2. 使用普通话，语言准确、精炼、生动　+2 分

自我评价：_____

同学互评：_____

组长评价：_____

教师评价：_____

实训 21　口腔器械清洗消毒法

（一）实训

【实训目标】 熟练掌握口腔器械清洗、消毒、维护和保养的方法。

【实训用物】 口腔科常用器械（镊子、口镜、探针），拔牙钳，高速手机（牙钻），超声波清洗器，一次性手套，毛刷，肥皂水，酶清洗剂，消毒液（2% 戊二醛溶液等），温度计，弯盘，高压蒸汽消毒锅等。

【操作流程与护理配合】

1. 操作前准备

（1）操作者着装整齐，洗手戴口罩。

（2）清点实训用物，检查清洗、消毒设备是否完好，检查消毒液的有效期。

2. 实训过程

（1）清洗：带一次性手套，使用毛刷蘸肥皂水在自来水下清洗口腔科常用器械，清洁、去污（一次性器械需按规定销毁或焚烧）。高速手机置于酶清洗剂内浸泡 5~10 分钟后，置于超声波清洗器内振荡清洗，清洗器温度设置在 40~60℃，吸引器需当天使用当天清洁。

（2）消毒：将洗净的器械按照物品性质，分别进行不同形式的灭菌处理。

（3）维护和保养：在器械关节处上润滑油或防锈油；高、低速手机须每天保养，使用

专用手机润滑剂清洗和润滑手机内部。

（4）保管：消毒后的器械标明物品名称、灭菌日期、失效日期、操作人员代号等，存放于干燥清洁的储物柜内。

3. 操作后护理　检查存储柜内已消毒器械是否过期或受潮并及时处理，未开封的器械贮存时间：打包袋不超过 1 个月，布包、纸包不操过一周，其余不操过 4 天，如超过储存时间即要重新消毒，并填上消毒日期。

【注意事项】

（1）严格执行个人防护和消毒隔离制度。

（2）超声清洗用水及酶清洗剂应根据污染状况及时更换。

（3）高压消毒锅内的待灭菌物品不要摆放过挤，以免妨碍气流流通影响消毒效果；灭菌后停止加热，待温度下降至 40℃以下方可开门取物，在这之前切勿自行打开箱门，否则其内物品（如玻璃器皿）会因温度骤然下降而爆裂。

（4）消毒后的器械包应保持完整、清洁、干燥、不可与未消毒的器械混放。

（二）评价

参照测评表进行自评、互评、组长评价和教师评价（90分以上者为合格）（实训表21）。

实训表 21　口腔器械清洗消毒法测评表

序号	测评内容	评价要点	配分	评分标准	扣分	得分
1	实训前准备	1. 衣帽整齐，剪指甲、洗手	10 分	缺一项扣 10 分		
		2. 清点实训用物，检查实训设备，消毒液有效期	10 分			
2	操作步骤	1. 清洗：清洗方法、时间	60 分	操作不规范扣 5 分 熟练度欠佳扣 5 分 缺一项扣 15 分		
		2. 消毒：按物品性质采取不同的灭菌处理				
		3. 维护和保养：维护保养时间及方法				
		4. 保管：保管步骤和方法				
3	操作后护理	1. 检查已消毒器械的情况	20 分	操作不规范扣 10 分 熟练度欠佳扣 10 分		
		2. 掌握不同物品储存时间				
	合计		100 分			

加分项：

1. 问诊娴熟、表情自然、仪态大方　　+2分

2. 使用普通话，语言准确、精炼、生动　+2分

自我评价：_____

同学互评：_____

组长评价：_____

教师评价：_____

（鲁传敦）

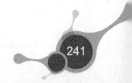

实训 22　口腔常用材料调制法

磷酸锌黏固粉的调拌实训指导

（一）实训

【实训目标】 熟练掌握磷酸锌黏固粉的调拌方法，为口腔临床治疗中的垫底、充填及黏结做准备。

【实训用物】 磷酸锌黏固粉、正磷酸水溶液、玻璃板、金属调拌刀、治疗巾、酒精棉球、瓶镊罐等。

【粉与液体积比】 垫底 4 ∶ 1，充填 3 ∶ 1，黏结 2 ∶ 1。

【操作流程及护理配合】

1. 操作前准备

（1）操作者着装干净整齐，剪指甲，洗手，戴口罩及无菌手套，用物准备。

（2）判断充填洞型大小，确定充填材料的用量。

2. 操作步骤

（1）取无菌调拌刀及玻璃板于治疗巾上。

（2）核对粉液有效期。

（3）按需及比例取适量粉和液放在玻璃板上，相距 3 ～ 4cm。

（4）将粉逐次加入液体中，用旋转推开法将粉液充分混合，调拌成所需性状后用折叠法收拢，时间为 1 分钟。

3. 操作后护理

（1）清洁玻璃板和调拌刀，消毒后备用。

（2）正确处理用物，物品放回原处，操作结束后工作台干净整洁。

【注意事项】

（1）材料调拌时只能将粉末逐次加入液体中，而不能加液体于粉末中，调拌过程中禁止加入液体。

（2）取粉时先计量粉末，计量粉末前将粉末在瓶中摇松后再用小匙取除；取液时，先将液体瓶垂直倒置，用手敲打液体瓶身可使气泡上升离开瓶嘴，再按所需将液体滴于玻璃板上。

（3）调制时，每次加入粉量不能过多，调制均匀后才可加入粉，否则调制出的材料粗糙无黏性。

（二）评价

参照测评表进行自评、互评、组长评价和教师评价（90 分以上者为及格）（实训表 22）。

实训表 22　口腔常用材料调制法测评表

序号	测评内容	评价要点	配分	评分标准	扣分	得分
1	操作前准备	1.着装整洁、剪指甲、洗手、戴口罩及无菌手套	4 分	缺一项扣 1 分		
		2.用物准备有序	8 分	用物准备不全，少一样扣 1 分		
		3.评估患者口腔及全身情况，判断充填洞型的大小，确定材料的用量	4 分	未评估患者口腔及全身情况扣 2 分 未评估充填洞型大小扣 2 分		

续表

序号	测评内容	评价要点	配分	评分标准	扣分	得分
2	操作步骤	1. 核对调拌刀有效期，从塑封袋开口处取出无菌调拌刀，调拌刀工作端置于玻璃板上	8分	未铺治疗巾扣2分 未核对调拌刀有效期扣2分 取调拌刀方法不正确扣2分 调拌刀放置位置不正确扣2分		
		2. 核对粉液名称及有效期	8分	未核对一项扣2分		
		3. 按相应比例取适量的粉和液放在玻璃板两端，两者相距 3～4cm，盖好粉液瓶盖	20分	粉液比不正确扣6分 取粉方法不正确扣4分 取液方法不正确扣4分 取出粉液放置距离不正确扣2分 一个瓶盖未盖扣1分 一个瓶盖放置方法不正确扣1分		
		4. 将粉逐次加入液体中，用旋转推开法将粉液充分混合，调拌时间为1分钟内，再用折叠法收拢	16分	第一份粉液未充分混匀加入第二份粉扣6分 粉未完全加入扣2分 未能完全折叠收拢扣2分 超过1分钟扣6分		
3	质量评定	1. 调拌完成后材料表面光滑细腻，质地均匀，断面结构致密。垫底时调成面团状，充填时调成稀糊状，黏结时调成丝状	10分	有气泡扣2分 有颗粒扣2分 不均匀扣2分 无光泽扣2分 未按要求调拌成相应性状扣2分		
		2. 调拌手法熟练、有序	8分	手法错误（未顺一个方向旋转调和）扣4分 程序混乱扣4分		
		3. 调拌过程中应防止污染	6分	忽视无菌操作扣6分（如用物、粉液、操作区等污染）		
	合计		100分			

加分项：

1. 问诊娴熟、表情自然、仪态大方　　+2分
2. 使用普通话，语言准确、精炼、生动　+2分

自我评价：_____

同学互评：_____

组长评价：_____

教师评价：_____

玻璃离子黏固粉的调拌实训指导

（一）实训

【实训目标】熟练掌握玻璃离子黏固粉的调拌方法，为口腔临床治疗中充填，黏结固定修复性材料做准备。

【实训用物】玻璃离子黏固粉和液、塑料调拌刀、调拌纸、酒精棉球、治疗巾、瓶镊罐等。

【粉与液体积比】重量比：粉 2.5g ：液 1g；体积比为 1 匙粉 ：1 滴液。

【**操作流程及护理配合**】参照磷酸锌黏固粉的调拌。

【**注意事项**】

(1) 玻璃离子黏固粉材料的调制须用塑料调刀及调拌纸，以免材料变色。

(2) 调拌时将粉分成 2 份，逐次加入液体中，调制时间约 1 分钟内。

(3) 充填用玻璃离子黏固粉不能调成稀糊状，需调制成面团状，否则硬固后材料的强度降低；用于黏结固定修复材料时调制成拉丝状。

（二）评价

参照测评表进行自评、互评、组长评价和教师评价（90 分以上者为及格），参照磷酸锌黏固粉调拌的评分标准。

氧化锌丁香油黏固粉的调拌实训指导

（一）实训

【**实训目标**】熟练掌握氧化锌丁香油黏固粉的调拌方法，为口腔临床治疗中窝洞暂封、深龋垫底、根管充填做准备。

【**实训用物**】氧化锌黏固粉、丁香油、金属调拌刀、玻璃板、酒精棉球、治疗巾、酒精棉球、瓶镊罐等。

【**粉与液比**】通常粉液比为 (1.5 ～ 1.8)g ： 0.5ml。

【**操作步骤及护理配合**】参照磷酸锌黏固粉的调拌。

【**注意事项**】

(1) 调制氧化锌丁香油时，每次加入粉量不能过多，调制均匀后才可再加粉，否则调出材料粗糙无黏性。

(2) 注意材料调拌后的性状，用于窝洞垫底时调制成面团状，用于暂封时调制成稀糊状，调制时间为 1 分钟内，调垫底用的氧化锌丁香油黏固粉不能调制过稀，否则黏洞壁，无法按要求操作。

(3) 调拌完成后，调拌用具立即用 75% 酒精棉球清洁，不宜用水清洁，因丁香油不溶于水。

（二）评价

参照测评表进行自评、互评、组长评价和教师评价（90 分以上者为及格），参照磷酸锌黏固粉调拌的评分标准。

牙周塞治剂的调拌实训指导

（一）实训

【**实训目的**】熟练掌握牙周塞治剂的调拌方法，为牙周手术后做准备。

【**实训用物**】牙周塞治剂调拌剂、丁香油、金属玻璃板、调拌刀、酒精棉球、治疗巾、瓶镊罐等。

【**粉与液体积比**】塞治剂与丁香油体积比为 3 ： 1。

【**操作步骤及护理配合**】参照磷酸锌黏固粉的调拌。

【**注意事项**】

(1) 将粉末分为 3 等份逐次加入丁香油中，调拌时间为 1 ～ 2 分钟。

（2）牙周塞治剂调拌的硬度取决于手术的种类，牙龈切除术塞治剂应较硬，起到压迫止血的功能；翻瓣术或骨成形术，塞治剂应较软，避免过度压迫软组织或使龈片移位，不利于创口愈合。

（3）调拌完成后将其形成与手术创口相似的条状。

（4）牙周塞治剂用于保护口腔感染或手术创面，在调制过程中应注意无菌操作，防止继发感染。

（二）评价

参照测评表进行自评、互评、组长评价和教师评价（90分以上者为及格），参照磷酸锌黏固粉调拌的评分标准。

根管充填糊剂的调拌（碘仿氧化锌糊剂）实训指导如下所述。

（一）实训

【实训目的】口腔临床治疗中根管充填材料准备。

【实训用物】碘仿、氧化锌、丁香油、玻璃板、金属调拌刀、治疗巾、酒精棉球、瓶镊罐等。

【粉液体积比】氧化锌、碘仿与丁香油的体积比为3：1：3，或遵医嘱视病情调整碘仿与氧化锌的比例。

【操作步骤及护理配合】参照磷酸锌黏固粉的调拌。

【注意事项】

1. 将混合均匀后粉末分为3等份逐次加入丁香油中，调拌时间为1分钟内。

2. 按粉液比调制，调拌后材料为稀糊状，如调制太稠，糊剂不易进入根管内，若太稀则糊剂流动性太大，不利于有效凝固，均会影响根管充填效果。

（二）评价

参照测评表进行自评、互评、组长评价和教师评价（90分以上者为及格），参照磷酸锌黏固粉调拌的评分标准。

（鲁传敦）

参考文献

陈燕燕 .2014. 眼耳鼻咽喉口腔科护理学 . 北京：人民卫生出版社

杜礼安 .2014. 五官科护理学 . 北京：化学工业出版社

郭金兰 .2012. 五官科护理 . 北京：科学出版社

韩德民 .2004. 耳鼻咽喉头颈科学 . 北京：北京大学医学出版社

韩晋玲 .2013. 五官科护理 . 北京：科学出版社

李敏 .2014. 眼耳鼻咽喉口腔科护理学 . 第 2 版 . 北京：人民卫生出版社

李新春 .2015. 五官科学 . 第 2 版 . 北京：科学出版社

马惠萍 .2008. 五官科护理学 . 北京：科学出版社

苏传怀，姚玉芹 .2011. 人体解剖学 . 第 2 版 . 南京：东南大学出版社

王珊珊，庞燕 .2015. 五官科护理学 . 北京：中国医药科技出版社

王增源 .2010. 五官科护理 . 西安：第四军医大出版社

席淑新 .2010. 眼耳鼻咽喉口腔科护理学 . 北京：人民卫生出版社

许复贞 .2005. 五官科护理 . 北京：高等教育出版社

曾常爱 .2007. 五官科护理学 . 北京：科学出版社

张龙禄 .2004. 五官科护理学 . 北京：人民卫生出版社

张志愿 .2009. 口腔科学 . 第 7 版 . 北京：人民卫生出版社

周旺红 .2004. 五官科护理学 . 北京：高等教育出版社

自测题参考答案

第 1 章

1.B 2.C 3.D 4.E 5.B 6.E 7.A 8.E 9.B 10.A

第 2 章

1.D 2.D 3.D 4.E 5.D 6.B 7.C

第 3 章

A

第 4 章

1.C 2.E 3.D 4.C 5.A 6.B 7.D 8.B 9.B 10.D 11.D 12.D 13.C 14.B 15.D 16.C 17.C 18.C 19.D 20.A 21.C 22.E 23.A 24.B 25.C 26.D 27.A 28.D 29.D 30.A 31.D 32.C 33.D 34.C 35.D 36.A 37.E 38.E 39.D 40.B 41.A 42.E 43.B 44.D 45.B 46.E 47.B 48.A 49.C

第 5 章

1.B 2.A 3.E 4.B 5.B 6.D 7.C 8.E

第 6 章

1.B 2.C 3.D 4.E

第 7 章

1.C 2.E 3.C 4.B 5.B 6.A 7.B 8.B 9.E 10.C 11.D 12.D 13.E 14.A 15.C 16.D 17.A 18.A 19.E 20.E 21.C 22.D 23.A 24.A 25.D 26.B 27.C 28.B 29.B 30.E 31.B 32.A 33.A 34.D 35.B 36.A 37.D 38.C 39.D

第 8 章

1.B 2.D 3.A 4.B 5.D 6.D 7.E 8.B 9.A 10.C

第 9 章

1.D 2.A 3.C 4.A 5.A 6.B 7.E 8.A 9.D 10.E

第 10 章

1.C 2.B 3.B 4.C 5.E 6.D 7.A 8.A 9.E 10.E 11.A 12.E 13.B 14.E 15.D 16.C 17.E 18.C 19.A 20.A 21.E 22.A 23.A 24.A 25.B 26.A 27.B 28.A 29.E 30.E 31.A 32.A 33.C 34.C 35.E 36.E 37.C 38.E

五官科护理教学大纲

（58 课时）

一、课程性质和课程任务

　　五官科护理是阐述五官科护理规律的学科，属临床护理学的一个分支。本课程是从护理工作的需要出发，介绍眼、耳、鼻、咽、喉及口腔各部的应用解剖及生理功能；五官科护理评估和卫生保健；五官科各种常见病的护理；五官科诊疗室护理及常用护理技术操作等。探讨用护理学的技术方法，协同医生做好各种治疗护理工作，促使患者从疾病状态向健康状态转化，使学生具备解决临床问题、轻松应对护考题型变化要求的能力。

二、课程教学目标

（一）职业素养目标

　　1. 具有良好的职业道德，自觉尊重服务对象的人格，保护其隐私。

　　2. 具有整体观念，注意全身与局部的关系，了解和掌握五官科与全身疾病的关系和规律，了解药物史、家族史和环境因素，能将所学知识融会贯通，全面提高护理质量，更好地为患者及亚健康人群服务。

　　3. 具有健康的心理和认真负责的职业态度，能予服务对象以人文关怀。

　　4. 具有勤学善思的学习习惯、细心严谨的工作作风、较强的适应能力，团队合作的职业意识及好的沟通能力，关心尊重爱护患者。

　　5. 具有终身学习的理念，在学习和实践中不断地思考问题、研究问题、解决问题。

（二）专业知识和技能

　　1. 掌握五官科常见急、危、重患者正确实施初步应急护理，并能准确及时的配合医生进行抢救。

　　2. 具备在医院和社区进行五官科一般健康教育并制订合理的预防保健计划的能力。

三、教学内容和要求

教学内容	教学要求			教学活动参考	教学内容	教学要求			教学活动参考
	了解	理解	掌握			了解	理解	掌握	
第1篇　眼科护理 第1章　眼的应用解剖生理				理论讲授	第1节　眼球的应用解剖生理 一、眼球壁	√			多媒体演示 示教

续表

教学内容	教学要求			教学活动参考	教学内容	教学要求			教学活动参考
	了解	理解	掌握			了解	理解	掌握	
二、眼内容物	√			自学讨论	一、外眼术前常规护理			√	
第2节　视路	√				二、外眼术后常规护理			√	
第3节　眼附属器的应用解剖生理					三、内眼术前常规护理			√	
					四、内眼术后常规护理			√	
一、眼睑	√				第4章　眼科患者的护理				
二、结膜	√				第1节　眼睑及泪器疾病患者的护理				理论讲授
三、泪器	√								
四、眼外肌	√								多媒体演示
五、眼眶	√				一、睑腺炎				自学讨论
第2章　眼科患者的护理概述				理论讲授	（一）概述		√		病案分析
第1节　眼科患者的护理内容				多媒体演示	（二）护理评估			√	
一、健康史		√		示教	（三）护理问题			√	
二、身心状况		√		自学讨论	（四）护理措施			√	
二、辅助检查		√		技能实践	（五）健康指导		√		
四、治疗要点与反应		√			二、睑板腺囊肿				
第2节　眼科患者常见的护理问题					（一）概述		√		
一、基本特征			√		（二）护理评估			√	
二、护理问题			√		（三）护理问题			√	
第3节　眼科常用护理检查					（四）护理措施			√	
一、眼部检查	√				（五）健康指导		√		
二、视功能检查			√		三、睑内翻与倒睫				
三、其他检查	√				（一）概述		√		
第3章　眼科护理管理及眼科手术患者的常规护理					（二）护理评估			√	
第1节　眼科门诊护理管理				理论讲授	（三）护理问题			√	
一、门诊管理				多媒体演示	（四）护理措施			√	
二、暗室管理		√		示教	（五）健康指导		√		
三、治疗室管理		√		自学讨论	四、睑外翻				
四、激光室管理		√		技能实践	（一）概述		√		
第2节　眼科门诊及住院患者手术前后护理					（二）护理评估			√	
					（三）护理问题			√	
					（四）护理措施			√	
					（五）健康指导		√		
					五、慢性泪囊炎				
					（一）概述		√		
					（二）护理评估			√	

教学内容	教学要求			教学活动参考	教学内容	教学要求			教学活动参考
	了解	理解	掌握			了解	理解	掌握	
（三）护理问题			√		第3节　角膜疾病患者的护理				
（四）护理措施			√		一、细菌性角膜炎				理论讲授
（五）健康指导		√			（一）概述		√		多媒体演示
第2节　结膜疾病患者的护理				理论讲授	（二）护理评估			√	自学讨论
一、沙眼				多媒体演示	（三）护理问题			√	病案分析
（一）概述		√		自学讨论	（四）护理措施			√	
（二）护理评估			√	病案分析	（五）健康指导		√		
（三）护理问题			√		二、单纯疱疹病毒性角膜炎				
（四）护理措施			√		（一）概述		√		
（五）健康指导		√			（二）护理评估			√	
二、急性细菌性结膜炎					（三）护理问题			√	
（一）概述		√			（四）护理措施			√	
（二）护理评估			√		（五）健康指导		√		
（三）护理问题			√		三、真菌性角膜炎				
（四）护理措施			√		（一）概述		√		
（五）健康指导		√			（二）护理评估			√	
三、病毒性结膜炎					（三）护理问题			√	
（一）概述		√			（四）护理措施			√	
（二）护理评估			√		（五）健康指导		√		
（三）护理问题			√		四、角膜软化症				
（四）护理措施			√		（一）概述		√		
（五）健康指导		√			（二）护理评估			√	
四、变态反应性结膜炎					（三）护理问题			√	
（一）概述		√			（四）护理措施			√	
（二）护理评估			√		（五）健康指导		√		
（三）护理问题			√		第4节　青光眼患者的护理				
（四）护理措施			√		一、急性闭角型青光眼				理论讲授
（五）健康指导		√			（一）概述		√		多媒体演示
五、翼状胬肉					（二）护理评估			√	自学讨论
（一）概述		√			（三）护理问题			√	病案分析
（二）护理评估			√		（四）护理措施			√	
（三）护理问题			√		（五）健康指导		√		
（四）护理措施			√		二、开角型青光眼				
（五）健康指导		√							

教学内容	教学要求			教学活动参考	教学内容	教学要求			教学活动参考
	了解	理解	掌握			了解	理解	掌握	
(一)概述		√		理论讲授	(二)护理评估			√	
(二)护理评估			√	多媒体演示	(三)护理问题			√	
(三)护理问题			√	自学讨论	(四)护理措施			√	
(四)护理措施			√	病案分析	(五)健康指导		√		
(五)健康指导		√			四、玻璃体浑浊				
第5节 白内障患者的护理					(一)概述		√		
一、概述		√			(二)护理评估			√	
二、护理评估			√		(三)护理问题			√	
三、护理问题			√		(四)护理措施			√	
四、护理措施			√		(五)健康指导		√		
五、健康指导		√			第8节 屈光不正及老视患者的护理				
第6节 葡萄膜疾病患者的护理					一、近视眼				
一、概述		√			(一)概述		√		理论讲授
二、护理评估			√	理论讲授	(二)护理评估			√	多媒体演示
三、护理问题			√	多媒体演示	(三)护理问题			√	自学讨论
四、护理措施			√	自学讨论	(四)护理措施			√	病案分析
五、健康指导		√		病案分析	(五)健康指导		√		
第7节 视网膜和玻璃体疾病患者的护理					二、远视眼				
一、视网膜血管阻塞					(一)概述		√		
(一)概述		√		理论讲授	(二)护理评估			√	
(二)护理评估			√	多媒体演示	(三)护理问题			√	
(三)护理问题			√	自学讨论	(四)护理措施			√	
(四)护理措施			√	病案分析	(五)健康指导		√		
(五)健康指导		√			三、散光				
二、视网膜病变					(一)概述		√		
(一)概述		√			(二)护理评估			√	
(二)护理评估			√		(三)护理问题			√	
(三)护理问题			√		(四)护理措施			√	
(四)护理措施			√		(五)健康指导		√		
(五)健康指导		√			四、老视				
三、视网膜脱离					(一)概述		√		
(一)概述		√			(二)护理评估			√	
					(三)护理问题			√	
					(四)护理措施			√	

续表

教学内容	教学要求			教学活动参考	教学内容	教学要求			教学活动参考
	了解	理解	掌握			了解	理解	掌握	
(五)健康指导		√			四、眼部化学性烧伤				
第9节 斜视及弱视患者的护理					(一)概述		√		
一、斜视					(二)护理评估			√	
(一)概述		√		理论讲授	(三)护理问题			√	
(二)护理评估			√	多媒体演示	(四)护理措施			√	
(三)护理问题			√	自学讨论	(五)健康指导		√		
(四)护理措施			√	病案分析	五、电光性眼炎				
(五)健康指导		√			(一)概述		√		
二、弱视					(二)护理评估			√	
(一)概述		√			(三)护理问题			√	
(二)护理评估			√		(四)护理措施			√	
(三)护理问题			√		(五)健康指导		√		
(四)护理措施			√		第2篇 耳鼻咽喉科护理				
(五)健康指导		√			第5章 耳鼻咽喉应用解剖生理				理论讲授
第10节 眼外伤患者的护理					第1节 鼻的应用解剖生理				多媒体演示
一、结膜和角膜异物					一、鼻的应用解剖	√			示教
(一)概述		√		理论讲授	二、鼻的生理	√			自学讨论
(二)护理评估			√	多媒体演示	第2节 咽的应用解剖生理				
(三)护理问题			√	自学讨论	一、咽的应用解剖	√			
(四)护理措施			√	病案分析	二、咽的生理	√			
(五)健康指导		√			第3节 喉的应用解剖生理				
二、眼挫伤					一、喉的应用解剖	√			
(一)概述		√			二、喉的生理	√			
(二)护理评估			√		第4节 耳的应用解剖生理				
(三)护理问题			√		一、耳的应用解剖	√			
(四)护理措施			√		二、耳的生理	√			
(五)健康指导		√			第5节 气管、支气管及食管的应用解剖生理				
三、眼球穿通伤									
(一)概述		√			一、气管及支气管的应用解剖生理	√			
(二)护理评估			√						
(三)护理问题			√						
(四)护理措施			√		二、食管的应用解剖生理	√			
(五)健康指导		√							

续表

教学内容	教学要求			教学活动参考	教学内容	教学要求			教学活动参考
	了解	理解	掌握			了解	理解	掌握	
第6章 耳鼻咽喉科患者护理概述				理论讲授	一、慢性咽炎				
第1节 耳鼻咽喉科患者的护理评估及常见护理问题					（一）概述		√		
					（二）护理评估			√	
					（三）护理问题			√	
				多媒体演示	（四）护理措施			√	
一、基本特征	√			示教	（五）健康指导		√		
二、护理评估		√		自学讨论	二、急性扁桃体炎				
三、常见护理问题			√	技能实践	（一）概述		√		
第2节 耳鼻咽喉科护理管理					（二）护理评估			√	理论讲授
一、门诊护理管理	√				（三）护理问题			√	多媒体演示
二、隔音室护理管理	√				（四）护理措施			√	自学讨论
三、内镜检查室护理管理	√				（五）健康指导		√		病案分析
第7章 耳鼻咽喉科患者的护理					三、慢性扁桃体炎				
第1节 鼻科患者的护理					（一）概述		√		
一、鼻部炎症					（二）护理评估			√	
（一）鼻疖	√			理论讲授	（三）护理问题			√	
（二）慢性鼻炎		√		多媒体演示	（四）护理措施			√	
（三）变应性鼻炎		√		自学讨论	（五）健康指导		√		
（四）急性鼻窦炎		√		病案分析	四、阻塞性睡眠呼吸暂停低通气综合征				
（五）慢性鼻窦炎	√				（一）概述		√		
二、鼻出血					（二）护理评估			√	
（一）概述	√				（三）护理问题			√	理论讲授
（二）护理评估		√			（四）护理措施			√	多媒体演示
（三）护理问题		√			（五）健康指导		√		自学讨论
（四）护理措施		√			五、鼻咽癌患者的护理				病案分析
（五）健康指导	√				（一）概述		√		
三、鼻腔异物					（二）护理评估			√	
（一）概述	√				（三）护理问题			√	
（二）护理评估		√		理论讲授	（四）护理措施			√	
（三）护理问题		√		多媒体演示	（五）健康指导		√		
（四）护理措施		√		自学讨论	第3节 喉科患者的护理				
（五）健康指导	√			病案分析	一、急性会厌炎				
第2节 咽科患者的护理					（一）概述		√		

教学内容	教学要求			教学活动参考
	了解	理解	掌握	
(二)护理评估			√	
(三)护理问题			√	
(四)护理措施			√	
(五)健康指导		√		
二、急性喉炎				
(一)概述		√		
(二)护理评估			√	
(三)护理问题		√		
(四)护理措施			√	
(五)健康指导		√		
三、喉阻塞				
(一)概述		√		
(二)护理评估			√	
(三)护理问题			√	理论讲授
(四)护理措施			√	多媒体演示
(五)健康指导		√		自学讨论
四、喉异物				病案分析
(一)概述		√		
(二)护理评估			√	
(三)护理问题			√	
(四)护理措施			√	
(五)健康指导		√		
第4节 耳科患者的护理				
一、耳部炎症				
(一)概述		√		
(二)护理评估			√	
(三)护理问题			√	
(四)护理措施			√	
(五)健康指导		√		
二、鼓膜外伤				
(一)概述		√		
(二)护理评估			√	
(三)护理问题			√	
(四)护理措施			√	
(五)健康指导		√		

教学内容	教学要求			教学活动参考
	了解	理解	掌握	
三、梅尼埃病				
(一)概述		√		
(二)护理评估			√	
(三)护理问题			√	
(四)护理措施			√	
(五)健康指导		√		
四、耳聋的预防				
(一)概述		√		
(二)护理评估			√	
(三)护理问题			√	
(四)护理措施			√	
(五)健康指导		√		
第5节 食管、气管及支气管异物患者的护理				
一、食管异物				
(一)概述		√		
(二)护理评估			√	
(三)护理问题			√	
(四)护理措施			√	
(五)健康指导		√		
二、气管与支气管异物				
(一)概述		√		
(二)护理评估			√	
(三)护理问题			√	
(四)护理措施			√	
(五)健康指导		√		
第3篇 口腔科护理				
第8章 颌面部解剖生理				理论讲授
第1节 口腔应用解剖生理				多媒体演示
一、口腔前庭	√			示教
二、固有口腔	√			自学讨论
第2节 牙体及牙周组织应用解剖生理				

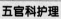

续表

教学内容	了解	理解	掌握	教学活动参考	教学内容	了解	理解	掌握	教学活动参考
一、牙齿	√				（四）护理措施			√	
二、牙周组织	√				（五）健康指导		√		理论讲授
第3节　颌面部应用解剖生理					第2节　根尖周病患者的护理				多媒体演示
一、颌面部范围	√				一、概述		√		自学讨论
二、颌骨	√				二、护理评估			√	病案分析
三、肌肉	√				三、护理问题			√	
四、神经	√				四、护理措施			√	
五、血管	√			理论讲授	五、健康指导		√		理论讲授
六、涎腺	√			多媒体演示	第3节　牙周组织病患者的护理				多媒体演示
第9章　口腔科患者护理概述				示教	一、牙龈炎				自学讨论
第1节　口腔科患者的护理评估及常见护理问题			√	自学讨论	（一）概述		√		病案分析
					（二）护理评估			√	
					（三）护理问题			√	
一、基本特征			√	技能实践	（四）护理措施			√	
二、护理评估			√		（五）健康指导		√		
三、常用检查			√		二、牙周炎				
四、护理问题			√		（一）概述		√		
第2节　口腔科护理管理					（二）护理评估			√	
一、诊疗室护理管理		√			（三）护理问题			√	
二、门诊护理管理		√			（四）护理措施			√	
第10章　口腔科患者的护理				理论讲授	（五）健康指导		√		理论讲授
第1节　牙体及牙髓病患者的护理				多媒体演示	第4节　口腔黏膜病患者的护理				多媒体演示
一、龋病				自学讨论	一、复发性阿弗他溃疡				自学讨论
（一）概述		√		病案分析	（一）概述		√		病案分析
（二）护理评估			√		（二）护理评估			√	
（三）护理问题			√		（三）护理问题			√	
（四）护理措施			√		（四）护理措施			√	
（五）健康指导		√			（五）健康指导		√		
二、牙髓病					二、疱疹性口炎				
（一）概述		√			（一）概述		√		
（二）护理评估			√		（二）护理评估			√	
（三）护理问题			√		（三）护理问题			√	
					（四）护理措施			√	

续表

教学内容	教学要求			教学活动参考	教学内容	教学要求			教学活动参考
	了解	理解	掌握			了解	理解	掌握	
（五）健康指导		√			（二）护理评估			√	
三、口腔念珠菌病					（三）护理问题			√	
（一）概述		√			（四）护理措施			√	
（二）护理评估			√		（五）健康指导		√		
（三）护理问题			√		三、颌骨骨髓炎				
（四）护理措施			√		（一）概述		√		
（五）健康指导		√			（二）护理评估			√	
四、口腔白斑病					（三）护理问题			√	
（一）概述		√			（四）护理措施			√	
（二）护理评估			√		（五）健康指导		√		理论讲授
（三）护理问题			√		第 6 节　口腔颌面部损伤患者的护理				多媒体演示
（四）护理措施			√						自学讨论
（五）健康指导		√		理论讲授	一、概述		√		病案分析
第 5 节　口腔颌面部感染患者的护理				多媒体演示	二、护理评估			√	
				自学讨论	三、治疗要点		√		
一、智齿冠周炎				病案分析	四、护理问题			√	
（一）概述		√			五、护理措施			√	
（二）护理评估			√		六、健康指导		√		
（三）护理问题			√		实训指导				示教
（四）护理措施			√		一、眼科护理实训指导			√	技能实践
（五）健康指导		√			二、耳鼻咽喉科护理实训指导			√	
二、颌面部间隙感染					三、口腔科护理实训指导		√		
（一）概述		√							

四、学时分配建议（58 学时）

教学内容	学时数		
	理论	实践	小计
第 1 章 眼的应用解剖生理	2	0	2
第 2 章 眼科患者的护理概述	2	4	6
第 3 章 眼科护理管理及眼科手术患者的常规护理	2	4	6
第 4 章 眼科患者的护理	8	4	12
第 5 章 耳鼻咽喉应用解剖生理	4	0	4
第 6 章 耳鼻咽喉科患者护理概述	2	4	6
第 7 章 耳鼻咽喉科患者的护理	6	4	10

续表

教学内容	学时数		
	理论	实践	小计
第8章 颌面部解剖生理	2	0	2
第9章 口腔科患者护理概述	2	4	6
第10章 口腔科患者的护理	4	0	4
合计	34	24	58

五、教学大纲说明

（一）适用对象与参考学时

本教学大纲主要供中等卫生职业教育护理、助产等专业教学使用。总学时为58学时，其中眼科护理26学时，耳鼻咽喉科护理20学时，口腔科护理12学时。

（二）教学要求

本大纲突出以能力为本位的教学理念，对教学内容要求分为掌握、理解、了解三个层次。掌握：对所学知识能综合分析，灵活应用解决实践中的实际问题；理解：对所学知识能用清晰的语言进行叙述，会独立应用所学技能。了解：对所学知识有一定的认识和理解。

（三）教学建议

1.教师在教学过程中，应坚持"以岗位需求为导向"的理念，重视理论和实践相结合，教学中注重临床实践的学习。

2.采用灵活多样的教学方法，调动学生学习的热情，提高学生自主学习的积极性，重视学生动手能力和人际沟通能力的训练，注重学生护士素质和专业形象的培养。

3.对学生知识水平和能力水平的测试，可通过课堂提问、平时测验、作业、实践技能考核和考试等多种形式，综合客观评价学生的成绩。